外科系医師が知っておくべき
創傷治療のすべて

一般社団法人 日本創傷外科学会
監修

鈴木茂彦　寺師浩人
編集

南江堂

執筆者一覧

■ 監　修

一般社団法人日本創傷外科学会

■ 編　集

鈴木　茂彦	浜松労災病院
寺師　浩人	神戸大学医学部形成外科

■ 執筆者 (執筆順)

秋田　定伯	福岡大学医学部形成外科・創傷再生学講座
館　　正弘	東北大学医学部形成外科
岡崎　　睦	東京医科歯科大学医学部形成外科
岡部　圭介	慶應義塾大学医学部形成外科
貴志　和生	慶應義塾大学医学部形成外科
市岡　　滋	埼玉医科大学形成外科・美容外科
宮﨑　春野	埼玉医科大学形成外科・美容外科
髙木　誠司	福岡大学医学部形成外科
大慈弥裕之	福岡大学医学部形成外科
菅　　浩隆	杏林大学医学部形成外科
多久嶋亮彦	杏林大学医学部形成外科
深水　秀一	浜松医科大学形成外科
瀧口　徹也	浜松医科大学形成外科
井野　　康	久留米大学医学部形成外科
清川　兼輔	久留米大学医学部形成外科
上田　和毅	福島県立医科大学形成外科
小室　裕造	帝京大学医学部形成外科
平林　慎一	帝京大学医学部形成外科
松田　　健	新潟大学医学部形成外科
大西　　清	東邦大学医学部形成外科
荻野　晶弘	東邦大学医学部形成外科
西脇　　仁	近畿大学医学部形成外科
磯貝　典孝	近畿大学医学部形成外科
島田　賢一	金沢医科大学形成外科
川上　重彦	金沢医科大学形成外科
片平　次郎	東京女子医科大学東医療センター形成外科
井砂　　司	東京女子医科大学東医療センター形成外科

稲川　喜一	川崎医科大学形成外科
櫻井　裕之	東京女子医科大学形成外科
仲沢　弘明	日本大学医学部形成外科
水野　博司	順天堂大学医学部形成外科
松村　一	東京医科大学形成外科
田中　克己	長崎大学医学部形成外科
関堂　充	筑波大学医学部形成外科
梶川　明義	聖マリアンナ医科大学形成外科
今西　理也	足利赤十字病院形成外科
朝戸　裕貴	獨協医科大学医学部形成外科・美容外科
中井　國博	福井大学医学部形成外科
細川　亙	大阪大学医学部形成外科
中塚　貴志	埼玉医科大学形成外科・美容外科
前田　拓	北海道大学医学部形成外科
小山　明彦	北海道大学医学部形成外科
渡邊　敏之	岡山大学医学部形成外科
木股　敬裕	岡山大学医学部形成外科
三上　太郎	横浜市立大学医学部形成外科
前川　二郎	横浜市立大学医学部形成外科
垣淵　正男	兵庫医科大学形成外科
漆舘　聰志	弘前大学医学部形成外科
中川　嗣文	札幌医科大学形成外科
四ツ柳高敏	札幌医科大学形成外科
三鍋　俊春	埼玉医科大学総合医療センター形成外科・美容外科
寺師　浩人	神戸大学医学部形成外科
橋本　一郎	徳島大学医学部形成外科
福永　豊	徳島大学医学部形成外科
上村　哲司	佐賀大学医学部形成外科
山下雄太郎	杏林大学医学部形成外科
大浦　紀彦	杏林大学医学部形成外科
松崎　恭一	国際医療福祉大学三田病院形成外科
楠本　健司	関西医科大学形成外科
元村　尚嗣	大阪市立大学医学部形成外科
小川　令	日本医科大学形成外科
武田　啓	北里大学医学部形成外科・美容外科
塗　隆志	大阪医科大学形成外科
上田　晃一	大阪医科大学形成外科

序　文

　日本創傷外科学会は日本形成外科学会員を主なメンバーとして，2008年に設立された比較的新しい学会です．瘢痕（キズあと）が目立たないようきれいに治すのが本業の形成外科医が，ありふれた疾患でもある創傷（キズ）に正面から向かい合い，創傷を早くきれいに治すことを目的として設立されました．創傷を早くきれいに治すには創傷治癒メカニズムを知ること，創傷の正しい診断と評価を行うこと，適切な創傷治療法を選択することが基本です．日本創傷外科学会はこの基本知識の理解のもとで，熱傷，外傷などの急性創傷や褥瘡，下腿潰瘍などの慢性創傷，ケロイドや肥厚性瘢痕，瘢痕拘縮などの創傷の後遺症，これら創傷のすべてを基礎から臨床まで幅広くかつ奥深く精通している創傷の診断と治療のスペシャリストを育て，かつスペシャリスト同士の情報交換を通じて創傷や瘢痕の病態のさらなる解明と治療成績の向上を図って活動してまいりました．

　この日本創傷外科学会が設立されて間もなく10年になろうとしていますが，これまでに積み重ねられた成果を，国民に還元し社会に貢献するために，創傷治療の現場を担っている外科系医師に知っていただきたい創傷治療のすべてをわかりやすく伝える目的で，本書を企画いたしました．タイトルは外科系医師と記しましたが，外科系医師に限らず創傷治療にかかわるすべての医師やWOCナースその他関係者にも知っていただきたい内容です．

　具体的には，創傷の定義から始まり，急性創傷と慢性創傷の違い，創傷治癒の原理，創傷治療の考え方，縫合法，保存的治療など創傷治療の基本を最初に述べています．続いて，急性創傷治療の実践として顔面外傷や手，四肢など頻度が高く専門的知識を有する部位の外傷の診断と治療の実際および熱傷の診断と治療を述べています．外科系医師に関係する手術創については多くのページを使い，トラブルの原因や対処を部位別に詳述しました．慢性創傷としては褥瘡や下腿潰瘍その他の難治性潰瘍の診断と治療のエッセンスを述べているほか，再生医療の応用についても述べています．肥厚性瘢痕，ケロイド，瘢痕拘縮などの診断と治療の実際もそれぞれのスペシャリストが解説いたしました．

　基礎的な理論から，臨床上の細かい工夫まで創傷治療に関する最新の知見をすべてこの一冊で網羅していますので，本書をお読みいただくことで，皆様の創傷治療成績が上がることを願っています．

鈴木茂彦
寺師浩人

目次

I. 外科系医師が知っておくべき創傷治療の基本

A. 創傷とは ……………………………………………………………………… 2

1. 創傷の定義ならびに急性創傷と慢性創傷の違い……………………秋田定伯… 2
2. 急性創傷……………………………………………………………………館　正弘… 9
3. 慢性創傷……………………………………………………………………館　正弘… 14

B. 創傷治癒の原理と考え方 ……………………………………………… 17

1. 創傷治癒の原理……………………………………………………………岡崎　睦… 17
    1) 創傷治癒の基礎―上皮化まで……………………………………………… 17
    2) 創傷治癒の必須条件………………………………………………………… 22
    3) 瘢痕の成熟過程……………………………………………………………… 26

2. 急性創傷の治癒過程……………………………………………岡部圭介, 貴志和生… 29
    1) 分層皮膚欠損創の治癒過程………………………………………………… 29
    2) 全層皮膚欠損創の治癒過程………………………………………………… 36
    3) 瘢痕の肥厚と炎症の遷延化………………………………………………… 41

3. 慢性創傷の病態…………………………………………………………………… 46
    1) 慢性化する原因……………………………………………………市岡　滋… 46
    2) TIME理論とwound bed preparation…………………宮﨑春野, 市岡　滋… 51

C. 創傷外科治療における基本的考え ………………………………… 57

1. 院内感染対策……………………………………………髙木誠司, 大慈弥裕之… 57
2. 縫合の基本手技…………………………………………菅　浩隆, 多久嶋亮彦… 61
3. 保存治療…………………………………………………………………………… 67
    1) 総論……………………………………………………深水秀一, 瀧口徹也… 67
    2) 局所陰圧閉鎖療法（洗浄型を含む）……………………井野　康, 清川兼輔… 75

II. 急性創傷治療の実際

A. 外傷の初期治療 ……………………………………………………………………… 82

1. 顔面外傷の診断と初期治療 ………………………………………………………… 82
   1) 軟部組織損傷 ……………………………………………………… 上田和毅 … 82
   2) 骨折を伴っている場合 …………………………………… 小室裕造, 平林慎一 … 91

2. 手の外傷—診断と初期治療 ………………………………………………………… 97
   1) 皮膚, 皮下のみの場合 …………………………………………… 松田 健 … 97
   2) 深部組織まで及ぶ場合の初期対応 ……………………… 大西 清, 荻野晶弘 … 101
   3) 切断肢(指)の初期対応 ………………………………… 西脇 仁, 磯貝典孝 … 106

3. 手以外の四肢の外傷 ………………………………………………………………… 111
   1) 軟部組織のみの損傷 ……………………………………… 島田賢一, 川上重彦 … 111
   2) 骨折を伴う場合の初期対応 ……………………………… 片平次郎, 井砂 司 … 116

B. 熱傷 ……………………………………………………………………………………… 121

1. 深さ, 面積の診断 ……………………………………………………… 稲川喜一 … 121
2. 初期治療 ……………………………………………………………………………… 128
   1) 冷却, 減張切開などの初期対応 ………………………………… 櫻井裕之 … 128
   2) 広範囲熱傷全身初期治療 ………………………………………… 仲沢弘明 … 132

3. 局所治療 ……………………………………………………………………………… 135
   1) 保存的治療 ………………………………………………………… 水野博司 … 135
   2) 植皮手術の適応について ………………………………………… 松村 一 … 140
   3) 特殊な部位の熱傷 ………………………………………………… 田中克己 … 151

C. 手術創 …………………………………………………………………………………… 159

1. 開腹, 開胸手術後の縫合法 …………………………………………… 関堂 充 … 159
2. トラブルの原因と対策 ………………………………………………… 梶川明義 … 168
3. 瘻孔化, 潰瘍化創の部位別治療 …………………………………………………… 173
   1) 胸壁 ……………………………………………………… 今西理也, 朝戸裕貴 … 173
   2) 腹壁, 会陰部 …………………………………………… 中井國博, 細川 亙 … 179
   3) 頭頸部 ……………………………………………………………… 中塚貴志 … 184
   4) 頭蓋 ……………………………………………………… 前田 拓, 小山明彦 … 188
   5) 四肢関節部 ……………………………………………… 渡邊敏之, 木股敬裕 … 193
   6) リンパ浮腫 ……………………………………………… 三上太郎, 前川二郎 … 198

vii

D. 急性感染症 .... 垣淵正男…205

III. 慢性創傷治療の実際

A. 褥瘡―診断と治療のエッセンス 212
1. 褥瘡の成因と予防法 .... 漆舘聡志…212
2. 褥瘡の局所治療 .... 中川嗣文, 四ツ柳高敏…222
3. 褥瘡の手術治療 .... 三鍋俊春…228

B. 下腿潰瘍―診断と治療のエッセンス 234
1. 下腿潰瘍の分類 .... 寺師浩人…234
2. 虚血性足潰瘍 .... 橋本一郎, 福永　豊…240
3. 糖尿病性足潰瘍 .... 上村哲司…246
4. 静脈うっ滞性潰瘍 .... 山下雄太郎, 大浦紀彦…252

C. その他の難治性潰瘍（慢性放射線潰瘍，膠原病に伴う潰瘍）の治療 .... 松崎恭一…258

D. 再生医療の応用 .... 楠本健司…263

IV. 瘢痕治療の実際

A. ケロイドと肥厚性瘢痕，瘢痕拘縮の診断 .... 元村尚嗣…272

B. ケロイド治療 .... 小川　令…278

C. 肥厚性瘢痕治療 .... 武田　啓…284

D. 瘢痕拘縮治療 .... 塗　隆志, 上田晃一…290

索引 299

I章　外科系医師が知っておくべき創傷治療の基本

A. 創傷とは

1. 創傷の定義ならびに急性創傷と慢性創傷の違い

1 創傷治癒過程

　創傷治癒は，細胞，分子，遺伝子などから引き起こされる生体の反応であり，機械的，化学的に時間・空間的に，精緻な調節機構である．

　創傷治癒過程は相重なる3相として捉えられており，炎症期（一部出血・凝固期を含む），増殖期，リモデリング期（成熟期）である（図1）．

a. 炎症期

　炎症期の最初には，組織損傷が局所の血管破壊を引き起こし，血液の血管外漏出をきたす．これは，血小板の凝集と凝固形成をもたらす．数多くの情報伝達経路を持つ因子が凝固経路や，損傷後の活性化した細胞から生み出され，これら因子が好中球，単球など炎症細胞を創傷部位に集める．炎症細胞はその後，創傷部位を清掃除去し，更なる因子の放出によって線維芽細胞を増殖させ，次相の増殖期につながる．

炎症期 （受傷後2〜5日）	増殖期 （受傷後5日〜3週）	リモデリング期 （受傷後3週〜2年）
凝固カスケード ・凝固の拡大 ・止血制御	**血管新生** ・酸素・栄養・増殖因子の適切な供給 ・肉芽組織形成	**瘢痕形成** ・コラーゲン産生と分解が平衡状態 ・コラーゲンはⅢ型からⅠ型へ ・コラーゲン架橋形成
炎症反応 ・マクロファージによる情報伝達物質/炎症因子の放出（セロトニン，ヒスタミン，FGF，IL-1）による血管攣縮 ・炎症サイトカインの放出（TGF-β，PDGF，FGF，EGF）による白血球の遊走 ・多核好中球とマクロファージによる細菌，デブリの貪食　損傷組織の破壊	**肉芽形成** ・線維芽細胞によるⅢ型コラーゲン・ファイブロネクチン合成と暫定マトリックス形成 **上皮化** ・真皮断端上の表皮進展と創閉鎖 **拘縮** ・創拘縮が開始	

図1　創傷治癒過程
　　炎症期，増殖期，リモデリング期の3相からなり，一部では相がoverlapしている．時間・空間的に制御されている．

b. 増殖期

　受傷後72時間後から，増殖が始まる．この増殖期では主に線維芽細胞がインテグリンを発現し始め，線維芽細胞が暫定マトリックス（provisional matrix）に取り込まれていく．暫定マトリックスは新生血管や創周囲や皮下組織などの血小板から放出されたサイトカインの働きによって引き寄せられる．暫定マトリックス内のサイトカインと蛋白質は線維芽細胞を増殖させ，コラーゲンやその他の細胞外マトリックスを産生する．また，表皮角化細胞，血管内皮細胞は，それぞれの固有のインテグリンを介して創傷に関与する細胞に転換する．受傷後4日頃には新生肉芽が形成され，マクロファージ，血管，線維芽細胞も創傷部位に侵入する．マクロファージは細胞増殖因子を放出し線維化組織の形成や血管新生をもたらし，線維芽細胞は細胞外マトリックス（基質）を産生する．

c. リモデリング期

　リモデリング期では線維芽細胞から産生された細胞外マトリックス（extracellular matrix：ECM）などの基質の置換が起こり，代表的なものにコラーゲン基質があげられる．コラーゲンのリモデリングは，肉芽組織から瘢痕組織への移行が起こる．コラーゲンの分解は，蛋白分解酵素であるmatrix metalloproteinases（MMPs）で制御されており，MMPsはマクロファージ，内皮細胞，表皮角化細胞などの多くの細胞から分泌される．いったんコラーゲン基質は過剰産生され創傷部位に蓄積し，線維芽細胞，血管などから構成される肉芽組織は，徐々に細胞は減少し瘢痕で置換される．

2 創傷・創傷治癒評価の定義と急性創傷，慢性創傷

　1994年Lararus，Robsonらは急性創傷とは，解剖学的，機能的な統合性を維持し，修復過程が時間的にも秩序性を保ち制御された創傷（キズ）と定義した．慢性創傷を解剖学的，機能的な統合性が維持されず修復課程が時間的な秩序性を保ち得なかったもので，結果的に解剖学・機能学的な維持性を継続し得なかったものと規定し，さらに，創傷の評価方法，創傷治癒の評価を提唱している[1,2]．

　また，秩序性（orderliness）とは，生物学的な一連のイベント現象であり，感染制御，炎症消腿，血管新生，機能的結合組織マトリックスの再生，収縮，再上皮化（上皮の増殖と遊走），分化，リモデリングを意味している．また創治癒までの期間（創傷治癒期間）について急性と慢性の違いが厳密に規定されるべきであるとしたが，急性と慢性の時間で区別していない．定義として，急性創傷とは秩序性が保たれているもので，時間調整された治癒過程を維持するものであり，慢性創傷はそうではないものとした．

　創傷は急性と慢性にあらかじめ予測しにくいものであることが示唆されている．急性創傷は，頻度が高いことと，当然治癒するものと考えられるが，全身および局所性の阻害因子を取り除くことで，さらに効果的な創傷治癒が得られる．

　急性創傷と慢性創傷が区別される分子機構の検討により，効果的な創傷治療の試みはなされて

いるものの，臨床において慢性になった創傷の性質を急性創傷化し，急性創傷治癒過程に戻しうるかなど，いまだに曖昧な点も多い．

3 継続時期による"慢性創傷"の時間的な分岐点

1992年頃から創傷の継続時期と創傷治癒についての臨床が始まり，臨床研究における目安として，6ヵ月（およそ24週）治療で治癒しないものを"慢性"創傷とした．米国での全国データを用いた20,000例の静脈うっ滞性潰瘍，31,000例の糖尿病性潰瘍治験でも24週が転機点であるとされた[3,4]．

4 治癒率からの判断

創傷治癒が6ヵ月以上継続すると創閉鎖率が低下する．治癒する創と6ヵ月以上治癒しない慢性創傷では治癒率の回帰曲線が異なっている．治癒に影響する因子は多数あり，各々の因子を厳密に区別もできないので対数変換スケールや継続変数を用いて治癒率は計算されることが多く，慢性創傷のなかには一定の確率で1〜2年をかけても治癒しない創が存在する．

5 創傷治癒の遷延化，慢性化の原因

生物学的，微生物学的，理論解析，臨床患者解析によって慢性創傷の特徴が明らかにされてきた．多くの研究で，"原因"は推定されてきたが，変化が激しく，慢性創傷の"原因"か"結果"かの判別不能である．"結果"の場合は，予後因子として，重要となり，"原因"であれば，治療標的となるが，"原因"と"結果"が混在する場合もある．規定したうえであっても，"急性"と"慢性"で違いが非常にわずかな差である場合もある．"急性"と"慢性"の環境解析すると，①過剰な炎症や遷延，②創傷に関わる線維芽細胞などの老化，③細菌叢の変化などがあげられる（図2）．

a. 過剰炎症または炎症の遷延

慢性創傷は過剰な炎症状態にあるとされている．好中球，リンパ球，マクロファージなどの炎症細胞は慢性創傷との関連が示唆されている．結果として，慢性創傷には炎症性サイトカイン，マトリックスなどからのプロテアーゼ（MMPs，エラスターゼ），活性酸素（reactive oxygen species：ROS）などが高値であり，tissue inhibitors of metalloproteases（TIMPs）などのプロテアーゼ阻害は低値となる．このことから，細胞外マトリックスが過剰に代謝分解され，創傷治癒を阻害する．細胞外マトリックスのなかでも，フィブロネクチンやヴィトロネクチンは，慢性創傷では分解されているが，急性創傷では分解されていない．また，慢性創傷は急性創傷と比べ，血小板由来成長因子（platelet-derived growth factor：PDGF），塩基性線維芽細胞成長因子（basic

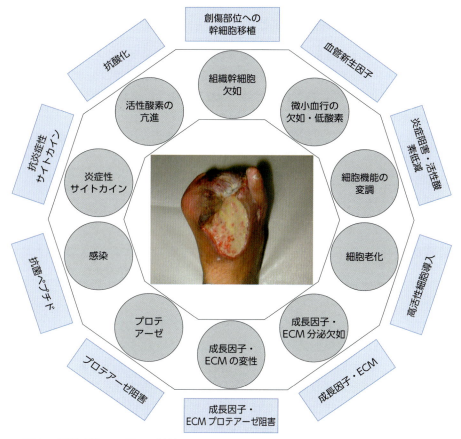

図2 慢性創傷の原因と対策
　慢性創傷の欠損分子・細胞（●）とその対策（□）．

fibroblast growth factor：bFGF），トランスフォーミング成長因子-β（transforming growth factor-β：TGF-β）など成長因子の活性が低下しており，TGF-βの値は創傷サイズに相関していると考えられている．

　MMPsは正常創傷治癒で重要であり，急性炎症期を過ぎると活性は急激に低下する．一方，静脈うっ滞性潰瘍では急性創傷と比較して30倍高値をとるが，2週間程度の床上安静後には創傷治癒の進行とともにMMPs値も低下する．また，MMPsの局在も大切であり急性創傷では主に創縁の表皮角化細胞にMMPsは発現しているが，慢性創傷は炎症細胞が主に発現する．

　サイトカインも慢性創傷に大きくかかわっており，MMPsと比較して臨床像との明確な相関は明白ではない．腫瘍壊死因子-α（tumor necrosis factor-α：TNF-α）やインターロイキン-1β（interleukin-1β：IL-1β）などが炎症細胞から分泌され，慢性創傷では高濃度となるとされるが，最近の報告では必ずしもサイトカインと慢性下肢潰瘍とで相関がないとしている[5]．マクロファージ欠損マウスモデルにおいて，炎症期においてマクロファージは血行肉芽形成，上皮化，瘢痕抑制などに関与することがわかり，増殖期以降でのマクロファージ欠損は出血と創閉鎖障害となる．マクロファージ欠損モデルでは，直接作用でなくても，マクロファージは線維芽細胞やその前駆細胞などを刺激・調整している．創傷組織内のマクロファージの役割は炎症消退時期にアポトーシスに陥った細胞の除去・制御することである[6]．

b. 創傷にかかわる線維芽細胞などの老化

　老化した線維芽細胞は，健常な線維芽細胞と比較して表現型が異なり，コラゲナーゼ，エラスターゼ，シトロメリシンなどのプロテアーゼ活性が上昇し，プロテアーゼ阻害である，TIMP-1とTIMP-3は反対に低下する．急性創傷では，線維芽細胞は，組織修復を促進させ，アポトーシスを回避しており，慢性創傷ではこの機序が破綻している．

　線維芽細胞の老化と慢性創傷の関係が報告されているが，テロメアが短い細胞が必ずしも線維芽細胞を老化させているわけではない[7]．

　線維芽細胞の老化は炎症細胞によって引き起こされ，炎症期の原因ともなるので，慢性創傷の原因，結果の両方にかかわる．

c. 細菌叢の変化

　感染制御は創傷治癒の成功に必須であるが創細菌叢と慢性創傷についてのデータは限定的である．

　治癒遅延創での細菌叢は通常複雑で，経時的あるいは原因（動脈性，静脈性，圧など）で大きく異なる．また，特に嫌気性細菌検出率は擦過，生検など手法や培養法や分子・遺伝子検出など解析法で異なる．一般的には，コアグラーゼ陰性ブドウ球菌，レンサ球菌，ジフテリア菌などのコリネバクテリア，などが創の常在菌であり，次いで嫌気性菌であるグラム陰性桿菌が出現し，大腸菌，クレブシエなどの検出時期に創は急性から慢性となり好気性菌，嫌気性菌ともに増加する．反対に，静脈潰瘍の創の大きさと細菌の種類，量には相関がないとの報告や，創ができてからの時間と細菌叢には相関がないと報告されている．

　ただし，緑膿菌の感染では，創の後期に出現し治癒に悪影響を与え，創からの排除が難しく，難治化，慢性化には大きく関与している．緑膿菌バイオフィルム形成過程では，付着，接着，生育，成熟，再浮遊の5段階があり，後期では多糖生成やDNA存在が重要となる．緑膿菌が慢性感染に移行する系についてquorum sensingとは独立したRet S, LadSのsensor/response regulator（RR）がある．2成分調節系のGacS/AとRNAを含む調節系rsmZ/RsmAも加わるため，RetSが活性化すると病原性遺伝子が活性化し急性感染となりLadSが活性化すると多糖生成によりバイオフィルム形成慢性感染した慢性創傷となる[8]．

　筆者所属施設においても，2011年創培養した入院患者検討では緑膿菌感染は20例（16％）から菌分離されており，頻度も2番目と多くを占めた[9]．

6 ガイドラインなど

a. 治癒促進する急性創傷ガイドライン

　急性創傷は慢性創傷と比較して100〜1,000倍多く，米国では，年間50,000,000件の待機手術創，50,000,000件の外傷，1,000,000件の熱傷が発生しているとされる．慢性創傷と異なり，急性創傷は治癒し，あるいは壊死組織を除去することで生理的な創傷治癒機転に【戻り】，炎症反応，再

生，成熟（リモデリング）過程をとることが当然であるとみなされている．よって，急性創傷を【妨げるもの】を除外することで治癒促進する急性創傷ガイドライン（2008年）が提唱されている．検討項目として，①組織灌流，②壊死組織，③血腫／漿液腫，④細菌負荷，⑤機械因子，⑥免疫不全，⑦癌と癌治療，⑧糖尿病・加齢・肥満・低栄養など全身状態，⑨熱傷，⑩タバコ・薬物など外部因子，⑪過剰瘢痕をあげている．創傷の急性，慢性の定義は決して時間的な定義ではなく，慢性になった創傷を急性（性状）創傷（治癒過程）に戻しうるかなど，いまだに曖昧な点も多く，特に急性にも慢性にもあてはまらない創傷に関して，特性，疫学，対処方法など詳細に検討することが必要であると思われる．

b. 慢性創傷の治療・予防ガイドライン

WHSと米国食品医薬品局（Food and Drug Administration：FDA）は政府関連委員会として創傷治癒における治験のためのガイドライン作成に着手した．慢性創傷を静脈性，糖尿病性，動脈性，褥瘡に分類し各々ガイドライン作成を開始した．各専門家からガイドライン委員を構成し，これまでに報告されたガイドライン，メタアナリシス，PubMed，MEDLINE，EMBASE，The Cochrane Database of Systemic Reviews，最新総論，Medicare/CMSコンセンサスなどを用いて検討し，レベルⅠ～Ⅲまでのエビデンス　レベルを決定し，Delphi法を用いて他のパネル委員との間にコンセンサスを確認している．最終的にWHS，WHF，NIH（米国国立保健研究所）の公聴会，WHS年次総会本会議，さらに査読過程を経て2006年ガイドライン発行となった．本ガイドラインは慢性創傷治療ガイドラインであり，標準ケアではなく今後の基礎的検証や更なるガイドラインの修正が必要であるものの，多くの治験を経ていない治療法に対する一定の判断材料としての役割を果たしている．

2008年には予防の重要性について，治療ガイドラインと同様に，静脈性，糖尿病性[9]，動脈性，褥瘡の予防ガイドラインを，これまでに報告されたガイドライン，メタアナリシス，PubMed，MEDLINE，EMBASE，The Cochrane Database of Systemic Reviews，最新の総論，Medicare/CMSコンセンサスなどを用いて検討し，レベルⅠ～Ⅲまでのエビデンス　レベルを決定し，Delphi法を用いて他のパネル委員との間にコンセンサスを確認している．

c. 慢性ケア　ガイドライン

2006年，WHSは静脈性，糖尿病性，動脈性，褥瘡などの慢性創傷のための最適ケアをエビデンスに基づき，慢性創傷治癒を治癒させるか，治癒しないまでも可能な限り，最大限促進するものとするガイドラインにまとめている．

d. 慢性下肢創傷に対するコンセンサス　ドキュメント

慢性創傷の技術的視点から診断，治療，管理，アウトカムについて，欧米，日中，インドなどの専門家がSouthampton（UK）に介し，検討した結果を慢性創傷に対する技術のコンセンサスドキュメントとして発表している．採用文献は診断，治療，予防をSORT（Strength Of Recommendation Taxonomy）法を用いており，慢性創傷の診断，客観・主観評価，各種治療・

管理法，アウトカムについて，概説と各種慢性創傷ごとの特徴に従って勧めており，実際的な慢性創傷の道標となる[10]．

　創傷の急性，慢性の定義は決して時間的な定義ではない．慢性になった創傷を急性（性状）創傷（治癒過程）に戻しうるかなど，いまだに曖昧な点も多く，特に急性にも慢性にもあてはまらない創傷に関して，特性，疫学，対処方法など詳細に検討することが必要であると思われる．

文献

1) Lazarus GS, et al. Definition and guideline for assessment of wounds and evaluation of healing. Wound Repair Regen 2：165-170, 1994
2) Lazarus GS, et al. Definition and guideline for assessment of wounds and evaluation of healing. Arch Dermatol 130：489-493, 1994
3) Margolis DJ, et al. The accuracy of venous leg ulcer prognostic models in a wound care system. Wound Repair Regen 12：163-168, 2004
4) Margolis DJ, et al. Diabetic neuropathic foot ulcers：predicting which ones will not heal. Am J Med 115：627-631, 2003
5) Gohel MS, et al. The relationship between cytokine concentrations and wound healing in chronic ulceration. J Vas Surg 48：1272-1277, 2008
6) Davis LC, et al. Tissue-resident macrophages. Nat Immunol 10：986-995, 2013
7) Wall IB, et al. Fibroblast dysfunction is a key factor in non-healing of chronic venous leg ulcers. I Invest Dermatol 128：2526-2540, 2008
8) Ventre I, et al. Multiple sensors control reciprocal expression of pseudomonas aeruginosa regulatory RNA and virulence genes. Proc Natl Acad Sci USA 103：171-176, 2006
9) 秋田定伯，ほか．術後感染予防薬の投与タイミング・投与期間と形成外科領域の感染制御．PEPARS 70：1-8, 2012
10) Mani R, et al. Optimizing technology for use of chronic lower-extremity wound healing：a consensus document. Int J Low Extrem Wounds 15：102-119, 2016

A. 創傷とは

2. 急性創傷

急性創傷は，手術創を含めた外傷創である（図1〜10）．実際の臨床上問題となるのは，受傷

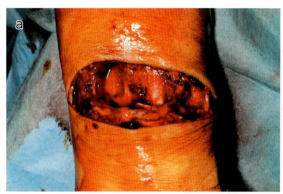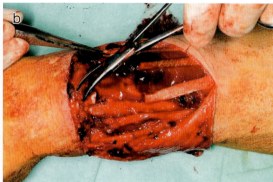

図1　65歳男性
自傷により橈骨動脈切断，浅指・深指屈筋腱切断．
　a：初診時の状態．
　b：補助切開を入れ，創部を展開し，腱縫合，動脈吻合を施行した．

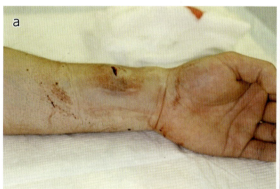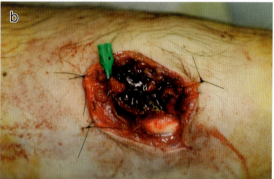

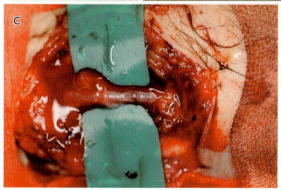

図2　24歳男性
仕事中に包丁を左前腕橈側に刺した．
　a：来院時の状態．手指の進展により手関節の疼痛が増強した．
　b：橈骨動脈切断，長母指屈筋の筋肉内血腫がありコンパートメント圧の上昇を認めた．
　c：動脈吻合と筋膜切開を加え，コンパートメント圧を下げた．

9

後の時間，受診までの創部処置，基礎疾患の有無，創部の解剖学的部位，合併損傷の有無，外力の大きさ，細菌汚染の程度，創の形状である．

麻酔をかける前に，創傷を横切る腱，管腔物，神経の障害の有無を確認する．特に神経障害の有無は局所麻酔をかける前に把握することが重要である．また，腱についても同様である．四肢であれば脈拍の触知や末梢循環障害の有無，コンパートメント症候群にも注意する．顔面では，涙小管，耳下腺管，などの管腔構造物への損傷に注意する．組織欠損が大きく，一期的に縫合すると創縁に緊張がかかり過ぎる場合には無理に縫合せず，人工真皮などで一時的な被覆を行い，二期的に修復する．

皮弁状に薄くなっている組織は，適宜トリミングするが，顔面など辺縁の血流が豊富な部位では最小限とする．

砂やどろが付着している創では，麻酔下に異物除去を丁寧に行わないと外傷性刺青を残す．

熱傷は深達度によって，Ⅰ度熱傷，浅達性Ⅱ度熱傷と深達性Ⅱ度熱傷，Ⅲ度熱傷に分類する．

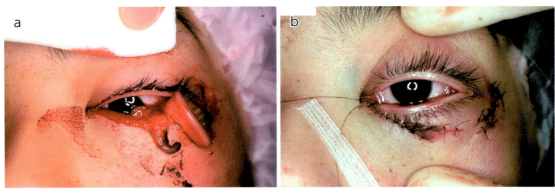

図3　27歳男性
転倒時に左下眼瞼に裂創を負う．
a：涙小管断裂を認め，顕微鏡下に縫合を行った．
b：手術終了時の状態．

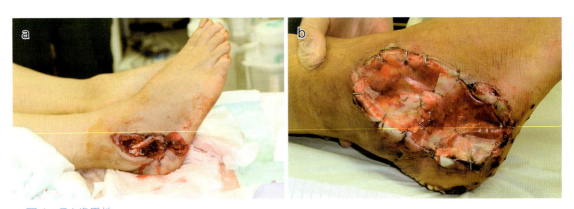

図4　74歳男性
散弾銃が暴発して右足外側に欠損創を生じた．
a：来院時の状態．
b：デブリードマン後，人工真皮を貼付した．

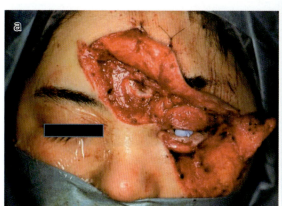
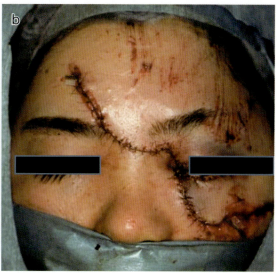

図5　34歳女性．交通外傷による顔面裂創
　前額部から頬部にかけての裂創で，皮弁様に皮膚がめくれている．組織欠損はなく，ていねいにパズルを合わせるように縫合した．

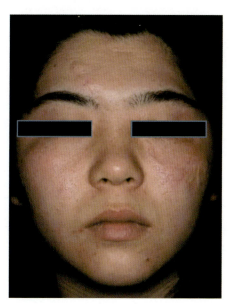

図6　術後2年の状態
　トラップドア変形をきたすことなく治癒した．

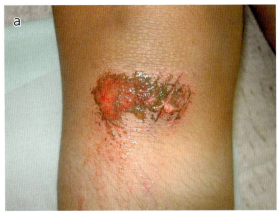
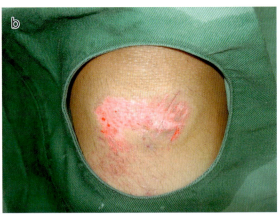

図7 30歳女性
a：左膝の擦過創で泥が付着している．
b：局所麻酔下にデブリードマンを施行したあとの状態．

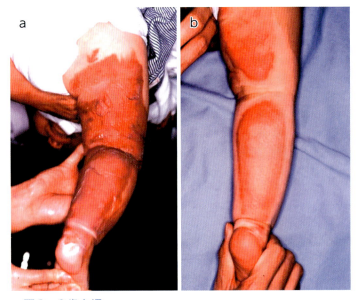

図8 2歳女児
a：熱湯による浅達性Ⅱ度熱傷．
b：受傷後6週間色素沈着が認められる．

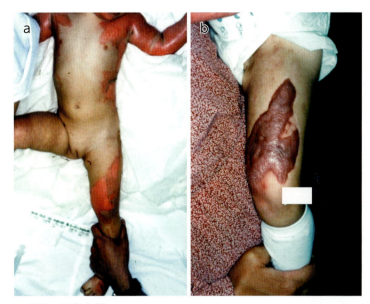

図9　2歳女児
　a：熱湯による深達性Ⅱ度熱傷．
　b：受傷後8ヵ月の状態．肥厚性瘢痕となっている．

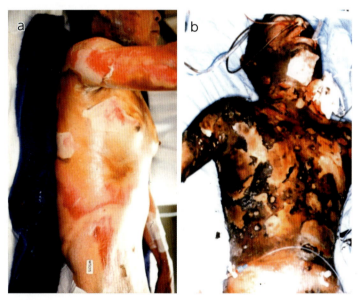

図10
　a：36歳女性．Ⅲ度熱傷の例．羊皮紙様の外観である．
　b：46歳男性．前胸部は炭化している．

3. 慢性創傷

　慢性創傷は，褥瘡，静脈うっ滞性下腿潰瘍，CLI（critical limb ischemia），糖尿病性足壊疽，Buerger病，膠原病に伴う潰瘍など，難治性の皮膚創傷の総称である．この用語は比較的新しい創傷のカテゴリーであり，治療期間の長さから分類されていたが，内因性の要因から定義される．内因的因子によって創傷の好発部位や創の形状，随伴する骨髄炎や壊死性筋膜炎など創部周囲軟部組織障害の合併率などが変わる．褥瘡に関しては危険因子の解析から発生予防の具体的な方策まで示されているが，予防まで踏み込んだ研究がなされていない場合も多い．

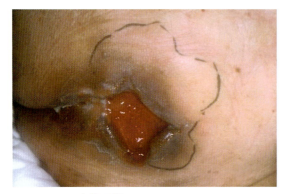

図1　60歳代男性
　大動脈瘤手術後の脊髄梗塞により対麻痺になり，仙骨部に褥瘡を生じている．大きなポケットを形成している．

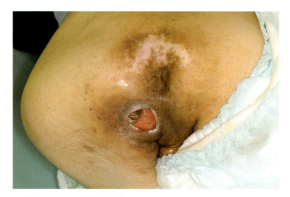

図2　50歳代男性
　35歳時の転落事故により第2腰椎以下の脊髄損傷となり，数年前から左坐骨部の褥瘡を生じている．

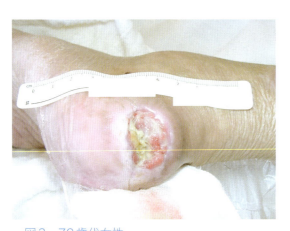

図3　70歳代女性
　脳梗塞．左踵部褥瘡．黄色の壊死組織が認められる．デブリードマンと創傷被覆材の治療により治癒が得られた．

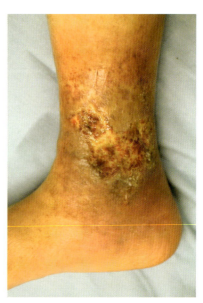

図4　70歳代女性
　右下腿うっ滞性潰瘍．周辺に色素沈着を伴う．静脈瘤の抜去手術と穿通枝結紮が行われた．潰瘍部は圧迫治療により自然治癒が得られた．

創部の視診では，創傷発生時の急性期と慢性期で診断のポイントが異なる．急性期では壊死性筋膜炎や骨髄・関節腔などの感染症がある場合には致命的な敗血症を招く場合が多い．そのため，デブリードマンなどの外科的介入を要するかどうかを診断することが必須である．これらの外科的介入を必要とする病態は，CSSTIs（complicated skin and soft-tissue infections）としてまとめられ，糖尿病などの基礎疾患を持つ場合や，免疫抑制状態の患者，会陰部などの創傷があげられている．このほか，壊死組織の有無，周囲組織の血流，周辺皮膚の性状，滲出液の性状を観察する．急性期には創傷の深達度は不明な場合があり，注意を要する．

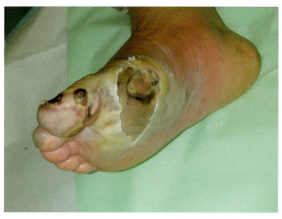

図5　40歳代男性
　糖尿病性足潰瘍．糖尿病性腎障害により維持透析中．感染を伴った糖尿病性神経障害に虚血を合併した壊疽となっている．踵は残せたものの，足の構造は大きく破壊される結果となった．

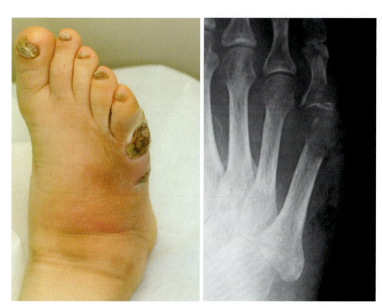

図6　50歳代男性
　糖尿病性神経障害による右足外側の小潰瘍から生じた潰瘍．X線写真上，第5趾中足骨骨頭の骨融解像が認められる．

慢性期の創傷はまず深達度と肉芽の質が重要である．一般的に創部の深達度が創部の治癒経過と相関するので，真皮層までの欠損なのか，皮下組織まで及ぶ潰瘍かを診断する．肉芽は血流に富む良性肉芽なのか，虚血状態の創部に感染を伴う不良肉芽なのかの鑑別が治療方針の決定に重要である．不良肉芽と判断された場合には，全身状態の改善，栄養状態の改善，血流改善などの総合的な介入に加えて，創部のデブリードマンやwound bed preparationが必要となる．

本項では慢性創傷の代表的なものとして，褥瘡，うっ滞性静脈潰瘍，糖尿病性足壊疽，CLI（critical limb ischemia），Buerger病，膠原病について症例写真を提示する（図1〜10）．

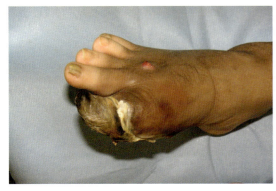

図7　50歳代男性
　CLIによる足壊疽左足母趾の乾燥性壊死を認める．局所感染はない．

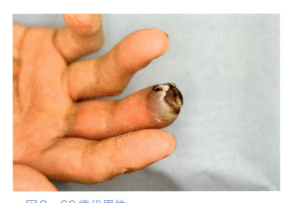

図8　60歳代男性
　Buerger病により右中指壊死を生じた．切断手術を必要とした．

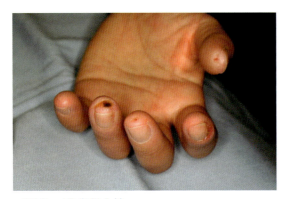

図9　40歳代女性
　強皮症で7年前から指尖部の小潰瘍の発生・軽快を繰り返していた．

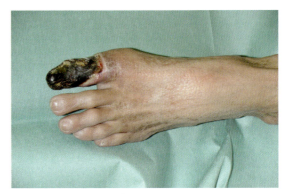

図10　40歳代男性
　Werner症候群．左母趾の壊疽．この後も他の多数の趾に潰瘍を形成し，複数回の切断を要したが，創傷は難治化した．

B. 創傷治癒の原理と考え方

1. 創傷治癒の原理
1）創傷治癒の基礎—上皮化まで

1 皮膚の構造

　皮膚は大きく分けて表皮と真皮から構成される（図1）．表皮はほとんどが細胞成分（ほぼすべて表皮角化細胞で，基底層にメラノサイトが存在する）から構成されるのに対して，真皮は，ほとんどが非細胞成分の細胞外マトリックスからなり，細胞成分は線維芽細胞を主として多様な細胞が散在している状態である．細胞外マトリックスはコラーゲンからなる膠原線維とエラスチンからなる弾性線維が中心である．図1は前額部（左）と腹部（右）の皮膚組織HE染色写真であるが，見て明らかなように，皮膚全層のうち，表皮は1/10かそれ以下でしかない．皮膚成分の構成は体の部位によって大きく様相を異にし，真皮内から皮下脂肪層にかけて存在する腺組織（脂腺・汗腺）や毛包などの付属器の密度は，部位により大きく異なる．

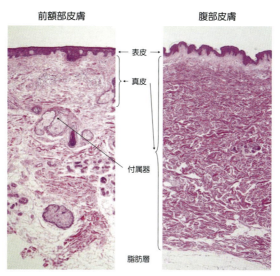

図1　前額部（左）と腹部（右）の皮膚組織HE染色写真

皮膚全層のうち，表皮は1/10～1/30の厚さでしかない．腹部の方が真皮は厚く，前額部では腺組織（脂腺・汗腺）が多く存在する．

2 皮膚構成要素の発生学的違いと創傷治癒の大原則

　表皮を構成する表皮角化細胞とメラノサイトは外胚葉由来であり，真皮の大部分を構成する結合組織と血管は中胚葉由来である．すなわち，表皮と真皮はまったく別物であることを理解する必要がある．表皮は再生するが，真皮結合組織は再生されることはなく修復されるだけであることが創傷治癒の基本となる．すなわち，"キズが治る"ということは，真皮が修復された表面を表皮が再生されて被覆する（これを上皮化と呼ぶ）ことにより達成される．真皮が修復された表面に表皮が再生された部分では，正常皮膚とは違う外観を示すようになり，これが"傷あと"である．

　表皮基底層の角化細胞には表皮幹細胞が含まれ，表皮欠損が生じた場合は，再生されてこれを覆う（図2）．また，真皮から皮下脂肪層にかけて存在する腺組織および毛包組織は外胚葉由来である．なかでもバルジ領域付近にある幹細胞は，通常の状態では主として毛に分化する細胞を供給しているが，表皮欠損が生じた場合のように，何らかのストレスが生じた場合には，表皮角化細胞に分化し表皮へ細胞を提供して上皮化を進行させる[1]．

3 創傷治癒形態（一次治癒と二次治癒）

　創傷治癒形態は，一次治癒と二次治癒に分けられる．

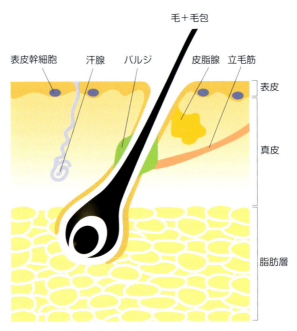

図2　皮膚断面の模式図
　表皮基底層の表皮幹細胞とバルジ領域．表皮が完全欠損となっても，バルジ領域の幹細胞から表皮細胞が供給されて上皮化する．

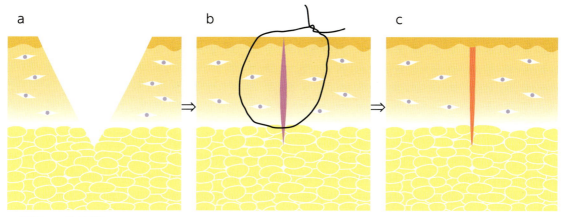

図3　一次治癒
a：皮膚の切創を負った直後．皮膚全層と脂肪層の一部に及ぶ創傷．
b：縫合処置を行った場合．真皮と表皮はほとんど接触し，わずかな出血凝固塊が縫合面に形成される．
c：一次治癒した場合．上皮化完了後には，幅の狭いわずかな瘢痕形成がみられる．

a. 一次治癒

　一次治癒とは，切創など皮膚が比較的きれいに切れた創を受傷直後に縫合処置することによって進行する創傷治癒過程である（図3）．縫合処置によって創縁がきれいに接触しているため，開放創から二次治癒させる場合に比べて肉芽組織の形成が最少で済み，3〜4日で上皮化する．また，炎症も軽度・短期間で抑えられるため，治癒も早く，術後の瘢痕幅も細く抑えることができる．

b. 二次治癒

　二次治癒とは，切創・挫創などの受傷時に縫合処置が行われず，開放創のまま保存的に治癒させる治癒形態である（図4）．次項目で述べるように，創収縮と肉芽形成に上皮化が加わることにより創傷治癒が進む．治癒までに時間がかかり，治癒後の瘢痕幅も広くなるので，整容的にも好ましくない結果になりやすい．

4　創傷治癒過程

　一次治癒であれ二次治癒であれ，真皮以深の部分が修復され，その上に表皮が再生されるのが創傷治癒過程の基本である．ここでは，自然な治癒過程に相当する二次治癒について詳細を述べる．創傷治癒過程は，出血・凝固期，炎症期，増殖（修復）期に分けられているが，これらは独立して起こっているのではなく，移行期を介しながら進んでいき，これに平行して上皮化が進む．上皮化が完了してから成熟期となるが，成熟期に関しては「Ⅰ章-B-1-3）瘢痕の成熟過程」で詳しく述べるので，ここでは上皮化が完了するまでについて述べる．

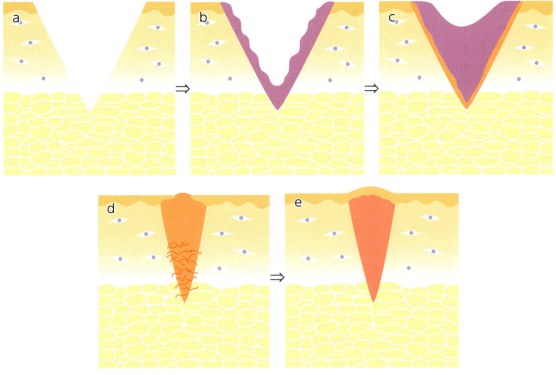

図4 二次治癒
- **a**：皮膚の切創を負った直後（図3aと共通）．
- **b**：出血・凝固期．血小板凝集と血液凝固系の賦活により止血され，創部に血液凝固塊が形成されている．
- **c**：炎症期．好中球やマクロファージその他の炎症細胞が遊走し，壊死組織などの分解や貪食作用により創部が浄化される．後半では少しずつ肉芽組織が形成されてくる．
- **d**：増殖期．肉芽組織が創部を埋めて修復が進むと同時に，血管新生がみられる．創部に収縮が見られると同時に，表皮角化細胞が肉芽上に遊走して，上皮化が進む．
- **e**：二次治癒した場合．上皮化完了後には，幅の広い瘢痕形成がみられる．

a. 出血・凝固期

受傷直後から受傷数時間までの時期である（図4b）．表皮を越えて真皮に損傷が及ぶと真皮内の微細血管が破綻して出血する．血管外に血液が流出すると，血小板凝集と血液凝固系が賦活されて止血されると同時に血液凝固塊が形成される．血小板は血小板由来増殖因子，セロトニン，ヒスタミンなどのchemical mediatorを放出し，それをトリガーとして次の炎症期に進んでいく．

b. 炎症期

受傷後数時間から3日程度の時期を指す（図4c）．血小板由来のchemical mediatorがトリガーとなり，炎症反応が生じると，毛細血管の透過性が亢進し，炎症細胞が創部に遊走してくる．まずは好中球が壊死組織などの分解や貪食を行い，次いで受傷後2〜4日をピークに単球，マクロファージが主役をなして貪食作用や，TGF-β（transforming growth factor-β），bFGF（basic fibroblast growth factor），EGF（epidermal growth factor），VEGF（vascular endothelial growth factor）など各種のchemical mediator放出を介して，線維芽細胞や血管内皮細胞の浸潤・活性を

促進し，増殖期に移行する．

c. 増殖期

　受傷後おおよそ3日目ころより始まる（図4d）．炎症細胞が放出する各種chemical mediatorの刺激によって，線維芽細胞がcollageやfibronectinなどの糖蛋白質や多糖類を分泌し，細胞外マトリックスを産生することにより創部が修復されていく．新たに形成された組織には血管内皮細胞が入り込み，組織を栄養するための血管新生が引き起こされて，良好な肉芽組織が形成される．正常の真皮はⅠ型コラーゲンを多く含んでいるが，この肉芽組織ではⅢ型コラーゲンが多く含まれている．この肉芽組織のなかには，通常の線維芽細胞のほかに，平滑筋細胞の特徴も有した筋線維芽細胞があり，創の収縮を引き起こすことにより創の大きさを小さくし，創傷治癒を早める効果を有している．

d. 上皮化

　a．～c．の一連の反応と並行して創縁からは表皮角化細胞の分裂・増殖・遊走が生じ，肉芽組織上を表皮角化細胞が被覆することにより上皮化が起こる．創縁からの表皮角化細胞の遊走による上皮化は，創縁よりせいぜい1～2cmが限界である．大きな創傷は時間をかけて収縮と上皮化によって治癒していくが，これらには限界があり，完全治癒には皮膚移植や皮弁を用いた再建が必要になる．上皮化直後の上皮にはまだ基底膜が形成されていないため，軽度の物理的刺激により裂けてしまう場合もあるが，上皮化完了後に徐々に基底膜が形成されて頑丈な上皮を形成することになる．

5　一次治癒と二次治癒の関係

　一次治癒は，縫合処置を行うことにより，上記のa．～d．の過程が速やかに進行する創傷治癒の形態である．縫合処置を行っても，炎症と肉芽形成がなくなるわけではないので，厳密にいえば一次治癒も二次治癒も創傷治癒過程としては同じである．また，創縫合を行っても，創縁が合ってなければ，炎症と肉芽形成が多くなり，治癒までに時間が必要になるため，二次治癒ということになる．痂皮を生じて治癒した場合も，二次治癒相当である．

文献

1) Ito M, et al. Stem cells in the hair follicle bulge contribute to wound repair but not to homeostasis of the epidermis. Nat Med 11：1351-1354, 2005

1．創傷治癒の原理
2）創傷治癒の必須条件

　創傷治癒の必須条件は，当然のことではあるが，「創傷部に適切な血流がある」ことである．創傷治癒に必要な酸素，微量元素を含めた栄養，創傷治癒に関与する細胞やchemical mediatorなどは，創傷部に適切な血流があってはじめて揃い，chemical mediatorを介した細胞群の創傷治癒ネットワークが有効に作用するようになる．つまり，創傷部への血流が妨げられる病態はすべて，創傷治癒を妨げる原因となる．また，このネットワークのどこかがうまく働かない要因があっても，創傷治癒が遅延する原因になる．創傷治癒を妨げる因子には全身的なものと局所的なものがあるが，それぞれ分けて代表的なものを以下に述べる．

1 創傷治癒を妨げる全身的な因子

a．低栄養・低蛋白血症

　普通の食生活が行われていれば，ほとんど問題になることはないが，基礎疾患がある場合に，しばしば創傷治癒遅延の原因になる．また，褥瘡など大きな創があると蛋白質の持続的漏出が生じて低栄養状態が改善されにくいので，さらに創傷治癒が悪くなるという悪循環に陥る．ほかに重篤な基礎疾患がある場合，褥瘡は軽視されがちであるが，原疾患の経過に大きな悪影響を与えうるため，褥瘡を生じた場合は，疾患の治療を妨げる要因として重視するべきであることを強調しておきたい．

b．低酸素状態

　創傷部は非創傷部に比べて数倍の酸素が必要とされる．肺炎などの全身的に低酸素血症を起こす疾患で創傷治癒は遅延する．高気圧酸素療法は創傷治癒の改善に有用である．

c．ビタミン，微量元素の欠乏

　ビタミンA，C，亜鉛，銅などの欠乏は，蛋白質の代謝や炎症反応に負の影響を与えることによって創傷治癒に悪影響を及ぼす．

d．各種の疾患

　種々の免疫抑制状態，担癌状態，先天性代謝疾患，尿毒症，肝硬変など，重篤な疾患は創傷治癒遅延の原因となりうる．特に糖尿病は有病率が高く，創傷治癒に悪影響を与える最も代表的な疾患として重要である．末梢動脈疾患，神経障害，免疫異常などを合併することが多く，その

他，成長因子産生，血管新生反応，マクロファージ機能など非常に多くの異常があると報告されている[1]．

e. ステロイドの長期投与

膠原病などの患者でステロイドが長期投与されると，炎症と増殖（コラーゲン産生，上皮化など）を抑制するため，創傷治癒を遅延させる．

2 創傷治癒を妨げる局所的な因子

代表的な因子として以下のようなものが挙げられるが，特に「f. 不適切な手術手技」は医原性の創傷治癒遅延とも言えるので，注意が必要である．

a. 末梢循環障害

末梢動脈疾患では，血流と酸素供給の減少，老廃物の除去障害などにより創傷治癒の遷延をきたす．下肢の創では，治癒が可能かどうかの予測や下肢切断部位判定には皮膚灌流圧（SPP）と経皮酸素分圧（$TcPO_2$）測定が行われる．報告により幅があるが，仰臥位のSPPと$TcPO_2$が40mmHg以上であれば治癒するための血流が保たれていて，20mmHg以下であれば，治癒するための血流が不十分とされている[2]．慢性静脈不全では下肢静脈交通枝の弁不全などにより深部静脈血が浅在静脈に逆流し，静脈圧が上がることで創傷治癒を遅延させる．その他，持続的な外力は血管を虚脱させるため，褥瘡は創傷治癒遅延をきたす．

b. 創感染

皮膚のバリアが欠損している創部では，外部から細菌の侵入を受けやすくなる．皮下に細菌が侵入しても，通常は免疫機序により制御されるが，細菌数が多かったり，免疫機序が働きにくい何らかの状態で存在すると，細菌は制御されずに感染が成立する．いったん感染が生じると，創部では細菌の蛋白質分解作用により肉芽も分解されるほか，酸素分圧も低下する．炎症と浮腫が長引き，炎症期から増殖期への移行が妨げられ，血管新生や上皮化も遅延する．

c. 壊死組織・異物（含人工臓器）の存在

組織が壊死すると，当然のことながら，創傷治癒機転は働かなくなる．さらに，壊死組織には血流がなく免疫機序が働かないため，細菌の感染巣になることにより周囲組織の創傷治癒を妨げる．壊死組織は微小であれば好中球やマクロファージにより貪食されるが，大きなものや感染を伴った場合は物理的なデブリードマンが必要となる．

異物や人工臓器（人工骨，人工血管，人工関節など）は，それ自体に血流はなくても，周囲を血流の豊富な組織で覆うことにより感染から免れて人体内で機能させることができる．しかし，

いったん人工臓器周囲に感染が成立すると，血流のない人工臓器の周辺では免疫機序が働きにくく，感染制御が難しくなる．特に感染が遷延した場合は人工臓器の表面にバイオフィルム（53頁参照）が形成されることにより抗生剤などによる感染の克服は困難になる．

異物のなかでも縫合糸はしばしば創傷治癒遅延の原因になり，感染を生じると縫合糸膿瘍という炎症が持続した状態になる．図1は下腹部手術創で縫合糸膿瘍を形成して創傷治癒遅延となり，創哆開を生じた例である．創哆開の原因が縫合糸による感染巣であるため，創を単純に縫い直しても治癒せず，縫合糸の除去を含めたデブリードマンが必要である．一般的に，モノフィラメント糸のほうが撚糸より縫合糸膿瘍を形成しにくい．

d. 慢性創傷

治癒機転が停止した創で，炎症期から増殖期への移行障害が認められるが，その病態の詳細については，他項で述べられているのでそちらを参照されたい（Ⅰ章-B-3参照）．

e. 放射線治療後

大量の放射線照射を受けた部位では創傷治癒が遅延する．照射の原因として，従来は悪性腫瘍に対する放射線治療が多かったが，近年，interventional radiology（IVR）も増加してきている．放射線障害には急性障害と慢性障害があるが，創傷治癒において特に問題になるのは後者である．照射後数ヵ月〜数年で影響が明らかになり，局所細胞の活性の低下，皮膚・皮下組織が委縮・線維化による血流障害が生じる．創傷治癒に対する影響は極めて大きく，いったん潰瘍化すると保存的治療による治癒はほとんど期待できないので，外科的治療が選択される．潰瘍が深部

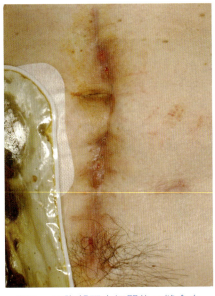

図1　下腹部正中切開後の縫合糸膿瘍による創傷治癒遅延

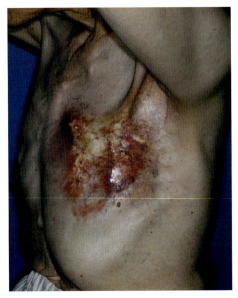

図2　左胸部の放射線照射後潰瘍

に及んで骨壊死や骨髄炎をきたすこともまれではない．創傷部位を十分にデブリードマンし，血行のよい組織で再建するのが原則である．再建には，照射範囲外に作製された有茎（筋）皮弁，遊離（筋）皮弁が用いられる．図2は70歳代女性で，乳癌手術後に放射線治療を受け，癌は治癒したが，30年後に胸部の照射部に潰瘍が生じてきた例である．軟膏による保存的治療に抵抗性であったため当科を受診した．デブリードマンを行い，照射野外の遊離前外側大腿皮弁を採取し再建を行った．

f. 不適切な手術手技

不適切な手術手技による創傷治癒遅延は医原性として重要である．創傷治癒遅延の要因となりうるものについては，十分に注意して手術に臨む必要がある．

1）消毒

組織の消毒の適否については，慢性創傷と急性創傷，その他の状況で異なるというのが現在では多数の見解であるが，新鮮創の消毒に関しては，消毒薬の細胞毒性のマイナス面が大きく，創傷治癒を妨げる方向に働く．

2）術中の不適切な組織の扱い

術中に皮膚・脂肪層にかけた筋鉤の圧が強すぎると，創辺縁の挫滅から創傷治癒遅延を招きやすい．脂肪層の圧挫は，脂肪壊死から脂肪融解を招き，術後に皮下の死腔形成を生じる原因となる．

3）不適切な手術創閉創や皮膚縫合処置

手術創の閉創時に，脂肪層の死腔形成を防止するために脂肪層縫合を行うことが多いが，脂肪層縫合の締め過ぎは，脂肪層の血流不全から局所の血流不全を招き，脂肪壊死，脂肪融解から死腔形成や縫合糸膿瘍の原因となりうる．また，皮膚縫合の締め過ぎも皮膚の血流不全から創傷治癒遅延を引き起こす．術後の腫れにより，いっそうの局所循環障害を招くことも念頭に置いて，締め過ぎ・縫い過ぎを回避しながら閉創・縫合処置を行うべきである．

文献

1) Brem H, Tomic-Canic M. Cellular and molecular basis of wound healing in diabetes. J Clin Invest 117：1219-1222, 2007
2) 井上芳徳, 岩井武尚. 経皮的酸素分圧. 脈管学 45：299-304, 2005

1. 創傷治癒の原理
3）瘢痕の成熟過程

　創傷において，出血・凝固期，炎症期，増殖（修復）期を経て上皮化が完了すると，ひとまず"キズは治った"状態になる．そのあとには，肉芽組織が少しずつ分解され，支持性と抗張力を持った成熟した瘢痕組織に再構成されていく．この過程を創傷治癒の成熟期と呼ぶ．ヒトでは通常，上皮化終了後6ヵ月ほどで成熟した瘢痕組織となるが，個人差や部位による違いもあり，2〜3年を要することもある．

1 瘢痕の成熟過程（成熟期）

　成熟期には，肉芽・瘢痕組織を構成する細胞外マトリックス成分のリモデリングが行われる．創傷治癒の初期には，Ⅲ型コラーゲン，プロテオグリカン，フィブロネクチン，ヒアルロン酸などが結合して，細胞外マトリックスとして組織の骨格構造形成に重要な役割を果たしたが，成熟期には，これらは減少し，強度の弱いⅢ型コラーゲンは強いⅠ型コラーゲンへと置き換わっていく．この変換にはmatrix metalloproteinases（MMPs）が関与している．コラーゲンは架橋結合により重合し，線維が太くなり瘢痕の支持性と抗張力が増していく．また，瘢痕が成熟するに従って，血管内皮細胞，線維芽細胞などの細胞成分は減少していく．この時期に，上皮化が完了しなかったり炎症が遷延したりすると，線維芽細胞の活動性の高い状態が持続するため，過剰なコラーゲンが生成され続け，肥厚性瘢痕の原因となりうる．肥厚性瘢痕・ケロイドについては他項

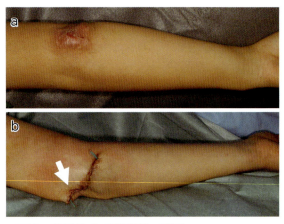

図1　初診時＆手術直後の所見
　a：初診時の所見で，肘部伸側の肥厚性瘢痕と難治性潰瘍．
　b：肥厚性瘢痕と難治性潰瘍を切除・縫合した直後の所見．肘関節屈曲位では，創縁にかなりの緊張がかかる状態であった．一部，しわと垂直に近い方向の縫合線になった（矢印）．

で詳細が述べられている（IV章）．肥厚性瘢痕を生じた場合でも，年余にかけて瘢痕は成熟し，最終的には成熟した瘢痕組織になるが，瘢痕形成の中心となるのは膠原線維であるため弾性線維は認められず，毛包，皮脂腺，汗腺などの皮膚付属器も認められない．そのため，瘢痕部は，乾燥して弾性に乏しい性状を示す．

2 瘢痕成熟過程の臨床例

　症例は20歳代女性で，肘部化学熱傷後に，肘部伸側に肥厚性瘢痕と難治性の再発性潰瘍を主訴にして受診してきた．上腕と前腕にそれぞれ1つずつのティッシュ・エキスパンダーを挿入し，外来で拡張後に，肥厚性瘢痕と潰瘍部を切除縫合した．できるだけ肘のしわの方向に縫合することを試みたが，正常皮膚組織をできるだけ温存するために，一部皺と垂直に近い方向の縫合線にならざるを得なかった（図1）．以降，完全に瘢痕が成熟した術後3年1ヵ月までの所見を提示す

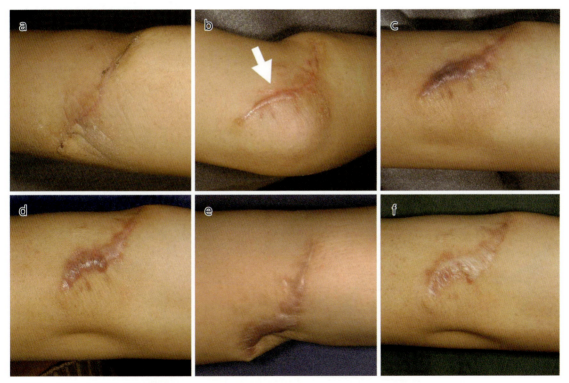

図2　術後の瘢痕成熟経過
　a：術後1ヵ月．創傷は一次治癒し，ほぼ1本線の細い瘢痕．
　b：術後2ヵ月半の所見（肘関節をやや屈曲した状態の写真）．しわと垂直に近い縫合線になった部位の瘢痕が，やや肥厚してきた（矢印）．
　c：術後7ヵ月．しわと垂直に近い縫合線になった部位が赤く肥厚性瘢痕になったが，しわに平行に近い部位はほとんど肥厚性になっていない．
　d：術後11ヵ月．肥厚性部の色合いがやや薄くなり，肥厚性傾向の峠が過ぎたことをうかがわせる．
　e：術後1年4ヵ月．しわと垂直に近い縫合線になった部位の肥厚性瘢痕は，やや成熟してきた．しわに平行に近い部位はほぼ成熟した瘢痕になった．
　f：術後3年1ヵ月．瘢痕全体が成熟瘢痕になった．いったん肥厚性瘢痕になった部位は，幅の広い瘢痕となっている．弾性線維も皮膚付属器もないため，弾性がなく，かさかさして乾いた性状になっている．

る(図2).縫合線がしわと垂直に近い方向になった部位を中心に,いったんは肥厚性瘢痕になったが,3年後には成熟した瘢痕になった.手術終了直後には,創縁は著しい緊張であったにもかかわらず,しわに平行に近い縫合線となった部位では,比較的肥厚性にはならずに早期に成熟していく所見がみられた.

2. 急性創傷の治癒過程
1) 分層皮膚欠損創の治癒過程

1 分層皮膚欠損創とは

　皮膚が損傷を受けた場合，表皮までの皮膚損傷をびらんと呼び，真皮以下の組織に達する損傷を皮膚潰瘍と呼ぶ．さらに，皮膚潰瘍のうち真皮内にとどまり真皮成分が残存するものを分層皮膚欠損創，皮下組織（およびそれより深い層）に達し真皮成分をすべて損失しているものを全層皮膚欠損創と呼ぶ(図1)．
　分層皮膚欠損創が生じる具体的な状況として，擦過傷，Ⅱ度の熱傷，真皮までの褥瘡，分層植皮手術における採皮創などがあげられる．

2 分層皮膚欠損創と全層皮膚欠損創の違い

a. 治癒までの期間

　分層皮膚欠損創と全層皮膚欠損創とでは治癒過程が大きく異なるため，臨床的に明確な区別が必要である．分層皮膚欠損創は全層皮膚欠損創と比較して圧倒的に速やかに治癒する．これは，後述するように，分層皮膚欠損創においては皮膚に存在する上皮系・間葉系の幹細胞が残存し，創傷治癒過程でこれらから増殖・分化した細胞が組織の修復に寄与するためである．また，真皮の細胞外マトリックス構造の一部が維持されることも速やかな上皮化に寄与すると考えられる．
　全層皮膚欠損創の場合には治癒までに長期間を要する場合が多く，また治癒後も脆弱な上皮が形成されるのみで，軽微な外傷によってしばしば潰瘍が再発する．潰瘍の面積が大きい場合に

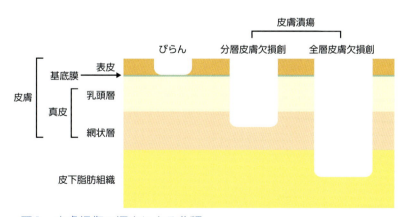

図1　皮膚損傷の深さによる分類
　表皮までの皮膚損傷をびらんと呼び，真皮以下の組織に達する損傷を皮膚潰瘍と呼ぶ．皮膚潰瘍は真皮成分が残存する分層皮膚欠損創と，真皮成分をすべて損失する全層皮膚欠損創に分けられる．

は，数年間以上治癒しないまま経過することもある．したがって，大きな全層皮膚欠損創の治療には植皮や皮弁など何らかの外科的治療が必要となることが多い．

b. 瘢痕形成の程度

治癒後の瘢痕形成，つまり傷あとの目立つ程度に関しては，一般的に分層皮膚欠損創の方が全層皮膚欠損創と比較すると軽度である．ただし，分層皮膚欠損創でも欠損の深さによって瘢痕形成の程度は異なると考えられている．すなわち，ある一定の深さ（およそ200〜250μm）より浅い創では瘢痕がほとんど形成されず皮膚付属器や表皮紋理も含めて再生するが，それより深い創ではしばしば肥厚性瘢痕となり，治癒後には皮膚付属器を欠いた瘢痕組織に置換され「傷あと」として残ることとなる．

瘢痕が形成されるか否かがどのようなメカニズムで決定されるのか，詳細は不明であるが，後述する皮膚の幹細胞の局在，真皮乳頭層と真皮網状層の線維芽細胞の性質の違いなどが関与していると考えられる．

3 皮膚の幹細胞の局在

分層皮膚欠損創の治癒過程を考える際には，皮膚各所に存在する幹細胞について知っておく必要がある．

a. 毛包幹細胞

毛包（hair follicle）は胎生後期に表皮の上皮系細胞と真皮の間葉系細胞が相互作用する結果，上皮系細胞が深部へ嵌入して形成され，終生にわたり独自に成長と退縮を繰り返す特殊な器官である．立毛筋が毛包に付着する部は組織学的に膨隆しており毛包膨大部（bulge）と呼ばれるが，ここに休止状態の幹細胞が存在することがCotsarelisらによって示された（図2）[1]．その後，毛包膨大部の幹細胞から実際にすべての毛包成分が再生可能であることが示され[2]，その重要性が広く認識されるようになった．以後，毛包には種々の段階の多様な幹細胞群が存在することがわかりつつあるが，互いの階層性や移行性についての詳細は厳密には解明されていないのが現状である．

毛包膨大部の幹細胞は，平常時には表皮の恒常性維持に関与しないものの，皮膚損傷に伴って毛包から創部へ移動し，創傷治癒に寄与することがマウスの実験で示されている[3]．また，いったんこうして表皮に移動した毛包幹細胞由来の上皮細胞は，長期にわたって表皮に滞在することがわかっている[4]．

b. 表皮幹細胞

毛包と毛包の間の表皮は毛包間表皮（interfollicular epidermis：IFE）と呼ばれ，マウスなどと比較してヒトでは頭皮以外では毛包間表皮の占める割合が高い．表皮は深層より基底層，有棘

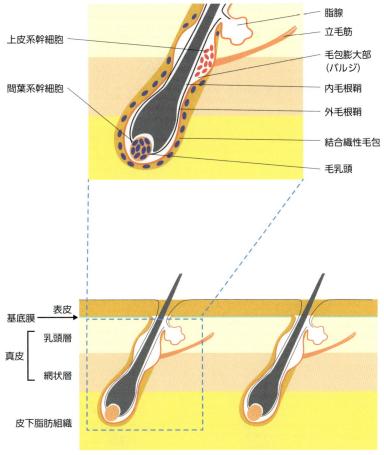

図2 毛包の幹細胞
立毛筋が付着する毛包膨大部（bulge）には毛包幹細胞が存在する．皮膚に存在する間葉系幹細胞であるSKPsは毛乳頭や結合織性毛包に由来する．

層，顆粒層，角質層に大きく分類される．基底膜に接する表皮基底層に幹細胞が存在し，これが分裂後に生じる細胞が次第に分化して浅層へ押し上げられ，やがて角質となって脱落する（図3）[5]．

c. 間葉系幹細胞

毛包の発生や毛周期においては間葉系細胞由来のシグナル伝達が必須であり，また皮膚以外の複数の臓器において幹細胞nicheの形成に間葉系細胞が重要な役割を果たすことが知られている．つまり，組織の恒常性を維持するためには上皮-間葉相互作用が必須であり，皮膚や毛包も例外ではない．

2001年，Tomaら[6]は，神経幹細胞の培養方法（neurosphere法）を応用して，皮膚由来の幹細胞を分離し，SKPs（skin-derived precursors）と名づけた．分離した細胞はニューロン，グリア，平滑筋，脂肪などへの分化能を持ち，その由来は毛乳頭であると報告されたが[7]，後に毛包を取り巻く間葉系組織である結合織性毛包（dermal sheath）にもSKPsが存在することが示された[8]．

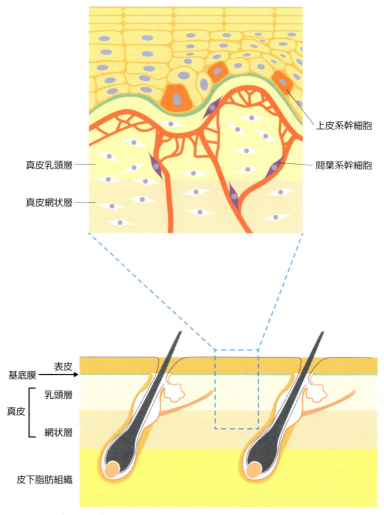

図3 毛包間皮膚の幹細胞
毛包間表皮の幹細胞は，基底膜に付着する表皮基底層に存在する．毛包間皮膚において，真皮乳頭層の血管周囲には皮膚由来の間葉系幹細胞であるSKPsが存在すると考えられている．

（図2）．創傷治癒過程において，毛乳頭細胞は皮膚の修復に関与しないものの，結合織性毛包の細胞は真皮の修復に寄与すると考えられている．

さらに，ヒトの陰茎包皮など毛包が存在しない皮膚からもSKPsが分離可能であることから，毛包以外にも皮膚の間葉系幹細胞が存在すると考えられていたが，近年，真皮乳頭層の血管周囲にSKPsとして分離可能な間葉系幹細胞が存在することが報告された[9]（図3）．

分層皮膚欠損創の創傷治癒過程においては，創部近傍の真皮乳頭層や結合織性毛包に存在する間葉系の幹細胞が増殖・遊走し，上皮と相互作用することによって皮膚付属器や真皮の再生，上皮化に寄与すると考えられる．

d. 真皮乳頭層と真皮網状層の違い

　同じく真皮に存在する線維芽細胞でも，真皮乳頭層と真皮網状層とでは線維芽細胞の性質に違いがあるといわれる[10]．これらは発生学的にも由来を異にしているが，創傷治癒においては，浅層に位置する真皮乳頭層の線維芽細胞は毛包の再生に必須であり，毛乳頭や立毛筋の再生にも寄与するのに対して，深層に位置する真皮網状層の線維芽細胞は主に細胞外マトリックスの産生，瘢痕形成に寄与する．全層皮膚欠損創の創傷治癒過程においては，初期には深層の線維芽細胞のみが反応して瘢痕形成に寄与し，浅層の細胞は後半の上皮化の過程でのみ働いて，皮膚付属器の再生に寄与すると報告されている[10]．これらの知見は，分層皮膚欠損創でも，ある一定の深さ以内の創であれば瘢痕がほとんど形成されないのに対し，一定の深さ以上の創では瘢痕を残して修復されるという，臨床上しばしば経験する現象を反映している可能性があり興味深い．

4 深達度ごとの創傷治癒過程

a. びらん（表皮基底層までの欠損創）

　表皮のみが欠損するびらんでは，主に創部とその周囲の表皮基底層に存在する表皮幹細胞，毛包幹細胞によって表皮が再生される．
　真皮の損傷はないため瘢痕形成はほとんど認められない（図4）．

b. 真皮乳頭層までの皮膚欠損創

　真皮乳頭層までの皮膚欠損創では，創底部にbulge領域の毛包幹細胞が大部分残存しているため，そこから速やかに上皮化が進行する．
　また，主に真皮乳頭層の線維芽細胞が治癒に関与し，網状層の線維芽細胞は関与しない．前述のとおり，乳頭層の線維芽細胞は皮膚付属器の再生と上皮化に寄与するが，網状層の線維芽細胞は瘢痕形成に寄与すると報告されている[10]．したがって，真皮乳頭層までの皮膚損傷では，粗大な瘢痕形成がなく，皮膚付属器の再生を伴う治癒が可能となる（図4）．
　さらに，SKPsの由来とされる真皮乳頭層と結合織性毛包が多く残存することも皮膚の再生に有利に働くと考えられる．

c. 真皮網状層までの皮膚欠損創

　真皮網状層までの皮膚欠損創で，毛包のbulge領域の幹細胞が失われてしまう場合には，毛包からの上皮化が少なく治癒が比較的緩慢となる．また，真皮網状層の線維芽細胞が主に創傷治癒に関与するため，細胞外マトリックスの産生とその後の瘢痕形成が顕著となり，場合によっては肥厚性瘢痕が形成される．真皮乳頭層や結合織性毛包に存在するSKPsの多くが失われてしまうことも皮膚付属器の再生に不利に働く（図4）．
　熱傷や分層植皮の採皮創において，一定の深度以上になると瘢痕形成が認められるようになる

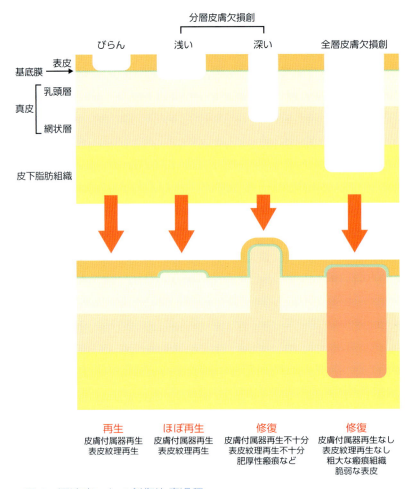

図4 深達度ごとの創傷治癒過程
表皮のみの損傷であるびらんでは瘢痕が形成されず皮膚が再生する．分層皮膚欠損創でも深達度によって治癒結果が大きく異なる．

のは，このように線維芽細胞の性質と再生に寄与する幹細胞の局在が関与していると考えられる．

d. 皮下組織に達する皮膚欠損創（全層欠損創）

全層皮膚欠損創では創内のすべての皮膚成分が欠損するため，治癒過程が大きく異なる．これについての詳細は次項で述べられている．

文献

1) Cotsarelis G, et al. Label-retaining cells reside in the bulge area of pilosebaceous unit：implications for follicular stem cells, hair cycle, and skin carcinogenesis. Cell **61**：1329-1337, 1990
2) Oshima H, et al. Morphogenesis and renewal of hair follicles from adult multipotent stem cells. Cell **104**：233-245, 2001
3) Ito M, et al. Stem cells in the hair follicle bulge contribute to wound repair but not to homeostasis of the epidermis. Nat Med **11**：1351-1354, 2005

4) Levy V, et al. Epidermal stem cells arise from the hair follicle after wounding. FASEB J **21**：1358-1366, 2007
5) Potten CS, et al. Epithelial stem cells in vivo. J Cell Sci Suppl **10**：45-62, 1988
6) Toma JG, et al. Isolation of multipotent adult stem cells from the dermmis of mammalian skin. Nat Cell Biol **3**：778-784, 2001
7) Fernandes KJ, et al. A dermal niche for multipotent adult skin-derived precursor cells. Nat Cell Biol **6**：1082-1093, 2004
8) Rahmani W, et al. Hair follicle dermal stem cells regenerate the dermal sheath, repopulate the dermal papilla, and modulate hair type. Dev Cell **31**：543-558, 2014
9) Ruetze M, et al. A novel niche for skin derived precursors in non-follicular skin. J Invest Dermatol **69**：132-139, 2013
10) Driskell RR, et al. Distinct fibroblast lineages determine dermal architecture in skin development and repair. Nature **504**：277-281, 2013

2. 急性創傷の治癒過程
2) 全層皮膚欠損創の治癒過程

1 全層皮膚欠損創とは

　全層皮膚欠損創とは，創部のすべての皮膚成分が損傷され失われた状態である．皮下脂肪組織，あるいはそれより深い層に達する損傷で，しばしば筋肉や腱，骨膜組織などの露出を伴う．
　全層皮膚欠損創が生じる状況としては，3度熱傷，皮下組織以上に達する褥瘡，虚血性の潰瘍，静脈うっ滞性潰瘍，膠原病に伴う潰瘍，皮下血腫後の潰瘍など非常に多岐にわたり，外科・形成外科領域では分層皮膚欠損創よりも遭遇する機会は多い．表皮・真皮成分が欠損するため，創底部からの上皮化は期待できず，治癒までに長期間を要する．まずは肉芽組織によって欠損が補塡され，表皮の遊走の足場となる線維性組織が形成されてはじめて上皮化が開始される．しかし，治癒が遷延して肉芽組織が形成されず，難治性の慢性潰瘍となることも多く，いったん上皮化しても表皮が脆弱で潰瘍が再発しやすい．また，上皮化したあとの瘢痕は，皮膚付属器や表皮紋理を欠き，目立つものとなる．

2 全層皮膚欠損創の治癒過程

a. 肉芽組織の形成

　肉芽組織は，コラーゲン，フィブロネクチン，ヒアルロン酸などの細胞外マトリックスと，そのなかに密に集積したマクロファージ，線維芽細胞，血管などによって構成される[1]．

1) 肉芽組織の線維芽細胞の由来

　肉芽組織の細胞外マトリックスは主に線維芽細胞によって産生されるが，この線維芽細胞がどこから来るのか，その由来については諸説がある．血管周囲組織由来とするもの[2]，脂肪の線維性組織由来とするもの[2]，循環血液中の間葉系細胞（fibrocyte）由来とするもの[3]などが報告されている．実際は，由来を異にした種々の線維芽細胞の不均一な集団によって肉芽が形成されると考えるのが自然である．後述する筋線維芽細胞への分化の割合，細胞外マトリックスの産生能，創収縮の程度などは身体部位や創の状態によって大きく異なるが，これは肉芽組織を構成する線維芽細胞の由来の違いを反映している可能性がある．

2) 細胞外マトリックスの構成

　フィブリン塊や初期の肉芽組織はフィブロネクチンに富んでいるが，続いて線維芽細胞によってグリコサミノグリカン，プロテオグリカンなどが産生されるようになる．肉芽組織のコラーゲンのうち，Ⅲ型コラーゲンの占める割合は約30％であるが，成熟瘢痕になると10％程度に減少する．一時的に強度の弱いⅢ型コラーゲンが多く合成される理由は明らかではないが，組織の硬度を下げて創傷治癒に必要な細胞の移動や物質の拡散を容易にしている可能性がある．また，胎生期の皮膚には同様にⅢ型コラーゲンが豊富に含まれるが，創傷刺激に伴って一過性に胎生期に

似た環境が形成されると推測することもできる．細胞外マトリックスの再構築にはMMPs（matrix metalloproteinases）をはじめとする蛋白分解酵素が深く関与している．

3）筋線維芽細胞への分化

　筋線維芽細胞（myofibroblast）は，創を収縮させる細胞としてGabbianiらによって最初に報告された[4]．線維芽細胞が筋線維芽細胞へ分化すると αSMA（α-smooth muscle actin）を発現するようになり，ストレスファイバーを介して組織を収縮させる機能を獲得する．筋線維芽細胞への分化は，細胞外マトリックスの性状やTGF-β（transforming growth factor-beta）などのサイトカインによって調節されると考えられている．創傷治癒過程の進行に伴って細胞外マトリックスは硬くなるが，これによって筋線維芽細胞の分化が促進される．また，平常時は組織の細胞外マトリックスに潜在型として係留されているTGF-βは，好中球由来のセリンプロテアーゼをはじめとする蛋白分解酵素によってプロセッシングを受けると活性型となり，種々の生理活性を発揮する．このTGF-βによって筋線維芽細胞への分化が促進される[5]．

4）創の収縮

　筋線維芽細胞によって肉芽組織が創の中心に向かって収縮すると，創面積が縮小され治癒期間が短縮することとなる．

　一方，収縮して密となった組織は硬い瘢痕組織に置換されるため，それ以降の細胞の侵入とリモデリングによる組織の修復が制限され，周囲の正常組織とは異質な瘢痕が残存する原因となる．また，関節部位などで創が収縮して治癒すると瘢痕拘縮による機能障害が生じる．

　このように，肉芽組織中の筋線維芽細胞による創の収縮は，治癒期間を短縮させるという大きな利点がある一方で，組織の再生や瘢痕形成の点からは不利に働く．

5）肉芽組織の性状

　創部の肉芽組織は階層性の構造をなすと報告されている[6]（図1）．最下層の「線維芽細胞層（fibroblast layer）」は主に線維芽細胞，筋線維芽細胞によって構成され，炎症細胞は血管内に存

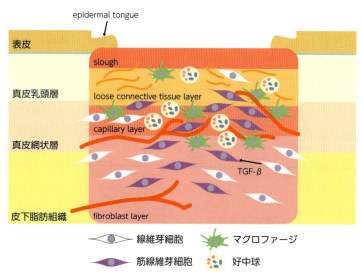

図1　肉芽組織の構成
　　肉芽組織は層構造をなしており，capillary layerに最も多くの毛細血管と細胞が存在する．

在する．毛細血管は認めるが数は少なく，また未熟な血管が多い．この層は肉芽の下半部を占める．その上の「毛細血管層（capillary layer）」は密な毛細血管と浸潤した炎症細胞，線維芽細胞によって構成され，最も細胞密度が高い層であり，肉芽の厚みの約4分の1を占める．その上層は疎性結合組織層（loose connective tissue layer）」だが，これは血管を欠き，疎な結合組織中に種々の細胞がまばらに存在している層である．最外層は痂皮（slough）によって覆われ，フィブリンと死細胞（主に炎症細胞）の残骸より成る．

　このうち毛細血管層は組織の血流と細胞の供給を担保すると考えられる．通常の肉芽組織は肉眼的に表面が細顆粒状，均一であり，鮮紅色の外観を呈する（図2）．一方，色調が淡く浮腫状で，過度に湿潤していたり，不均一に弁状や茸状に隆起したりする肉芽は「不良肉芽」（図3）と呼ばれる．こうした肉芽では上記のような階層性が失われており[6]，保存的に上皮化が期待できないため切除することが推奨される．

b. 上皮化

　全層皮膚欠損創の場合には皮膚成分がすべて失われているため，上皮化は創縁のみから進行する．創底部に脂肪組織が露出している場合，脂肪組織上へ直接上皮化が起こることはなく，いったん肉芽組織が形成されてはじめて上皮化が進行する．これに対して，創縁表皮の増殖は比較的早期から開始されるため，創底部の肉芽組織形成が十分でない場合には，増殖した表皮が行き場を失って創縁が肥厚することとなる．

　上皮化の過程においては，創縁から肥厚した表皮が創内へ進展した「epidermal tongue」と呼ばれる構造が観察される．

　皮膚損傷のシグナルを受け取った表皮は，表皮活性化の指標であるケラチン6,16,17などを発現するようになる[7]．また，創内へ移動する表皮細胞においては，デスモソームが減少し，細胞同士の結合が比較的疎な状態となる[8]．

　epidermal tongueを構成する細胞の由来や表皮の増殖・移動の様式についてはいくつかのモデルが提唱されている．まず，"leap-frog（馬跳び）"あるいは"rolling"モデルと呼ばれるものは，基底細胞の浅層（基底上層）の表皮細胞が活性化・脱分化し，創縁に位置する基底細胞を乗

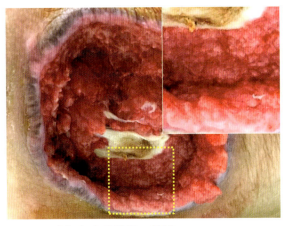

図2　良好な肉芽組織の外観

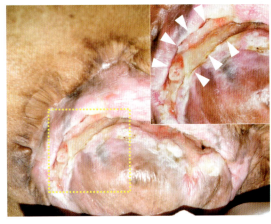

図3　不良肉芽の外観

り越えて順次創内へ移動しepidermal tongueを形成するというものである[9]．基底細胞は基底膜と接着したままほぼ移動しないとされる．一方，"tractor-tread"あるいは"sliding"モデルは，創縁の表皮が層構造と細胞間接着を保ったまま一塊として創内へ押し出されることによってepidermal tongueが形成されるとするものである．しかし，創縁近傍の細胞において細胞間結合の状態が変化するという所見が観察され，これが本モデルの反証として語られることが多い．また，最近Safferlingらは培養皮膚創傷治癒モデルを用いた詳細な研究をもとに，"extending shield mechanism"を提唱している[10]．それによれば，創縁に接する基底細胞層の表皮が細胞同士の結合を緩め，比較的弱い結合を保ちつつ進展してepidermal tongueを形成する．時間経過とともに進展した後続の基底細胞が先行する細胞を押し上げて重層化するというモデルである．

いずれのモデルがヒト生体内の現象を最もうまく反映しているのかについてはさらなる議論が必要である．いずれにせよ，皮膚損傷に伴って，何らかの損傷シグナルを受け取った創部周囲数mmの表皮細胞が皮膚損傷後かなり早期から増殖すること，また創縁近傍の基底層に近い表皮細胞が互いの結合状態を変化させて創内へ移動することはほぼ確実だと考えられる．具体的に細胞が感知するシグナルとは何か，またシグナルを受け取った細胞内で起きている変化はどのようなものかについての詳細は不明である．今後，それらを解明することによって創傷治癒の治療が進歩する可能性がある．

進展したepidermal tongueは互いに癒合し，やがて重層化し表皮として分化する．しかし，全層皮膚欠損創では真皮成分がほとんど再生されないため，修復された表皮はその足場との結合が不十分であり，軽微な外力で容易に剝離し潰瘍が再発することがある．また，皮膚の弾力がなく，毛包や汗腺などの皮膚付属器を欠いているため機能的にも整容的にも正常皮膚と比較して劣ったものとなる．

c. 組織再構築

上皮化が完了したあとも，数ヵ月〜1年程度の期間をかけて組織再構築が進行し，最終的に成熟瘢痕が形成される．瘢痕の成熟化に伴って，細胞密度の減少，血管の退縮，細胞外マトリックスの分解と置換が起こる．

初期の肉芽組織にはフィブリンやフィブロネクチンが多く含まれるが，その後，線維芽細胞より産生されたグリコサミノグリカン，プロテオグリカンなどが主体となる．これら一時的なマトリックス構造は，のちのコラーゲンを主体とする強固なマトリックス形成の鋳型となる．健常皮膚においては全コラーゲンのうちⅠ型コラーゲンが80〜90％，Ⅲ型コラーゲンが10〜20％を占める．一方，肉芽組織ではⅢ型コラーゲンが約30％を占め，これが成熟瘢痕になると再び約10％に低下する．創傷治癒過程が進行するに従って，当初は創面に平行に走行していた細いコラーゲン線維は，徐々に網目状に組み合わされた太い線維へ変化し，その強度を増していく．創部の抗張力は，損傷後1週間で健常皮膚の3％，3週間で30％，3ヵ月で80％に達するが，最終的に成熟瘢痕になっても100％に達することはない．

文献

1) Clark RAF. Cutaneous tissue repair : basic biologic considerations. I. J Am Acad Dermatol **13** : 701-725, 1985
2) Hadfield G : The tissue of origin of the fibroblasts of granulation tissue. Br J Surg **50** : 870-881, 1963
3) Abe R, et al. Peripheral blood fibrocytes : differentiation pathway and migration to wound sites. J Immunol **166** : 7556-7562, 2001
4) Gabbiani G, et al. Presence of modified fibroblasts in granulation tissue and their possible role in wound contraction. Experientia **27** : 549-550, 1971
5) Desmoulière A, et al. Transforming growth factor-beta 1 induces alpha-smooth muscle actin expression in granulation tissue myofibroblasts and in quiescent and growing cultured fibroblasts. J Cell Biol **122** : 103-111, 1993
6) Butterworth RJ. The histology of human granulation wounds. M. D. Thesis #U053163. University of Leicester, UK 1992
7) Freedberg IM, et al. Keratins and the keratinocyte activation cycle. J Invest Dermatol **116** : 633-640, 2001
8) Krawczyk WS. A pattern of epidermal cell migration during wound healing. J CellBiol **49** : 247-263, 1971
9) Paladini RD, et al. Onset of re-epithelialization after skin injury correlates with a reorganization of keratin filaments in wound edge keratinocytes : defining a potential role for keratin 16. J Cell Biol **132** : 381-397, 1996
10) Safferling K, et al. Wound healing revised : A novel reepithalialization mechanism revealed by in vitro and in silico models. J Cell Biol **203** : 691-709, 2013

2. 急性創傷の治癒過程
3）瘢痕の肥厚と炎症の遷延化

1 肥厚性瘢痕と炎症の遷延化

　肥厚性瘢痕やケロイドはいずれも皮膚の線維増殖性疾患である．同様の創傷であっても，患者によって肥厚性瘢痕になる場合とならない場合があり，また同一患者でも身体部位や創部の状況によって肥厚性瘢痕になる場合とならない場合がある．その詳細な発症メカニズムは明らかでないものの，創傷治癒過程における炎症の程度や持続期間が中心的な役割を果たしていると考えられる．通常の場合，創傷ができるとそこで炎症反応が起こるが，治癒過程が進展して炎症反応が沈静化すると組織再構築を経て成熟した瘢痕組織が形成される．しかし，何らかの原因で炎症が遷延化すると，線維芽細胞の活性化，筋線維芽細胞への分化などを経て過剰な細胞外マトリックスが産生され，腫瘤を形成して肥厚性瘢痕となる．また，遷延する炎症に伴い血管や神経が増生し，かゆみや痛みなどの症状が持続することとなる．部位や人種にもよるが，外科手術後1年の時点で約3割に肥厚性瘢痕を認めるとの報告があり[1]，瘢痕形成が医療に与える影響は甚大である．

　本項では，炎症の遷延化をきたす要因，肥厚性瘢痕やケロイドを生じやすい状況とはどのようなものかについて検討する．

2 炎症期から増殖期への移行

　創傷治癒過程における炎症は，病原体からの防御，異物や壊死組織の除去などに有用である．しかし，炎症反応の程度が強過ぎたり，期間が遷延化したりすると，その後の治癒過程（増殖期）への移行がうまくいかず，結果として創傷が慢性化したり治癒後の瘢痕形成が過剰になったりする．炎症反応が惹起されるメカニズムと比較して，炎症反応が沈静化するメカニズムについては研究が少なく不明な点が多い．創傷が難治性かどうか，あるいはきれいに治るかどうかは，いずれも創傷治癒の炎症期から増殖期への移行がいかにスムーズに進むかに依存するといっても過言ではない．

　好中球とマクロファージの2者は急性期創傷において創部に集積する主な免疫細胞である．好中球は平常時の皮膚にはほとんど存在しないが循環血液中に多数含まれ，皮膚損傷後速やかに創部に集積し，約半日後にピークを迎える．好中球は貪食や蛋白分解酵素の放出によって病原体を殺傷し，組織の清浄化に寄与する（生体防御）が，一方で正常組織を破壊したり，過剰な炎症反応を起こす原因となったりすることがある（生体破壊）．集積した好中球は大部分が創部で死滅し，マクロファージに貪食されたり，痂疲や膿の成分として残存したりする．

　一方，マクロファージは平常時から皮膚に存在し，皮膚損傷に伴って創部へ集積する．また，血液中の単球も創部へ遊走しマクロファージへ分化しこれに加わる．創部のマクロファージの数は皮膚損傷後2〜3日でピークとなるが，以後1〜2ヵ月間，組織再構築期においても通常より多

数のマクロファージが創部にとどまっている．

　組織の損傷に伴って放出される細胞内蛋白質，核酸などはdamage-associated molecular patterns（DAMPs）と呼ばれ，一方，病原体特異的な蛋白質や核酸はpathogen-associated molecular patterns（PAMPs）と呼ばれる．組織損傷や外部からの病原体侵入に伴ってDAMPsやPAMPsが放出されるが，これらはいずれも「danger signal」としてtoll-like receptors（TLRs）をはじめとするpattern-recognition receptors（PRPs）を介してマクロファージや樹状細胞に認識される．DAMPs，PAMPs，ほかの炎症性サイトカイン，NK細胞由来のインターフェロン-γなどを感知したマクロファージは炎症性のM1 subsetに分化し，さらなる炎症反応を惹起する．やがて創傷治癒の進展とともに壊死組織や細菌，好中球が減少すると，マクロファージは組織修復性のM2 subsetに移行し，抗炎症性のサイトカインや増殖因子を産生して組織の修復に寄与するようになる．M2マクロファージへの移行は古典的にはIL-4やIL-13，最近ではIL-10や糖質コルチコイド，プロスタグランジンなどが重要だと考えられている．後述する細菌の感染・定着や反復する力学的刺激，異物や腫瘍の存在などによって炎症が遷延化することの背景のひとつに，マクロファージのM1-M2移行状態が関連していると考えられる．

3 肥厚性瘢痕の発生にかかわる患者要因

　炎症の遷延化と肥厚性瘢痕の発生に関連する患者要因にはどのようなものがあるか，ここで検討する．

a. 遺伝的素因

　ケロイドの発症に家族性があることは以前より経験的に知られ，「ケロイド体質」と呼ばれることがある．文献的にもケロイドには遺伝的素因が強く関与することが報告されている[2]．なかでも，免疫応答に関連するMHC（major histocompatibility complex）遺伝子や線維芽細胞の機能修飾に関連するTGF（transforming growth factor）-β遺伝子との関連を示す報告が散見される．しかし，単一の遺伝子変異とケロイドの発症が強く関連するというものはみつかっておらず，いくつかの遺伝的素因と環境要因が重なり合ってケロイドの発症に至るものと考えられる．

　一方，肥厚性瘢痕に関しては，ケロイドのように明確な連鎖を示す遺伝子は同定されず，遺伝的素因が果たす役割は比較的弱いといえる[3]．

b. 年齢

　年齢に関しては，若年の患者ほど肥厚性瘢痕やケロイドの発症率が高い[1]．特に，11歳から30歳の患者において最も肥厚性瘢痕の頻度が高いとされる[2]．そのメカニズムとしては，年齢とともに創傷に伴う炎症反応が弱くなること，組織の代謝が低下することなどが考えられている．

c. 皮膚の色調

皮膚の色調と肥厚性瘢痕やケロイドの発症が強く関連することはよく知られている．黒色人種においてケロイドの有病率が高いことは広く認識されている．ただし，エビデンスレベルの高い論文でこれを検証した報告は意外にもほとんど認められない．

d. アレルギーの既往

アレルギーの既往と肥厚性瘢痕の発症が関連するとの報告がある[4]．肥厚性瘢痕やケロイドの発症においても過剰な免疫応答や炎症反応の遷延が重要な役割を果たすことが強く示唆されているが，そのメカニズムとしては肥満細胞の増加と炎症性サイトカインの脱顆粒に起因するというもの[4]，表皮のLangerhans細胞の細胞数増加によるとするもの，樹状細胞由来の炎症性サイトカインの産生増加によるものなどが提唱されている．

4 肥厚性瘢痕の発生にかかわる環境要因

次いで，炎症の遷延化と肥厚性瘢痕の発生に関連する環境要因について検討する．

a. 細菌の感染（infection）・定着（colonization）

創傷部位に細菌感染をきたすと治癒後に肥厚性瘢痕の頻度が高くなることはよく知られているが，感染に至らず細菌が定着（colonization）しているだけでも肥厚性瘢痕発生のリスクが高くなることがわかっている．Bakerら[5]は127の熱傷後瘢痕について，肥厚性瘢痕をきたした51病変のうち88％に細菌の定着を認めたのに対して，肥厚性瘢痕とならなかった76病変では27％と有意に低い細菌の定着率であったと報告している．PAMPsを受容した免疫担当細胞が更なる炎症反応を惹起し，肥厚性瘢痕の発生につながると考えられる．細菌感染は上皮化の開始を遅らせることが知られているが，組織の再構築に与える影響についてはよくわかっていない．

b. 力学的張力・身体部位

以前よりケロイドや肥厚性瘢痕は反復する張力などの力学的刺激を加えると増悪・進展することが経験的に知られ，テーピングやシリコンジェルシート，圧迫療法などによってそれを防止する治療が行われてきた．創部へかかる力学的張力が肥厚性瘢痕やケロイドの発症に関連していることは皮膚硬度の測定による研究で示されている[6]．また，日常生活動作でよく動き，皮膚に緊張がかかりやすい身体部位においてはケロイドの発症が多い[7]．近年の研究により，細胞が周囲からの物理的刺激によって機能修飾される分子基盤が次第に明らかになりつつある．細胞が足場とする組織の硬さや密度の違いによって遺伝子発現を変化させること，組織に加わる力学的刺激が細胞表面に存在する特定の分子構造を介して細胞内へシグナル伝達されること（mechanotransductionと呼ばれる）などが明らかとなっている[8]．

c. 化学療法

　化学療法中の患者においては肥厚性瘢痕の発生が少ないことが知られている．抗癌剤は炎症反応を減弱し，また細胞増殖を抑制，さらにコラーゲンをはじめとする蛋白合成を阻害することによって，創傷治癒の炎症期および増殖期の組織活性を低下させると考えられる．Leeら[8]は，腹直筋皮弁（TRAM：transverse rectus abdominis musculocutaneous flap）による乳房再建を行った乳癌患者について，術後化学療法を行った群と行わなかった群とで皮弁採取部位における肥厚性瘢痕の発生率を比較している．それによれば，化学療法施行群では3.8％（20/530例）に肥厚性瘢痕が発生したのに対して，未施行群では18.6％（75/404例）と有意に発生率が高かった．ただし，悪性腫瘍患者においては免疫能の低下，栄養不良，放射線治療の影響など創傷治癒に与える影響は複合的であり，化学療法自体の影響を純粋に評価することは困難なことが多い．

d. 喫煙

　喫煙者においては肥厚性瘢痕の発生頻度が少ない[1]．ニコチンは単球の遊走やマクロファージの増殖を抑制し，好中球数は増加させるものの創部への集積は遅らせる．これらの機序で創部における炎症反応が減弱するものと考えられる．また，コラーゲンの産生も減少することが報告されている[9]．喫煙者においては成熟したⅠ型コラーゲンの沈着と架橋形成が減少するため，結果として創部の抗張力が少なくなる．喫煙によって上皮化や組織再構築の活性も減弱するものの，炎症反応や蛋白合成の減少がその効果を上回り，全体として肥厚性瘢痕の発生は減少すると考えられている．

e. スタチンの使用

　最も頻用される高コレステロール血症治療薬である3-hydroxy-3-methylglutaryl-coenzyme A（HMG-CoA）reductase阻害薬はスタチンと称される．スタチンは，コレステロール生合成の律速段階を阻害することによる血清コレステロール値の降下作用とは別に，免疫修飾による抗炎症作用を持つことが知られている．Koらはウサギの耳介創部モデルを用いて，スタチンがCTGF（connective tissue growth factor）の発現抑制を介して瘢痕形成を減少させることを報告している[10]．動物実験や生体外の創傷治癒モデルにおける有効性は示されているものの，スタチンがヒトの肥厚性瘢痕を抑制する作用があるかどうかについては十分に検証されていない．

5 各要因のかかわりと炎症の遷延化

　上記のような知見をもとに，炎症の遷延化と肥厚性瘢痕の発生にかかわる各要因についてまとめると，図1のようなモデルを想定することができる．創傷ができると炎症反応が惹起されるが，細菌感染，異物や壊死組織の存在，腫瘍の存在によってこの炎症反応の程度が強い状態が続くと，増殖期への移行がうまくいかず創傷が慢性化し，難治性潰瘍となる．一方，創傷治癒過程は進みつつもその間に持続的な力学的刺激や細菌の定着が併存する状態では，通常沈静化するべ

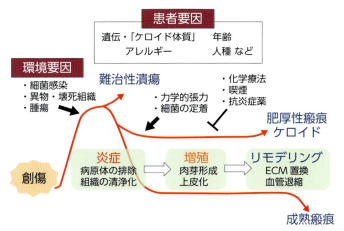

図1　炎症の遷延化と瘢痕の肥厚
　創傷に伴う炎症反応が，感染や異物など何らかの要因で沈静化しない場合には，炎症期から増殖期への移行がうまくいかず難治性潰瘍となる．また，力学的張力や細菌の定着などによって炎症が遷延化すると肥厚性瘢痕やケロイドが生じると考えられる．

き炎症反応が遷延し，線維芽細胞の活性化や筋線維芽細胞への分化などを経てコラーゲン産生が過剰となり，肥厚性瘢痕やケロイドを形成するものと考えられる．

　創傷治療に携わる医療者は，創傷を目の前にして常にミクロの視点で現状を評価する目を養い，治癒環境を最適化する努力を続ける必要がある．

文献

1) Mahdavian Delavary B et al：Formation of hypertrophic scars：Evolution and susceptibility. J Plast Surg Hand Surg **46**：95-101, 2012
2) Marneros AG et al：Clinical genetics of familial keloids. Arch Dermatol **137**：1429-1434, 2001
3) Brown JJ, Bayat A：Genetic susceptibility to raised dermal scarring. Br J Dermatol **161**：8-18, 2009
4) Smith CJ et al：The possible role of mast cells (allergy) in the production of keloid and hypertrophic scarring. J Burn Care Rehabil **8**：126-131, 1987
5) Baker RH et al：Retrospective study of the association between hypertrophic burn scarring and bacterial colonization. J Burn Care Res **28**：152-156, 2007
6) Quatresooz P et al：Mechanobiology and force transduction in scars developed in darker skin types. Skin Res Technol **12**：279-282, 2006
7) Ogawa R et al：The relationship between skin stretching/contraction and pathologic scarring：the important role of mechanical forces in keloid generation. Wound Repair Regen **20**：149-157, 2012
8) Lee TJ et al：Adjuvant chemotherapy reduces the incidence of abdominal hypertrophic scarring following immediate TRAM breast reconstruction. Breast Cancer Res Treat **137**：767-771, 2013
9) Jorgensen LN et al：Less collagen production in smokers. Surgery **123**：450-455, 1998
10) Ko JH et al：HMG-CoA reductase inhibitors (statins) reduce hypertrophic scar formation in a rabbit ear wounding model. Plast Reconstr Surg **129**：252e-261e, 2012

3. 慢性創傷の病態
1）慢性化する原因

　慢性創傷とは様々な原因により，創傷治癒の秩序立ったメカニズムが停滞した状態のものをいう．別の表現を用いれば適切な期間内に治癒しない，つまり治り難い創傷とも表現できる．
　創傷治癒を遅延させる原因には全身的要因と局所的要因がある．

1 全身的要因

a．加齢・高齢

1）加齢に伴う全身的変化

　加齢によって慢性創傷の発生リスクは高まる．高齢者が慢性創傷を起こしやすい理由は多数あるが，後述する糖尿病などの基礎疾患を有する頻度が高くなることが一因である．
　さらに高齢者では，加齢に伴い獲得性・自然性の免疫系に変化が生じ，創傷感染のリスクが高くなる．たとえば，高齢者は予防接種を受けても高親和性抗体を産生する能力が低く，新たな抗原に対する反応が弱くなる．また，獲得性免疫でも，炎症反応を起こす能力が変化し，好中球の貪食能が低下する．

2）加齢に伴う皮膚変化

　加齢に伴う皮膚変化によっても，創傷が生じやすくなる．通常，加齢とともに上皮が薄くなり（菲薄化），弱くなって外傷を受けやすくなる．また，上皮が薄くなるとそのバリア機能も失われ，蒸発によって水分を喪失しやすくなり，病原体の侵入に対する防御力も低下する．
　高齢者では，真皮もまた薄くなる．真皮細胞，血管，神経終末，コラーゲンの減少や機能の低下は，感覚，体温調節能，弾性，保湿能などに変化を及ぼす．また，血管も同様に薄く脆くなる．このため，出血しやすくなり，老人性紫斑とよばれる局所病変が生じやすくなる．老人性紫斑病変部は，皮膚裂傷も生じやすいことが知られている．
　主として高齢者の四肢に摩擦単独あるいは摩擦・ずれによって，表皮が真皮から分離（部分層創傷），または表皮および真皮が下層構造から分離（全層創傷）して生じる外傷性創傷をスキンテアと呼ぶ（図1）．四肢がベッド柵に擦れて皮膚が裂ける，絆創膏を剥がすときにいっしょに皮膚が剥がれる，体位変換時に身体を支持していたら皮膚が裂けるなど軽微な外力で発生し，近年高齢者のケアにおいて課題となっている．
　高齢者では，脂肪組織が失われるとともに，クッション機能が失われ，保温効果が失われる．このような機能の喪失に神経終末の変質による痛覚の低下が加わることにより，高齢者の外傷リスクは高くなり，創傷治癒の妨げにもなる．

b．栄養不良

　栄養状態は，創傷治癒が適切に進行するための主要な因子であり，低栄養は慢性創傷を引き起

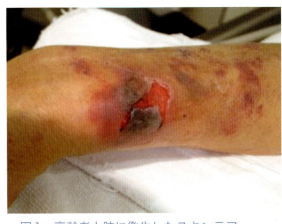

図1 高齢者上肢に発生したスキンテア

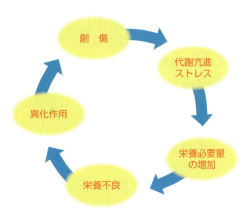

図2 栄養不良と創傷との悪循環

こす原因となる．

　栄養不良は，線維芽細胞の増殖とコラーゲン生成を阻害し，創部の炎症を長引かせる．また，血管新生も阻害し，コラーゲンなど結合組織の産生はさらに滞り，創傷の抗張力は低下し，創離開のリスクが高まる．同時に，栄養不良では，免疫系の働きも弱くなり，創感染のリスクも上昇し，創傷は難治化しやすくなる．

　栄養不良と慢性創傷の発生との間には，悪循環が認められる．創傷の発生により，患者には代謝亢進ストレスが加わり，エネルギー消費量が増加し，蛋白質，その他の栄養素の需要も高まる．この際に，患者が栄養必要量の増加に見合うだけの栄養補給ができない場合，不足するエネルギー量を賄うため組織が分解され（異化作用），エネルギー産生の基質として蛋白質が消費される．このため，除脂肪体重が減少し，慢性創傷のリスクがさらに高まる[1]（図2）．

　栄養素のうちエネルギー源および体の構成成分となるのが炭水化物，脂肪，タンパク質の三大栄養である．これらの需要量は比較的多量なため多量栄養素とも呼ばれる．これに対して必要量が少ない栄養素が微量栄養素である．微量栄養素のうち有機化合物をビタミン，無機化合物をミネラルという．微量栄養素は自身が分解されてエネルギーにはなることはないが，代謝の円滑な進行に必須である．微量栄養素の欠乏も創傷治癒遅延につながる．特にビタミンではCとA，ミネラルでは亜鉛（Zn）と銅（Cu）が欠乏すると創傷治癒の遅延，創感染のリスク上昇などを招く．

c. 慢性創傷の要因となる疾患

　様々な疾患が慢性創傷の要因となる．代表的なものに褥瘡，糖尿病，末梢動脈疾患，静脈うっ滞，放射線障害，自己免疫疾患などがある．詳細は後述の各論を参照されたい．

2 局所的要因

　創傷治癒を阻害する局所的要因として，壊死組織・不活性化組織，感染・炎症，乾燥または過剰な浸潤，病的創縁・皮下ポケットがあげられる．

a. 壊死組織・不活化組織 (non viable tissue)

　創傷治癒過程初期の炎症期においては，創傷にある壊死組織・不活化組織，異物，細菌などを排除するように生体が働く．そこでそれらを除去しきれないと蛋白分解酵素などの産生が続き，創傷治癒に必要な細胞外マトリックス，サイトカイン，細胞レセプターなども障害され，炎症期が遷延して増殖期に移行できない状況となる．

　また壊死組織は創収縮や上皮伸展の物理的な障害物となる．さらに細菌が増殖する温床になるために創傷治癒を阻害する．

　壊死組織のうち痂皮状で硬く乾燥しているものをeschar，柔らかく膿状のものをsloughと呼ぶ（図3）．

b. 感染・炎症

　生体は微生物の侵入に対する抵抗力を有するが，そのバランスが崩れて微生物が優位になると宿主に住みつくようになる．この状態をcolonization（定着）と呼び，生態学的には寄生ともいう．その後，宿主の栄養や機能を利用しながら安定した増殖を行い，宿主に何らかの症状・病気を起こすと感染が成立する．

　創傷における細菌の存在の仕方は，wound contamination, wound colonization, critical colonization, wound infectionの4つに分類される．

1）wound contamination（創汚染）

　分裂増殖しない細菌が創傷に存在しているだけで生体が排除しようとする力のほうが強く増殖まではできない状況．

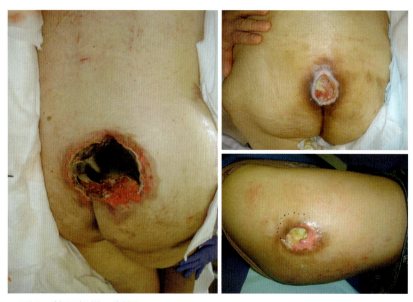

図3　壊死組織の種類
　　痂皮状で硬く乾燥しているものがeschar（左），柔らかく膿状のものがslough（右）である．

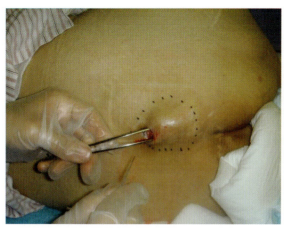
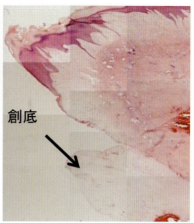

図4　仙骨部褥瘡の皮下ポケット
創縁の上皮細胞が創底に密着せず皮下ポケットを形成すると，上皮の進展がポケットの裏側に進み創閉鎖が停滞する

2) wound colonization（定着）

　増殖能を持つ細菌が創に付着しているが，創（宿主）に害を及ぼさない状況で，宿主が細菌を排除する力と細菌の強さの関係が釣り合っている状態と考えられる．

3) critical colonization（臨界的定着）

　細菌数が多くなり創傷治癒に障害を及ぼし始める状態で，前述のcolonizationの状態から実害のあるinfectionに移行しそうな状況を指す．

4) wound infection

　細菌の勢力が拡大して創傷の内部・深部に侵入して増殖し，創（宿主）に実害・症状（創傷治癒阻害）を及ぼす状況である．創傷の組織を生検して組織1gあたりの細菌量が1.0×10^6 colony-forming units（CPU）以上の場合に創傷治癒速度が遅延するという研究結果がある[2]．組織内の細菌量が10^5 CPU/gより多くなると分層植皮が脱落しやすいという報告[3]もありこれに類似する．

c. 乾燥または過剰な浸潤

　乾燥状態で水分補給のないところでは創傷治癒に必要な多くの細胞が活動できない．乾燥状態で形成される痂皮は上皮進展の妨げとなるため，創傷治癒には適度な湿潤環境が望ましい．

　しかし，炎症期が遷延している創傷においては血管透過性が亢進して滲出液が過剰になる．過剰滲出液は周囲皮膚の浸軟をもたらし，バリア機能を破綻させ，皮膚を脆弱にする．また，急性創傷の滲出液中には治癒を促進するサイトカインなどの生理活性物質が多く含まれるが，過剰となった滲出液には炎症性サイトカインや蛋白分解酵素など治癒を阻害する物質が多くなる．

d. 病的創縁・皮下ポケット

　長期間の創傷治癒遅延は，創縁皮膚の上皮化進展を停滞させる．これを病的創縁と呼ぶ．創縁細胞の老化（senescence）が原因であり，老化により創傷治癒過程で細胞増殖サイクルが過度に

繰り返され，反応が低下した状態と考えられている．創縁の上皮細胞が創底に密着せず皮下ポケットを形成すると，上皮の進展がポケットの裏側に進み創閉鎖が停滞する（図4）．

文献

1) Stechmiller JK：Understanding the role of nutrition and wound healing. Nutr Clin Pract **25**：61-68, 2010
2) Browne AC et al：High bacterial load in asymptomatic diabetic patients with neurotrophic ulcers retards wound healing after application of Dermagraft. Ost Wound Mgt **47**：44-49, 2001
3) Robson MC, Krizek TJ. Predicting skin graft survival. J Trauma **13**：213-217, 1973

3. 慢性創傷の病態
2) TIME理論とwound bed preparation

　創傷治癒を促進するために，治癒阻害因子を除去して創面の環境を整えることを，創面環境調整（wound bed preparation）という．局所的な創傷治癒阻害因子として，以下の4つがあげられる．
　①壊死組織・不活化組織（tissue non viable or deficit）
　②感染/炎症（infection/inflammation）
　③湿潤のアンバランス（moisture imbalance）
　④進まない創縁（edge of wound-non advancing）
　これらの4項目について観察，評価，是正し，wound bed preparationを行うという考え方を，それぞれの頭文字からTIME理論（あるいはTIMEコンセプト）という[1, 2]．

1 壊死組織・不活化組織（tissue non viable or deficit）

　創面にある壊死・不活化組織や異物は，創傷治癒を阻害する．デブリードマンにより除去する必要がある．

a. デブリードマンの種類

　デブリードマンには以下の方法がある．創傷の状態，患者を取り巻く環境，医療従事者のスキルなど，様々な条件を考慮して選択する．
1) 外科的デブリードマン
　メスや剪刀を使用して大規模に壊死・不活化組織を切除する方法．出血や正常組織損傷のリスクがあり，外科医や熟練者向きである（図1）．
2) シャープデブリードマン
　メスや剪刀を使用して少しずつ壊死・不活化組織を除去する方法である．
3) 物理的デブリードマン
　wet-to-dry gauze dressing，洗浄などで物理的に壊死・不活化組織を除去する．wet-to-dry gauze dressingは湿らせたガーゼを創面に当て，壊死組織などを吸着させて乾燥したら交換する作業を1日に数回繰り返すという古典的な方法である．
4) 自己融解デブリードマン
　ハイドロゲルなどを使用して湿潤させ，滲出液に含まれる蛋白分解酵素により壊死組織の分解を促す．作用は緩慢だが特異的で，ほかのデブリードマンと併用することも多い．
5) 酵素的デブリードマン
　ブロメラインなどの蛋白分解酵素を含んだ外用剤を使用する方法である．
6) 生物学的デブリードマン
　ハエの幼虫（マゴット）に壊死組織を除去させる方法である．

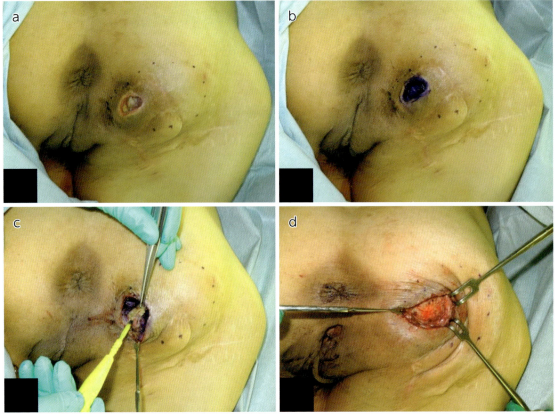

図1 右坐骨部褥瘡に対する外科的デブリードマン
 a：広いポケットを伴う右坐骨褥瘡
 b：切除範囲がわかりやすいようにピオクタニン色素で内腔を染色する．
 c：創面の不良肉芽を全切除する．
 d：坐骨上までしっかりとデブリードマンされた．

7）理学療法機器を使用したデブリードマン

近年，デブリードマンのための新しい機器が開発されている．バーサジェットⅡ（スミス・アンド・ネフュー ウンドマネジメント社）は，ハンドピースから出る高速水流により組織の切除と回収を同時に行う．また，欧米ではQoustic Wound Therapy System（Arobella Medical社）という超音波を利用した機器が使用されている（図2）[3]．

b. メンテナンスデブリードマン

創面環境を良好に保つためにデブリードマンを繰り返し行うことを，メンテナンスデブリードマンと呼ぶ．細菌負荷に伴いコロニーが形成されている創面に対して，メンテナンスデブリードマンを行うことで治癒傾向を維持できるとされる．創面が健常にみえるにもかかわらず閉鎖の徴候がない場合は，メンテナンスデブリードマンが推奨される[4]．

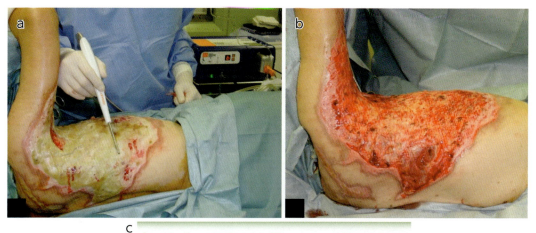

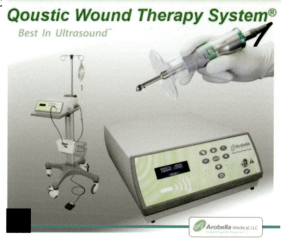

図2　理学療法機器を使用したデブリードマン
　a：バーサジェットを使用したデブリードマン
　b：デブリードマン後
　c：Qoustic Wound Therapy System

2　感染/炎症 (infection/inflammation)

　炎症が遷延すると創傷治癒が遅延する．また，細菌が増殖すると蛋白分解酵素などを放出し治癒が阻害される．

a.　細菌負荷とバイオフィルム

　創傷の細菌負荷は，①汚染 (contamination)，②定着 (colonization)，③臨界的定着・クリティカルコロナイゼーション (critical colonization) と進行し，④感染 (infection) に至る．この進行過程にバイオフィルムが関与している．バイオフィルムは防護マトリックスとそれに包まれた細菌からなる複合体で，宿主免疫系，抗菌薬，環境ストレスに対する細菌の耐性を高める．
　①汚染は細菌が可逆的に付着した状態で，増殖すると②定着する．この段階では組織の損傷は

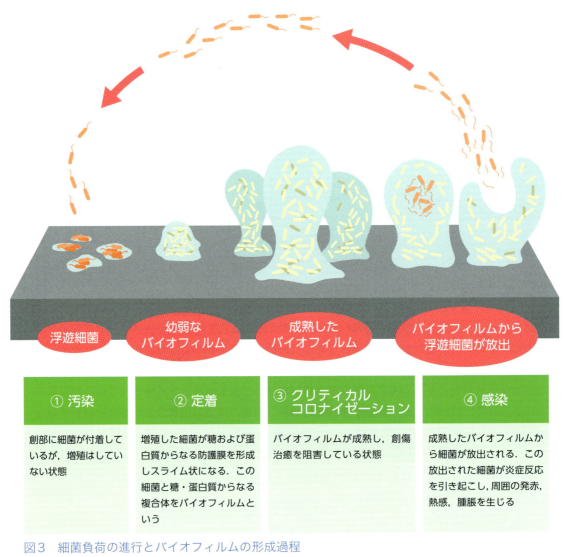

図3 細菌負荷の進行とバイオフィルムの形成過程
（文献5より引用）

ないが，増殖した細菌から防護マトリックスが形成され，初期のバイオフィルムが生じる．さらに細菌が増殖すると③クリティカルコロナイゼーションとなり，創傷治癒が遅延するようになる．バイオフィルムは成熟していき，炎症が引き起こされ④感染に至ると，成熟したバイオフィルムからバイオフィルム断片，浮遊細菌，マイクロコロニーが放出・拡散される（図3）[5]．

バイオフィルムは細菌の耐性を高めて慢性炎症を促進するため，積極的な除去・予防が必要である．

b. クリティカルコロナイゼーション

細菌が増殖し創傷治癒が遅延した状態．明らかな炎症反応がないため見落としやすい．
クリティカルコロナイゼーションを見分ける徴候としてNERDSがある．3項目以上あてはま

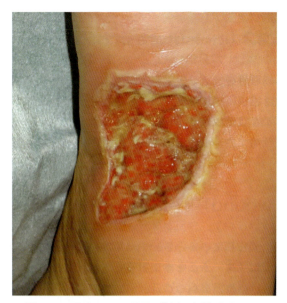

図4 NERDSの4項目（適切な治療をしても治癒しない，滲出液が多い，易出血性，創内に壊死・不活化組織が存在する）を満たす足底潰瘍

れば，抗菌を念頭に置いた局所治療の適応である[6]（図4）．
 ①通常の治療をしても治癒しない（nonhealing wound）
 ②滲出液が多い（exudative wound）
 ③肉芽が明るい赤色で，易出血性（red and bleeding wound）
 ④創内に壊死組織，不活化組織が存在する（debris in the wound）
 ⑤悪臭がある（smell from the wound）

c. バイオフィルムの除去・予防法

　バイオフィルムが肉眼でみえるかどうかについては様々な議論があり，創傷におけるバイオフィルムの断定は，現状では困難である．慢性創傷の約60％においてバイオフィルムが形成されているとの報告があり[7]，常にその存在を念頭に置き対策を講じるべきである．
　バイオフィルムの除去にはデブリードマンが最も効果的である．デブリードマンによってバイオフィルムを破壊したうえで，徹底的に洗浄を行う．バイオフィルムは再構築されるため，銀含有ドレッシング材やヨウ素製剤などの抗菌性ドレッシングで再形成を予防する．また，メンテナンスデブリードマンを行うことにより，バイオフィルムの破壊を繰り返して細菌数を減らすことも有用である．

3 湿潤のアンバランス (moisuture imbalance)

　滲出液が多過ぎると周囲皮膚にダメージを与え，炎症も遷延する．少な過ぎると細胞の活性が抑えられて痂皮の形成を招き，創傷治癒を妨げる．

　創縁が浸軟している場合は吸収性ドレッシング材，創面が乾燥している場合には滲出液を保持するドレッシング材を使用する．滲出液が多量の場合には，局所陰圧閉鎖療法が適する．

4 創縁 (edge of wound)

　創傷治癒過程が正常に進行しているとき，創面積は4週間で30％程度縮小する．縮小が遅い場合は創傷の状態を再評価し，ケア方法を修正する[6]．

　壊死・不活化組織（T），感染・炎症（I），湿潤のアンバランス（M）がなければ，植皮などの手術で創閉鎖を早めることができる．

　また，長期間の創傷治癒遅延に伴い病的創縁になることがある．病的創縁はデブリードマンし正常な皮膚を露出させることにより，停滞した創傷治癒過程を是正する．

文献

1) Schultz GS et al：Wound bed preparation：a systematic approach to wound management. Wound Repair Regen 11（Suppl 1）：S1-S28, 2003
2) Leaper DJ et al：Extending the TIME concept：what have we learned in the past 10 years? Int Wound J 9（Suppl 2）：1-19, 2012
3) 栗原　健ほか：人工膝関節置換後に発生した重度下腿筋壊死の治療経験—超音波デブリードマンの有用性—．形成外科 58：541-547, 2015
4) Falanga V et al：Maintenance debridement in the treatment of difficult-to-heal chronic wounds. Recommendations of an expert panal. Ostomy Wound Manage（Suppl）：2-13：Quiz 14-15, 2008
5) 佐藤智也：クリティカルコロナイゼーションを疑う褥瘡はどうみる？どう治す？　看護技術 60：646-649, 2014
6) Sibbald RG et al：Special considerations in wound bed preparation 2011：an update. Adv Skin Wound Care 24：415-436, 2011
7) James GA et al：Biofilms in chronic wounds. Wound Repair Regen 16：37-44, 2008

創傷外科治療における基本的考え

1. 院内感染対策

　いまやすべての医療現場において医療の安全と質の確保は必須事項であり，感染制御はそのなかで最も重要な領域のひとつである．クリニックや診療所といった小規模医療機関を除いたいわゆる総合病院でいえば，おそらくほぼすべての施設で既に感染対策チーム（infection control team：ICT）が構成され，感染を管理し予防する仕組みが構築されているものと想像する．ここでは院内感染対策の基本である標準予防策，そして創傷外科治療，特に創傷処置における感染防止対策について記す．これらはほとんどの医療者にとって既知の知識かと思われるが，感染対策への油断・不徹底はどこかで医療者を介した接触感染・感染伝播を生じるし，それが多剤耐性菌による感染であった場合には患者・医療者の双方に多大なるダメージを与えうることを改めて肝に銘じておく必要がある．そのうえで院内感染の拡がりを疑うような所見・状況が少しでもあれば，その疑いの段階から積極的かつ継続的な感染制御の介入を実施すべきである．

1 標準予防策（standard precaution）

　すべての患者に対して標準的・普遍的に適用される一群の感染予防策である．患者の疾病や健康状態や感染の有無などで適応を減じたり中止できるものではなく，感染対策の基本となるものである．ここでは外科的な創処置の場面を前提に，特に基本かつ重要と考えるものをあげる．

a. 手指衛生（hand hygiene）

　擦式消毒用アルコール製剤による手指消毒（以下，アルコール消毒）が基本であり，流水手洗いと比較してこれは業務効率や殺菌効果が高い．ただし，アルコール消毒には手の汚れを落とす効果はないので，明らかに手が汚れているときはまず石けんと流水で手を洗い，完全に乾燥させたうえでアルコール消毒をする．ロタウィルスやノロウィルスはアルコール消毒では殺菌できず次亜塩素酸系消毒液が必要となるが，その生体障害性から次亜塩素酸系消毒液は周囲環境の消毒にのみ使い，手指衛生目的で手に擦式するようなことはない．

　手指衛生をすべき場面としてWHOは5つのタイミング（5 moments）をあげている[1]．①患者に触れる前，②清潔/無菌的操作の前，③体液に曝露された可能性があるとき，④患者に触れたあと，⑤患者の周囲環境に触れたあと，の5つである．これらにより患者の医療環境に菌を持ち込まない，持ち出さないように心がけることが大切である．

b. 個人防護具 (personal protective equipment：PPE)

　ここでいう「個人」とは医療者を指す．医療者が患者の血液や体液に曝露されることを防止し，医療者を感染から守るために使用されるものであり，それがひいては院内感染の防止につながる．基本は手袋である．患者の血液や体液，粘膜，創傷，その他感染の可能性のあるものと医療者の手指が接触することを防ぐために手袋を使用する．使用にあたっては，①いったん患者に触れた手袋で周囲のもの（院内PHS，共有包交車，カルテなど）に触れない，②患者ごとの手袋交換，③手袋を外したあとにも手指衛生を行う，といった注意が必要である．

　手袋以外にはマスク，エプロン，ガウン，ゴーグルといったものを，処置における接触感染リスクの程度に応じて使用する．いずれも使用後にはその表面は汚染されているものと考えてそちらには触れないように外すこと，そしてそれらをたったいま行った処置環境のなか（処置室内やベッドサイド）で廃棄することで遠方に持ち出さないことで，医療者を介した交差感染の防止に努める必要がある．

c. 環境整備

　著者の病院では2008年に多剤耐性アシネトバクターによる国内初の施設内アウトブレイクを経験した．乾燥に強く，乾燥状況下でも平均1ヵ月の生存が可能である．ナノファイバーと呼ばれる接触装置を産生し，医療器具表面へも付着しやすい．アシネトバクターが持つこのような特徴もアウトブレイクの誘因のひとつではあるものの，最終的にはベッド柵などの周囲の環境，包交車，水回りなどからアシネトバクターが検出されており，感染管理上の不備があったことは確かである．患者のベッド回りはもちろん，病室，ナースステーションなど医療者の共有スペース，病棟全体の環境整備・日常清掃も感染防止策の一部として考える必要がある．

2 創傷処置における感染防止対策

　感染防止に配慮した処置手順について記す．ただ処置といっても，外来診療のなかで行うような小挫創への処置もあれば，全身熱傷患者に対して行う処置もあり，これらをすべて同等に扱うわけにはいかない．ここでは感染リスクの程度により，「閉鎖創・非感染創」と「感染リスクのある創・感染徴候のある創」に分けて考える．

a. 閉鎖創・非感染創

　手術創や縫合創などの閉鎖された創，もしくは感染徴候がなく体液飛散の可能性が少ない開放創がここに含まれる．たとえそれが比較的小さな創であっても，院内感染防止の観点からは，複数人による創傷処置の実施が原則である．具体的には，処置実施者，そしてその処置実施者に衛生材料や清潔器材を手わたす介助者の最低2名である．

　処置を始めるにあたり，処置実施者と介助者は，処置の手順とお互いの役割分担を確認し，必要物品をしっかりと準備する．創傷処置の途中で物品の不足が判明して介助者がそれをナースス

テーションまで取りにいく．そのようなことがないようにしっかりとシミュレーションして準備することが大切である．

　処置実施者と介護者は両名とも手指衛生を行い，個人防護具を着用する．ここでは体液飛散の可能性が少ない創を想定しているので，手袋の着用のみで十分であろう．処置実施者によりドレッシング材が外されたあと，介助者は鑷子や消毒綿球などを渡し，処置実施者はそれらを受け取って実際の創処置が進む．創が複数あるような場合にはそれらの清潔度を考慮して，比較的きれいな創・滲出液がない創から先に進めていく．介助者は必要に応じて創周囲の清拭を行ったり患者の着衣を整えたりはするが，創自体には触れないようにする．

　処置で生じた感染性廃棄物を所定の容器に廃棄し，使用器材も各施設で定められている場所に片づける．創傷処置中に汚染した患者の周辺箇所は除菌クロスなどで清拭する．最後に手袋を外し，手指衛生を行う．

　どうしても介助者を確保できず，以上の処置を一人で施行しなければいけない場合には，まずは当該患者用のスペースを設けてそこに必要な処置器材・薬剤・物品をすべて用意し，そのなかで完結できるようにすれば処置実施者一人で創処置を行ってもよい．

b. 感染リスクのある創・感染徴候のある創

　創洗浄を含むような創処置によって体液飛散を生じ，それによって周囲環境に汚染を生じる可能性が高いような創，具体的には真皮を超える深さの褥瘡や広範熱傷など．また多剤耐性菌や非常に感染性が高い菌種が検出されていて，厳密な接触予防策を要する創．このようなものが「感染リスクのある創」に含まれる．

　この場合は処置実施者は，必ず介助者を伴って創処置を行うべきである．ただし前項と違ってこの介助者は清潔器材・清潔物品をわたすことだけを担当し，患者の着衣や周辺環境には一切触れないようにする．処置を終えた物品も受け取らないし，創処置を終えて創にのせたドレッシングに対してテープを貼りにいく，といった行為も行わない．最後まで清潔ゾーンにとどまるようにしてもらう．介助者の役割がそのように限定される一方で，創の大きさは比較的大きいことが多いことから，ほとんどの場合で介助者をもう一人以上伴って創処置を行ったほうが接触予防策を厳密に遵守できる．

　創処置の準備の段階では，これから使う清潔器材と処置のなかで生じる不潔器材を明確に分けられるようにしておく．包交用ワゴンの上の段・下の段と使い分けてもよいが，可能であれば別のワゴンにしたい．毎回の処置で使うもの，たとえばドレッシング固定のためのテープやハサミは当該患者専用のものとしてベッドサイドで保管しておくようにする．

　手指衛生に続いて防護具を着用する．マスクやエプロン・ガウンも使用し，状況に応じてゴーグルやキャップも使用する．手袋は最後に着用し，実際の創処置にとりかかる．清潔野にとどまる介助者も，少なくとも手袋は着用する．

　処置を終えた創にドレッシング材を貼付しテープ固定まで済ませると，ここで一度手袋を交換し，患者の体位や衣服を整える，周辺箇所を除菌クロスなどで清拭する，使用器材をまとめる，といった作業を行う．周辺環境を汚染せぬよう注意して防護具を外し，適切に廃棄する．手指衛生を行って一連の作業は終了する．

以上，ここでは日本形成外科学会が作成した感染防止対策指針に則ってこれを記した[2]．その一方で，多くの施設において独自の「感染対策マニュアル」がすでに作成されていると思われ，それのほうが各施設の現状により即したものであろうから，まずはそちらの遵守を優先していただいてよいと考える．

文献

1) WHO：Five moments for hand hygiene
　 http://www.who.int/gpsc/tools/Five_moments/en/
2) 日本形成外科学会感染制御対策部会；創傷処置における感染防止対策指針
　 http://www.jsprs.or.jp/member/committee/module/15/20130424/20130424.pdf

2. 縫合の基本手技

1 基本的考え

　創傷外科における縫合の基本は，外傷による創であれ手術における切開創であれ，非侵襲的な操作で創面を正確に合わせ，早期の一次治癒を得ることである．概念としては単純であるが，創面の状態，皮膚の緊張，部位の特性などにより，縫合を行う状況は様々であり，よい結果を得るためには十分な知識が必要である．まず，縫合処置を無駄なく行うためには，縫合に移る前の準備をきちんと行う必要がある．手技としては，組織を愛護的に扱うこと，手首をうまく効かせて針をスムーズに通すことなど，外科手技の基本を習得しておくことが重要である．縫合としては，皮下脂肪組織同士を縫合する皮下縫合，真皮同士を埋没縫合で合わせる真皮縫合，皮膚表面を合わせる皮膚縫合に分けられる．以下では，実際の縫合に準じて，縫合の準備から，皮下縫合，真皮縫合，皮膚縫合，後処置について順に述べる．最後に，部位別の注意点についても述べる．

2 縫合の準備

　必要に応じて患者の体位，術者の位置，ベッドの高さ，ライトなどを調整し，良好な視野と位置を確保しておくことは極めて重要である．状況によってはクッションや手台を用意したり，助手に介助を頼んだりして，縫合に移る前の準備を整えておく．創自体の準備としては，止血と洗浄を行っておくが，ペアンなどで組織をつかんで取りあえず止血を行うようなことは厳に慎むべきである．手指のように創縁からのじわじわとした出血がある場合は，ネラトンカテーテルなどで駆血を行うと縫合操作が楽に行える（図1）．創縁の損傷が激しい場合は，適宜デブリードマンを行い，創縁を新鮮化しておくことが良好な結果につながることもある．しかし，顔面領域は血流が豊富なため組織が壊死することが少ないこと，特に眼瞼や口唇，鼻翼などにおいては欠損した場合に後日の再建が極めて難しいことなどから，顔面領域での安易なデブリードマンは慎むべきである．むしろ壊死しそうな組織も残しておき，後日，完全に壊死した組織だけをデブリードマンするほうがよい．

3 皮下縫合

　顔面や四肢などでは不要なことも多いが，腹部などの皮下脂肪が厚い部位においては，まず皮下脂肪組織同士を合成吸収糸（バイクリル®など）で縫合する（図2）．皮下縫合によって死腔を予防することが主な目的である．このため，長期間抗張力のある吸収糸を使う必要はない．太さは3-0か4-0を用いることが多い．皮下縫合には手結びによる縫合が適していることが多く，強く引っ張ると針と糸が自然に外れる縫合糸が便利である[1]．

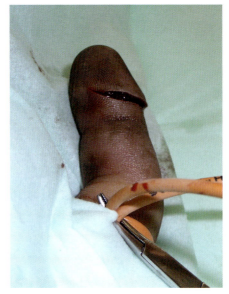

図1 ネラトンカテーテルを用いた駆血

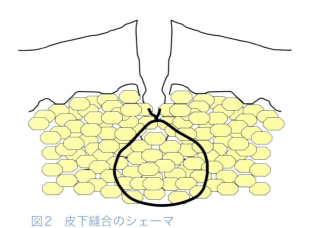

図2 皮下縫合のシェーマ

4 真皮縫合

　創縁は瘢痕が成熟するまでの期間は力学的な緊張の影響を受けるため，縫合処置後1ヵ月程度は幅が狭い瘢痕も，最終的には幅の広い瘢痕となる．真皮縫合はこれを防ぐために行う縫合法である．真皮縫合では結び目が下にくるように埋没縫合を行い，縫合線が陥没しないでむしろ盛り上がるようにして真皮同士を合わせる．縫合糸としては，吸収性のモノフィラメント合成糸（PDS®，Maxon®など）を用いるのが一般的である[2]．しかし，吸収糸は炎症をきたしながら吸収されるため，炎症の少ない非吸収性のモノフィラメント合成糸（ナイロンなど）（透けてみえないように白色を選択）を推奨する形成外科医も多い．太さは体幹や四肢では4-0か5-0，顔面では5-0か6-0を用いることが多い．まずは皮下脂肪層から針を入れ，真皮を十分にすくったうえで

C．創傷外科治療における基本的考え

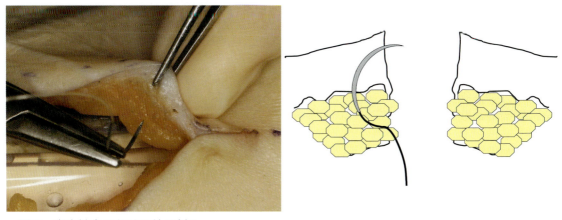

図3　真皮縫合における針の刺入

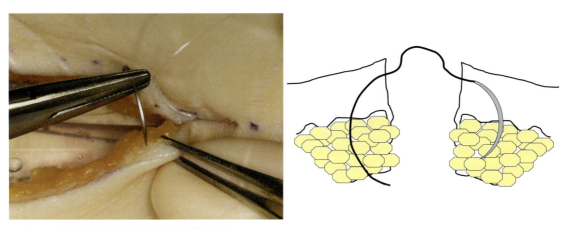

図4　真皮縫合における対側の針の刺入

　真皮の浅い部分より針を出す（図3）．続いて，対応する対側の部分より針を入れ，皮下脂肪層から出す（図4）．創と平行になるように糸を引いて結紮し，創縁が段差なくしっかりと合っていることを確認する．よければそのまま2〜3回の結紮を追加する．ポイントは皮膚をしっかり翻転させて十分な量の真皮を針ですくうことである．適切な真皮縫合が行われていれば，縫合部は若干隆起した状態となり，表面もほとんど段差なく合っているはずである（図5）．

5 皮膚縫合

　皮膚表面を結節縫合，もしくは連続縫合で縫合していく．縫合糸としては非吸収性のモノフィラメント合成糸（ナイロンなど）を用いる．太さは体幹や四肢では5-0か6-0，顔面では6-0か7-0を用いることが多い．真皮縫合後のずれの微修正と創縁の位置の保持を目的とし，強く締め過ぎないように注意しながら縫合する（図6）．ずれの微修正が必要ない場合は連続縫合でも十分である．小児など抜糸が困難な症例や，事情により抜糸に来院できない症例などでは皮膚表面接着

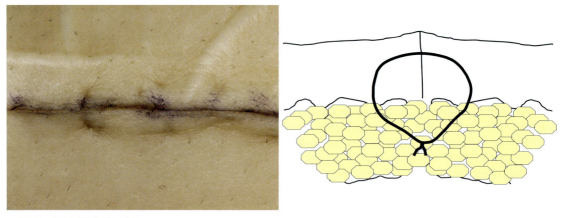

図5 真皮縫合終了後

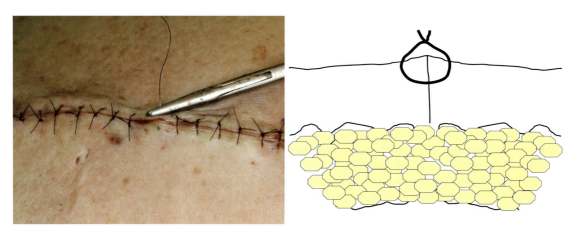

図6 皮膚縫合の実際

剤(DERMABOND®など)も有用である[3]．ただし，皮膚表面接着剤の使用においては，真皮縫合が適切に行われて創縁がしっかりと合っていることが条件となる(図7)．

6 後処置

　縫合後はガーゼなどのドレッシング材を当て，出血や腫れを予防するために圧迫固定を行う．四肢であれば包帯，その他の部位では伸縮性テープを使用するとよい．翌日に創部のチェックを行い，問題なければシャワーでの洗浄を許可する．消毒は一切不要である．抜糸は創部の緊張にもよるが，通常は5～7日目に行う．抜糸後は，創縁にかかる緊張を軽減して瘢痕の幅が拡がらないようにするため，また，遮光して創部への色素沈着を予防するため，テーピングを続けてもらう．テープとしては通気性に優れ，色が目立ちにくいテープ(マイクロポア®など)が適している．テーピングの期間は瘢痕の成熟具合にもよるが，おおむね3ヵ月を目安とする．

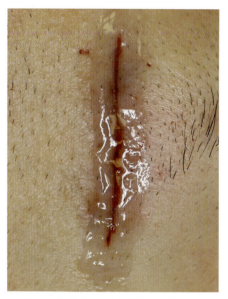 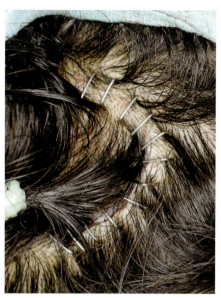

図7 皮膚表面接着剤の使用　　　図8 スキンステープラーを用いた頭皮縫合

7 部位別の注意点

a. 頭部

真皮縫合はかえって毛包へのダメージとなるため，帽状腱膜を寄せるのみとする．皮膚縫合においてはスキンステープラーが用いられることが多い（図8）．処置時間の短縮，抜糸（抜鉤）の容易さなどの点で有用である．

b. 眼瞼

皮膚が薄く，真皮縫合は不要である．創が眼瞼縁にかかっている場合は，まず眼瞼縁をしっかりと合わせる縫合を行い，その後，残りの創を縫合していく．また，眼瞼縁を縫合した糸は長く残しておき，テープで固定すると，眼球への刺激を避けることができる（図9）．

c. 手掌・足底

縫合糸による皮下の結節が持続的刺激となって角質が肥厚し，いわゆる胼胝が生じるため，真皮縫合は行わない[4]．皮膚全層を非吸収性のモノフィラメント合成糸（ナイロンなど）でしっかりと寄せ，抜糸は2週間後とする（図10）．慣れないと厚い角質のみを糸ですくい，創の癒合が悪くなることがあるので注意が必要である．

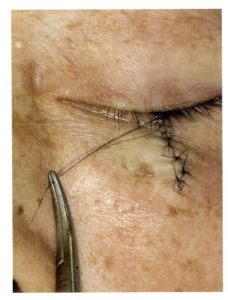 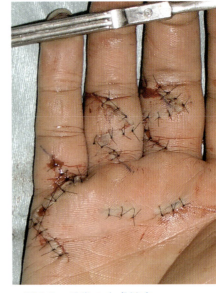

図9　眼瞼の皮膚縫合　　図10　手掌の皮膚縫合

文献

1) 岡　博昭ほか：皮膚切開と縫合．形成外科 44：S1-S6, 2001
2) 菅原康志：縫合法：整容目的の皮膚縫合法．形成外科 47：S156-S159, 2004
3) Toriumi DM et al：Use of octyl-2-cyanoacrylate for skin closure in facial plastic surgery．Plast Reconstr Surg 102：2209-2219, 1998
4) 清川兼輔ほか：皮下縫合，真皮縫合．PEPARS 14：16-21, 2007

3. 保存治療
1）総論

　創傷と一口に言っても，外傷，手術，熱傷などによる急性創傷，褥瘡，糖尿病性潰瘍，動脈・静脈性潰瘍，放射線潰瘍などの慢性創傷など様々な創傷があり，その創の状態を考慮した創傷管理が必要となる．適切な創傷管理を行うためにはmoist wound healing（MWH）およびTIME理論の理解が必要である（前述）．外用剤，創傷被覆材はすべてこれらの理論による適切な創傷管

表1　主な創傷外用剤

基剤	一般名	商品名
油脂性	白色ワセリン	プロペト®
	亜鉛華（単）軟膏	亜鉛華®軟膏
	ジメチルイソプロピルアズレン	アズノール®軟膏
	アルプロスタジル	プロスタンディン®軟膏
	抗生剤含有軟膏	ゲンタシン®軟膏など
	ステロイド含有軟膏	リンデロンVG®軟膏など
乳剤性	スルファジアジン銀	ゲーベン®クリーム
	トレチノイントコフェリル	オルセノン®軟膏
水溶性	ブクラデシンナトリウム	アクトシン®軟膏
	ブロメライン	ブロメライン®軟膏
	ヨウ素	カデックス®軟膏 ヨードコート®軟膏
	精製白糖・ポビドンヨード	ユーパスタコーワ®軟膏 イソジンシュガー®
その他	トラフェルミン	フィブラスト®スプレー

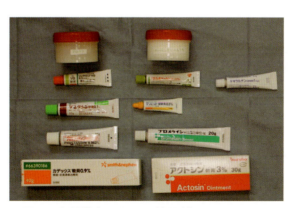

図1　当科外来における外用剤
　上段左よりプロペト®，ゲーベン®クリーム，リンデロンVG®軟膏，デルモベート®軟膏，デキサルチン®軟膏，ゲンタシン®軟膏，タリビット®眼軟膏，プロスタンディン®軟膏，ブロメライン®軟膏，カデックス®軟膏，アクトシン®軟膏

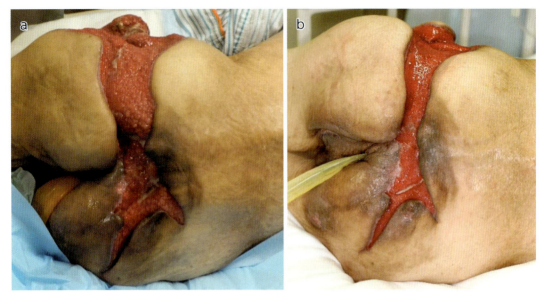

図2　褥瘡感染，デブリードマン後
a：局所陰圧閉鎖療法後．一部顆粒状の過剰肉芽を認める．
b：ステロイド含有軟膏塗布後10日．肉芽の収縮，周囲からの上皮化の促進を認める．

理を目的とするものである．代表的薬剤とその使用例を紹介する．

1 外用剤

　創傷治療に使用される代表的な外用剤を表1，図1に示す．外用剤は基剤と主剤から構成されており，同じような条件の創傷であっても，使用する者の好み，その医療機関の採用品目により外用剤の種類は様々であると思われる．創傷治療に使用される主な外用剤を基剤の種類によって分類して表1にあげる[1]．

a. 油脂性基剤（軟膏基剤）

　主に湿潤環境維持の目的で用いる．壊死組織のない深い潰瘍には肉芽増生作用を持つ主剤としてプロスタンディン軟膏などを使用することが多い．ステロイドを含有する軟膏は，肉芽収縮作用を期待して過剰肉芽のある創に用いることがある（図2）．抗生剤含有軟膏の使用は耐性菌の問題があり必ずしも推奨されない．

b. 乳剤性基剤（クリーム基剤）

　ゲーベンクリームはその浸軟作用により壊死組織の融解を促進する．主剤の銀が細菌の細胞膜，細胞壁に作用して抗菌作用を示す．感染を伴う創傷や薄い壊死組織の融解に使用する．
　オルセノン軟膏は主剤のトレチノイントコフェリルが肉芽形成促進，血管新生促進および線維

芽細胞の増殖などの作用を有す．

c. 水溶性基剤

　この基剤で最も多く用いられているマクロゴールは，創の過剰な滲出液を吸収し，肉芽の浮腫を改善する働きがある．基剤の吸水性とともに，主剤のヨウ素製剤には壊死部を乾燥させ感染防止として使用する方法がある．ブロメラインは主剤として酵素製剤を用いた外用剤であり，壊死組織を化学的に分解する効果が期待される(図3)．アクトシン軟膏およびbFGFの水溶液であるフィブラストスプレーは，局所血流改善作用，線維芽細胞増殖促進による肉芽形成促進作用，ケラチノサイト遊走・増殖促進による表皮形成促進作用を有する．

d. 外用剤目的別使用方法[2]（表2）

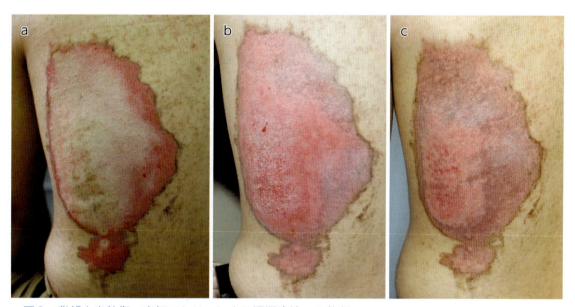

図3　背部火炎熱傷　当初ワセリンによる湿潤療法のみ施行
  a：受傷5日目．白色壊死組織部にブロメライン，周囲にワセリン外用開始．
  b：受傷12日目．壊死組織の融解を認める．ワセリン外用のみに変更．
  c：受傷17日目．良好な上皮化を認める．

表2　外用剤目的別使用方法

滲出液対策	感染対策	壊死組織除去	肉芽形成，上皮化促進
亜鉛華(単)軟膏	ゲーベン®クリーム	ゲーベン®クリーム	アズノール®軟膏
カデックス®軟膏	カデックス®軟膏	ブロメライン®軟膏	プロスタンディン®軟膏
ユーパスタコーワ®軟膏	ユーパスタコーワ®軟膏	デブリサン®	オルセノン®軟膏
ヨードコート®軟膏	ヨードコート®軟膏		アクトシン®軟膏
イソジンシュガー®	イソジンシュガー®		フィブラスト®スプレー

2 創傷被覆材

　近年様々な創傷被覆材が発売されているが，すべての利点，欠点を把握し適切に使用することにはかなりの労力を要する．その選択肢の多さから使用する被覆材の選択に迷うこともしばしばである．代表的な創傷被覆材とその使用方法を紹介する．

　数十年前までは「傷は乾燥させたほうが治りが早い」という概念が広く受け入れられていた．そのため創部は毎日消毒，ガーゼ交換というルーティンともいえる創傷管理が行われてきた．近年創傷は「湿潤環境で管理すべき」（MWH）という概念がWinter[3]により提唱されて以来広く受け入れられている．一方，過度な湿潤は感染や創傷治癒遷延をもたらすので，適度な湿潤環境を維持することが重要である．近年その役割を担う様々な創傷被覆材が多数発売されている（表3, 図4）[4]．

a. ハイドロコロイド

　親水性コロイド粒子が滲出液を吸収することでゲル状となり，湿潤環境を維持する．擦過傷などの浅い創傷によい適応となる．

表3　主な創傷被覆材

使用材料	商品名	製造会社
ハイドロコロイド	デュオアクティブ®	コンバテック
	アブソキュア®	日東メディカル
	コムフィール®	コロプラスト
	テガダームハイドロコロイド®	スリーエムヘルスケア
ポリウレタンフィルム	IV3000®	スミスアンドネフュー
	オプサイト®	スミスアンドネフュー
	テガダームトランスペアレントドレッシング®	スリーエムヘルスケア
	バイオクルーシブ®	ジョンソンアンドジョンソン
	エアウォール®	共和
	パーミロール®	日東メディカル
ポリウレタンフォーム	ハイドロサイト®	スミスアンドネフュー
ハイドロファイバー	アクアセル®	コンバテック
	バーシバ®	コンバテック
アルギン酸塩	カルトスタット®	コンバテック
	ソーブサン®	アルケア
	アルゴダームトリオニック®	スミスアンドネフュー
	アルジサイト銀®	スミスアンドネフュー
	クラビオFG®	光洋産業

C. 創傷外科治療における基本的考え

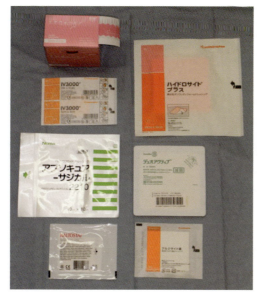

図4　当科外来における創傷被覆材
上段左からエアウォール®，ハイドロサイト®プラス，IV3000®，アブソキュア®サージカル，デュオアクティブ®，カルトスタット®，アルジサイト®銀

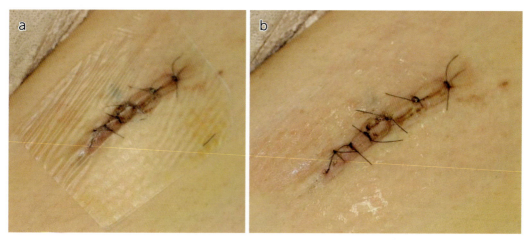

図5　水蒸気高透過性ポリウレタンフィルム（IV3000）による縫合創の管理
　a：IV3000貼付後1週間．フィルムから創部の確認が容易．滲出液，出血は蒸発する．
　b：IV3000除去時．皮膚の浸軟も認めず術後一度も交換を行わず抜糸まで管理可能．

b. ポリウレタンフィルム

　透明なフィルムであり創部の確認が容易である．水蒸気や酸素を透過させるが，水分は透過させない半透過膜となっている．縫合創などの滲出液の少ない創，発赤のみの褥瘡などに使用する（図5）．

71

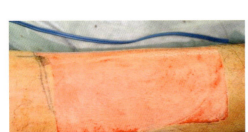
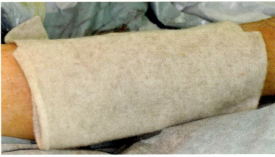

図6　大腿部分層採皮創
　　術後アルジサイト銀®を貼付している．止血作用，上皮化促進を期待しての使用．

c. ポリウレタンフォーム

　吸水性に富み，また厚みがありクッション性に優れ，褥瘡，滲出液の多い潰瘍などによい適応である．非固着性であり，除去時の疼痛，表皮剥離が少ない．

d. ハイドロファイバー

　吸収した水分をゲル化して湿潤環境を保つ．比較的多くの滲出液を吸収可能であり，また銀含有のものは感染創にも使用できる．

e. アルギン酸塩

　滲出液を吸収してゲルを形成，創傷治癒を促進．ゲル化の際に放出されるカルシウムイオンは止血促進作用がある[5]．出血が危惧される創によい適応となる（図6）．

f. 創傷被覆材目的別使用方法（表4）

表4　創傷被覆材目的別使用方法

滲出液対策	感染対策	肉芽形成，上皮化促進	外力からの保護
ハイドロコロイド ポリウレタンフォーム ハイドロファイバー	アクアセルAg アルジサイトAg	ハイドロコロイド ポリウレタンフォーム アルギン酸塩	ポリウレタンフォーム

3 非固着性被覆材（表5，図7）

　被覆材交換時にしばしば被覆材が固着し創表面の皮膚剥奪，また交換時の疼痛が問題となることがある．特に植皮部や熱傷創，採皮創ではガーゼ交換時に創部の皮膚剥離や患者に与える苦痛

に配慮しなければならない[6]（図8）．これに対して表5に示すような様々な非固着性ガーゼが利用される．

　近年様々な外用剤や創傷被覆材が開発されており創傷管理のデバイスとして使用可能となっているが，一方ではその選択肢の多さから困惑することもある．いずれの創傷においてもMWH，TIME理論に基づき，また交換時の患者の苦痛に配慮した適切な被覆材，外用剤を選択することが重要である．また，保険適用の有無とその条件（真皮までの深さの創か皮下組織に至る創かの区別）について理解する必要がある．

文献

1) 長西祐樹ほか：褥瘡の病態と保存的治療．形成外科 51（Suppl）：177-185, 2008
2) 大浦武彦：外用剤について．科学的根拠に基づく褥瘡局所治療ガイドライン，日本褥瘡学会，照林社，東京，p23-26, 2005

表5　主な非固着性ガーゼ

商品名	製造会社
アダプティック®	ジョンソンアンドジョンソン
トレックス®	富士システムズ
デルマエイド®	アルケア
エスアイエイド®	アルケア
エスアイ・メッシュ®	アルケア
メロリン®	スミスアンドネフュー
モイスキンパッド®	白十字
プラスモイスト®	瑞光メディカル
ウルゴチュール®	日東メディカル
メピレックス®	メンリッケヘルスケア
メピテルワン®	メンリッケヘルスケア

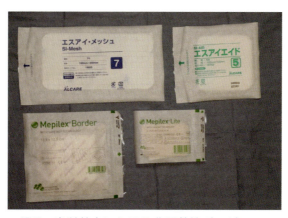

図7　当科外来における非固着性ガーゼ
　　　上段左よりエスアイ・メッシュ®，エスアイエイド®，
　　　メピレックス®ボーダー，メピレックス®ライト

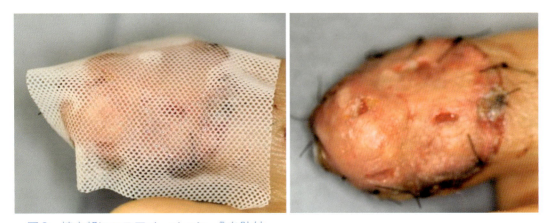

図8 植皮部にエスアイ・メッシュ®を貼付
固着を認めない．患者に疼痛を与えずまた植皮片を傷つけることなくガーゼ交換が可能である．

3) Winter GD：Formation of scrab and rate of epithelization of superficial wounds in the skin of domestic pig. Nature 193：293-294, 1962
4) 大慈弥裕之ほか：Moist wound healing. 形成外科 51（Suppl）：33-38, 2008
5) 稲川喜一ほか：創傷被覆材の種類と選択．形成外科 55：237-246
6) Demirtas Y et al：Management of split-thickness skin graft donor site：a prospective clinical trial for comparison of five different dressing materials. Burns 36：999-1005, 2010

3. 保存治療
2）局所陰圧閉鎖療法（洗浄型を含む）

　21世紀の日本においては高齢化社会を迎え，糖尿病や末梢動脈疾患などを合併した患者が増加の一途をたどり，複合的な要因で創傷治癒遅延に至る創傷もしばしば見受けられる．また，これらの患者に対して侵襲の大きな外科的治療の適応は困難であることが多い．そこで近年，難治性皮膚潰瘍の治療に用いられる新しい技術として局所陰圧閉鎖療法（negative pressure wound therapy：NPWT）が登場した．この治療法は患部環境をフィルムドレッシング材などで被覆し，管理された陰圧をかけることによって，局所の慢性創傷の治癒を促進させる方法である．持続的に陰圧をかけることによって肉芽が収縮し，患部の血行増加，各種サイトカインや組織の形成を促進し，創傷の治癒を進めるとされ，難治性創傷に対する極めて有効な治療法である．日本では2010年4月より保険適応となり，数種類の治療器具が現在使用されている．本項では，その原理や適応とともに使用するうえでの注意点について述べる．

1 歴史

　1991年Argentaら[1]は創を密閉し陰圧を維持して治癒を促進するための器具に関する特許を出願し，1997年に報告している．その間，1993年ドイツのFleischmannら[2]は15例の開放骨折に，1997年Mullnerら[3]は褥瘡，外傷などの様々な軟部組織欠損に陰圧療法を行いその有効性を報告している．1995年に医療機器・材料の米国企業であるKCI社が販売ライセンスを得て事業化し，V.A.C.system®の発売を開始した．日本でも井砂ら[4]が皮膚潰瘍に同システムを使用しその有効性を報告し，2010年4月より日本でも使用が認可（保険請求時は創の面積により異なるが，入院では1日につきに1040〜1100点，外来では1日につき240〜330点が適応になる）されるようになった．その後，スミス・アンド・ネフュー社のレナシス®，センチュリーメディカル社のSNaP®が続いて認可されている．

2 原理と目的

　NPWTとは，皮膚潰瘍の形状に切り取ったポリウレタンフォームをポリエチレンフィルムで密閉したあとに吸引用のチューブを挿入し陰圧をかけることにより，皮膚潰瘍の肉芽形成および表皮形成促進を図る治療法である（図1）．治療装置は，①潰瘍面に設置するポリウレタンフォーム，②これを覆い密閉空間を作製するための粘着性フィルム，③創内を陰圧にするための吸引用チューブ，④可調整真空ポンプで陰圧を発生する陰圧ユニットの4つから構成される．多孔性のポリウレタンフォームには直径400〜600ミクロンの開放性小孔が多数認められ，この小孔の存在により吸引チューブからの陰圧を均等に創面に伝えることが可能となっている．吸引用のチューブはサイドホールを持ち，かつ強い陰圧に耐えられるよう非虚脱性で，ポリウレタンフォームと陰圧ユニットとを接続する．吸引用チューブはキャニスターに接続され，創部に陰圧

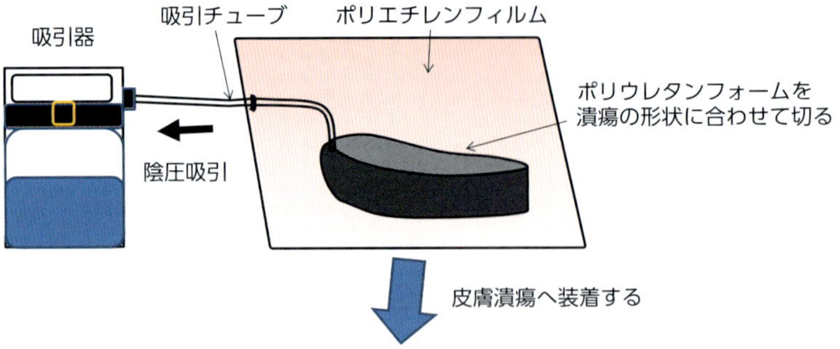

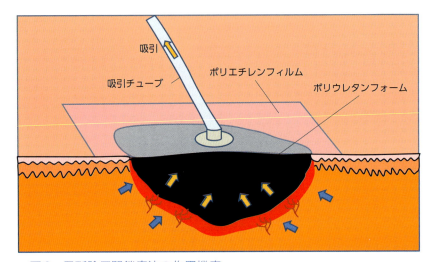

図1 局所陰圧閉鎖療法のシェーマ
　皮膚潰瘍の形状に切り取ったポリウレタンフォームをポリエチレンフィルムで密閉したあとに吸引用のチューブを挿入し陰圧をかけることにより，皮膚潰瘍の肉芽形成および表皮形成促進を図る治療法である．

図2 局所陰圧閉鎖療法の作用機序
　①創の収縮効果，②創傷表面の微小変形による効果（良性肉芽の増生），③滲出液の除去，④創傷部位の血流量の増加であり，これらの作用機序が創傷治癒を促進する．

状態を施したときに生じる滲出液を貯留できる．陰圧ユニットには，キャニスターにセンサーが組み込まれており，出血などの予想外の滲出液の増加も感知できるようになっている（図2）．
　NPWTの作用機序は，①創の収縮効果，②創傷表面の微小変形による効果（良性肉芽の増生），③滲出液の除去，④創傷部位の血流量の増加であり，これらの作用機序が創傷治癒を促進すると考えられる．

3　治療方法

　実際の治療方法としては，壊死組織をデブリードマンし止血を確認後，皮膚潰瘍を完全に被覆できるサイズのポリウレタンフォームを選択し，創縁に一致するように周囲をトリミングする．さらに，周辺の皮膚を十分乾燥させたあと，ポリウレタンフォームを創に一致させるように置

く．密閉空間となるように，周辺のしわを伸展しながらフィルムを貼付する．フィルムの適切な位置に約2cmの孔を開け，専用のチューブを接着する．そのチューブをキャニスターに接続し，治療を開始する．

　吸引圧については，Argentaら[1]が提唱した原法によると，−125mmHgが至適陰圧として推奨されている．しかしその後，末梢動脈疾患に伴う潰瘍に適応すると壊死が拡大するとの報告がなされた[5,6]．Borgquistら[7]は，豚の実験で創傷から5mm以内の組織では陰圧が強くなるほど血流量が低下していくことを示している．また，Isagoら[8]は動物実験で−50mmHgから−125mmHgの吸引圧においては，その創収縮率に有意差はないとしている．このためわれわれは，施行対象部位および目的に応じて吸引圧を適宜調整したり間欠陰圧の設定にしたりしている．

4 適応

a. 適応と禁忌

　適応となるのは，基本的に既存治療に奏効しない，あるいは奏効しないと考えられる創傷である．実際の適応疾患としては，外傷性裂開創，外科手術後離開創や開放創，四肢切断端開放創とデブリードマン後皮膚欠損創などである．ただし注意事項としては，抗凝固薬または血小板凝集抑制薬を投与されている患者では休薬期間などを設けることや，適用部位に感染を有する患者には感染症状を軽快させてから使用することである．また，使用禁忌となるのは，主要な血管・臓器が露出している創傷，臓器と交通している瘻孔，陰圧を付加することによって瘻孔が難治化する可能性のある創傷（髄液瘻や消化管瘻，肺瘻など），壊死組織を除去していない創傷，悪性腫瘍のある創傷，アクリル系粘着剤にアレルギーを有する症例などである．また，重度の感染創やMRI・CT検査施行時および高気圧酸素治療中では使用を避けることとなっている．

b. 創内持続陰圧洗浄療法 (intra-wound continuous negative pressure irrigation therapy：IW-CONPIT)

　創内持続陰圧洗浄療法[9]は商品化されている製品ではないが，局所陰圧閉鎖療法をより効果的かつ合理的に使用できる治療法であるため別に掲載する．本法は，創面に陰圧をかけつつ同時に持続洗浄療法を行う方法である．そのため，局所陰圧閉鎖療法が使用困難であった感染創への使用が適応である．

　治療方法は，前述した局所陰圧閉鎖療法と同様に創面のデブリードマンを行ったあと，トリミングされたフォーム材を創面に当てるが，この際チューブを2本フォーム材の中に留置する．その後，ポリエチレンフィルムでカバーし，創内を完全な密閉腔とする．その後，一方のチューブに生理食塩水のボトルを，もう一方のチューブに持続吸引器（われわれはメラサキューム MS-008［泉工科工業社製］を使用）を連結する．生理食塩水のボトルの地面からの高さと創の高さを同じにすることで，生食ボトルと密閉された創内の圧較差（陽圧）を0に保つことが重要である．メラサキュームの最大吸引圧は−50cmH$_2$Oであり，通常この−50cmH$_2$Oで吸引する．この吸引圧によって創内は常に一定の陰圧状態に維持され，しかもその陰圧にひかれて生理食塩水が

フォーム材を介して創内を持続的に洗浄することになる．洗浄液の量は，創の汚染度によって1日2,000〜7,000 mLの間で調節する．本法を2〜3週間施行後，創感染の沈静化と肉芽の状態の改善が得られた段階で，必要に応じて植皮や筋弁移植を行い治癒させる．

本法の特筆すべき点は，持続洗浄を行うことにより感染創内での使用を可能にしただけでなく，臓器の露出した創でもその上に人工物である人工真皮を貼付することでその使用を可能とした点である（図3）．これにより，局所陰圧閉鎖療法で禁忌であった臓器が露出している創傷や臓器と交通している瘻孔の症例でも局所陰圧閉鎖療法を行うことが可能となった[10, 11]．

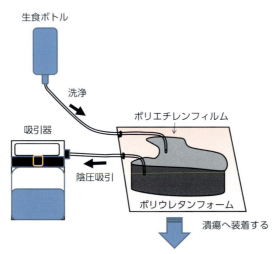

図3 創内持続陰圧洗浄療法のシェーマ
持続陰圧閉鎖療法に持続洗浄療法を組み合わせた治療法で，NPWTに使用困難であった感染創に対しては有用である．

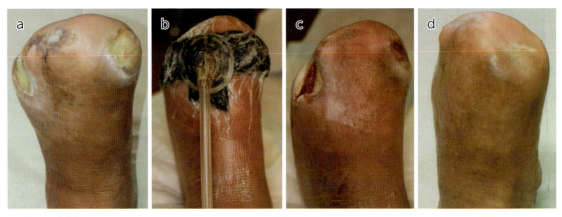

図4 症例1
78歳，女性．診断：左足趾切断術後難治性皮膚潰瘍，PAD（NPWTを用いた症例）
a：当科初診時の所見．左1, 5趾断端に腐骨と白苔の付着を認める．
b：NPWT開始直後．デブリードマンを行い良好な出血を認めたため，止血確認後にNPWTを開始した．
c：NPWT開始後22日目の所見．良好な肉芽形成で骨断端は覆われたため，通常の軟膏処置へ変更した．
d：創閉鎖後3ヵ月の所見．潰瘍再発を認めない．

5 症例

症例1
　78歳，女性．
　診断：左足趾切断術後難治性皮膚潰瘍，PAD（NPWTを用いた症例）
　既往歴：抗カルジオリピン抗体症候群，強皮症，冠動脈疾患
　現病歴および経過：7年前より左足難治性皮膚潰瘍に対し近医で治療を受けていたが治癒遷延していた．PADの診断を受け2015年に総大腿動脈内膜剥離術，パッチ形成術およびバルーン拡張術を受け，足部皮膚潰瘍の治療目的にて当科転入となった．1および5趾断端に骨露出を一部伴った潰瘍を認め（図4a），皮膚灌流圧（skin perfusion pressure：SPP）は右足背で25mmHg，右足底で44mmHgと低値であったが，WBC 2800，CRP 0.02と感染徴候を認めなかった．12月

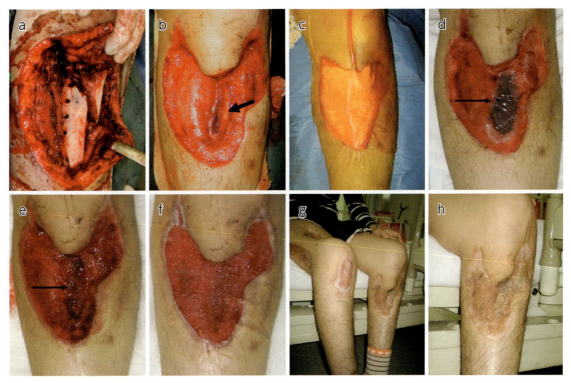

図5　症例2
24歳，女性．診断：両側大腿・下腿開放骨折術後MRSA感染（IW-CONPITを用いた症例）
a：当科初診時の脛骨前面の所見．プレート抜去とデブリードマンを行った．
b：IW-CONPIT開始直前の所見．皮質骨をデブリードマン（矢印）し，人工真皮貼付およびIW-CONPITを開始した．
c：IW-CONPIT開始直後の所見．洗浄，陰圧吸引のチューブをフォーム内に挿入し，創面に陰圧をかけつつ同時に持続洗浄療法を行う方法である．
d：IW-CONPIT開始6日目の所見．
e：IW-CONPIT開始10日目の所見．
f：IW-CONPIT開始21日目の所見．人工真皮を追加して貼付した（→）．
g：植皮術後10ヵ月の所見．両下肢像．
h：植皮術後10ヵ月の所見．左下腿拡大像．左膝関節は90°屈曲可能となり，潰瘍再発を認めなかった．

某日に1，5趾の腐骨除去術を行い，低圧（−25mmHg）での間欠陰圧モードのNPWTを開始した（図4b）．NPWTはスポンジ装着可能な22日間継続し（図4c），その後は通常の軟膏処置に変更した．術後51日目に2ヵ所とも創は閉鎖し，3ヵ月経過後も潰瘍の再発を認めない（図4d）．

症例2

24歳，女性．

診断：両側大腿・下腿開放骨折術後MRSA感染（IW-CONPITを用いた症例）

既往歴：統合失調症

現病歴および経過：某年マンションより飛び降り，両側大腿・下腿開放骨折を受傷し，他院整形外科にて同日骨接合術を施行された．当院へ転院後に創感染を認め，再度手術を施行された．翌日に創部よりMRSAが検出され当科紹介となり，2日後に左下腿プレート抜去術を施行した（図5a）．その後は通常の洗浄とガーゼ交換が行われていた．創感染が軽快し，肉芽の形成がみられるようになったため左脛骨の皮質骨をさらにデブリードマンし，人工真皮を貼付して創内持続陰圧洗浄療法を開始した（図5b, c）．本法開始後6日目，10日目，21日目の所見では，骨露出部に人工真皮を追加して貼付したところ速やかに肉芽が形成され（図5d, e, f），骨が完全に被覆された36日目に左腰臀部より薄目の分層植皮術を行った．術後10ヵ月後の所見では膝関節の屈曲は良好で坐位，歩行器歩行は可能となった（図5g, h）．今後患者が希望すれば，皮弁などによる修正術を行う予定である．

文献

1) Argenta LC, Morykwas MJ：Ann Plast Surg **38**：563-576, 1997
2) Fleischmann W et al：Vacuum sealing as treatment of soft tissue damage in open fractures. Unfallchirurg German **96**：488-492, 1993
3) Müllner T et al：Br J Plast Surg **50**：194-199, 1997
4) 井砂　司ほか：薬理と治療 **30**：311-317, 2002
5) Venturi ML et al：Am J Clin Dermatol **6**：185-194, 2005
6) Attinger CE et al：Plast Reconstr Surg **117**：72S-109S, 2006
7) Borgquist O et al：Plast Reconstr Surg **125**：502-509, 2010
8) Isago T et al：J Dermatol **30**：299-305, 2003
9) Kiyokawa K et al：Plast Reconstr Surg **120**：1257-1265, 2007
10) Morinaga K et al：J Plast Surg Hand Surg **47**：297-302, 2013
11) 力丸英明，清川兼輔：形成外科 **57**：1349-1358, 2014

II章　急性創傷治療の実際

A. 外傷の初期治療

1. 顔面外傷の診断と初期治療
1）軟部組織損傷

　顔面は損傷を受けた場合，血行に富むため出血が多く，注意しないと重要な組織の損傷を見逃すことがある．十分に止血操作を行ってから，診断，処置を施す必要がある．注意すべきは，運動神経としては顔面神経，動眼神経，知覚神経としては三叉神経などであり，神経以外では，涙道，耳下腺管である．部位としては，瞼縁，口唇縁の処置に注意する．それらの多くは一度瘢痕化してしまうと，後日の再建手術は非常に困難であるため，初期治療の段階で適切に処理する必要がある．

1 神経

a．診断

1）顔面神経

　診断にあたってまず行うべきは，無麻酔の状態で，表情筋の運動を確認することである．止血のため局所麻酔剤を使用する場合は，注入する前あるいはその麻酔の効果が切れてから検査を行う．眉毛を挙上する（側頭枝），閉瞼する（頬骨枝），口角を挙上する（頬枝），下口唇を引き下げて，下の歯を見せる（下顎縁枝）という4つの動きがどの程度できるかを調べる．これで，カッコ内のそれぞれの枝の損傷程度を推測する．切断されていなくとも，neurapraxia（一過性神経伝導障害）であれば表情筋収縮はみられないが，検査によって損傷部を外科的に検査する必要のある部位が明確になる．

　開創して検査する場合は，神経断端が明らかにみえている場合を除いて，損傷部から剥離を始めるのは得策ではない．以下に述べる顔面神経の走行形態を頭に入れて，損傷を受けていない部分から剥離を始め，損傷部に達するようにすると，容易に目的を達する．

　顔面神経は耳垂下部の茎乳突孔から側頭骨外に出るので，顔面の軟部組織損傷に際して同時に受傷されるのはそれより末梢の部分である．顔面神経損傷を正確に診断するためには，側頭骨外の顔面神経の走行を水平方向に関してだけでなく，垂直方向に関しても知っておく必要がある．図1[1]は，350例の解剖体をもとに水平的な分布形式を集計したDavisによる有名な図であるが，目前にいる外傷患者が正確にどの型にあてはまるかを判断することは不可能である．この図からわかることは，各分枝の大体の走行と次の点である．①頬枝と頬骨枝は多くの交通枝を有するので，一方が損傷されても，もう一方から再生軸索が伸長し，機能回復が得られる可能性がある．

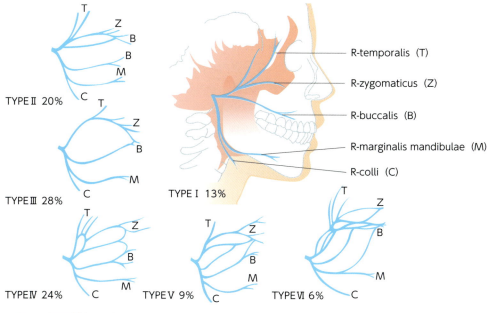

図1　顔面神経の走行1
（文献1より転載）

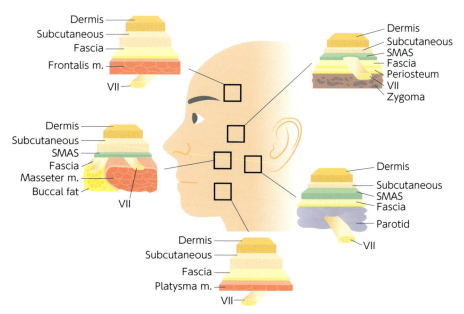

図2　顔面神経の走行2
（文献2より転載）

ただし，病的共同運動は起こるであろう．②側頭枝と下顎縁枝は，孤立して走行するので，損傷された場合，再建しないと永久的な機能障害が生じる．

垂直方向での走行は場所によって多様である（図2）[2]．茎乳突孔から側頭骨外に出た顔面神経

は，前下方に若干走行したあと，前方に向けて分岐するが，耳垂下部での位置はかなり深く，耳珠軟骨の前縁は三角形に尖って（そのため"pointer"と呼ばれる），その前下方約1cmの深さに顔面神経の本幹がある．その後，頬枝，頬骨枝は耳下腺の浅葉と深葉との間を前方へと走行するが，平面上を単純に走行するのではなく，耳下腺内を深さを変えながら走行する．耳下腺が存在する部位では，皮下とは耳下腺で隔てられるため，それほど浅くはならない．しかし，耳下腺の辺縁より末梢では，顔面神経は皮下を浅く走行するようになる．特に，耳下腺頭側上縁より頭側で，頬骨弓を越える部分では，筋膜と真皮の間にあるSMAS（superficial musculoaponeurotic system）と呼ばれる粗性結合組織のなかを走行しているので，注意を要する．頬骨弓上縁を2～3cm離れたところで，前頭筋深層を走行するようになり，深く位置するが，幾本もの枝に分かれるため，極端に細くなり，視認しにくくなる．

側頭骨外顔面神経の走行予想に関して，以下の事実が知られている．

①側頭枝は，耳珠の下方0.5cmと眉毛外側の頭側2cmとを結んだ線に沿って走行する（Pitangy, 1966）[3]．

②頬枝の1本は，耳下腺管（耳垂下部と上口唇中央部とを結んだ線に沿って走行）と伴走する．

③下顎縁枝は，顔面動脈が下顎下縁と交差する部分（intersection）より前方では，下顎下縁より頭側を走行し，後方では尾側を走行する．Balagopalらは202例の検討で，下顎縁枝はintersectionの尾側8mmと頭側5mmの間で，平均1.73mm尾側の部分を通ると報告している[4]．

2）三叉神経

顔面に分布する代表的な知覚神経は，眼窩上神経，滑車上神経，眼窩下神経，頤神経，耳介側頭神経などであり，いずれも三叉神経に属する．それぞれが顔面骨から出る部位とその後の走行，知覚の支配領域を知っておくことは，損傷を見逃さないために重要である（図3）．

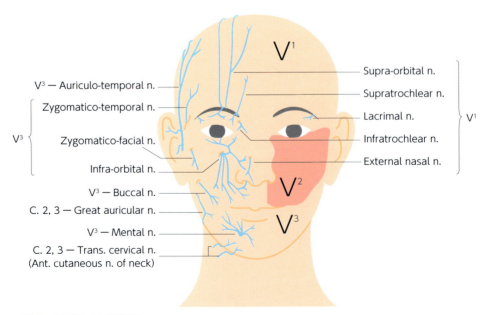

図3　顔面の知覚神経

（Grant's atlas of anatomy Anderson, JE Williams & Winkins 1983, 7-18より転載）．

b. 初期治療

　顔面神経の損傷部が判明したら，手術用顕微鏡を用いて，修復を行う．

　第一選択は，神経の直接縫合であるが，挫滅が強くて神経移植を要する場合も多い．必ず，腓腹神経などの神経採取に関して，術前にインフォームドコンセントを得ておくべきである．もし，再建手術が何らかの都合で不可能であれば，損傷部箇所を糸などでマークしておき，後日の便に供する．神経再建は受傷後，早ければ早いほどよいが，受傷後6ヵ月以内であれば，試みる価値はある（図4，図5）[5]．

　知覚神経では，運動神経に比べて損傷による機能障害が顕著ではないが，太い枝（本幹）が切断されていた場合は可能な限り神経縫合を試みるべきであろう．

　顔面外傷全体（骨折も含む）では，顔面神経としては下顎縁枝，三叉神経としては下歯槽神経や眼窩下神経の損傷が多い[6]．

　顔面の神経の縫合は，手術用顕微鏡を用いた拡大視野下に，10-0ナイロンを用い，神経上膜縫

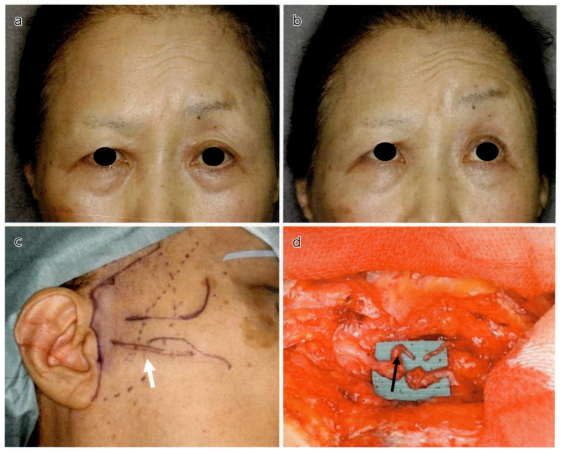

図4　症例1．右側頭枝切断例．71歳女性
　a，b：初診時．受傷後42日目．前頭筋に脱神経電位を認めた．
　c：手術時のデザイン（受傷後2ヵ月目，矢印は受傷による瘢痕）
　d：側頭枝．断裂部（矢印）．

II章　急性創傷治療の実際

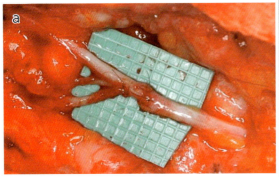
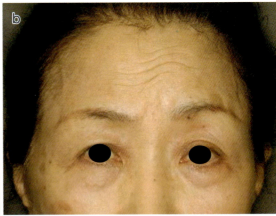
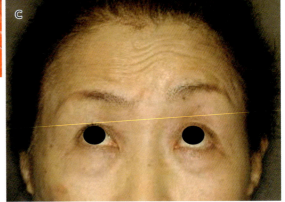

図5　症例1
a：神経縫合部．端々縫合と端側縫合．
b, c：術後1年．安静時の眉毛位置はほぼ左右対称となり，眉毛挙上は健側の50％程度まで回復．

合にて行う（図6）．この糸でも緊張が強過ぎて，離開する場合は，神経移植を行う．

2 耳下腺管

a. 診断

　耳下腺管は，耳下腺から発し，起始部付近では導管の周りに小さな副耳下腺を伴うこともあり，咬筋の外側面を横走し，咬筋と下顎枝の前縁で深部に向かって屈曲し，頬脂肪体，頬筋を貫いて上顎第2大臼歯の高さで耳下腺乳頭から口腔前庭に開口する．長さは，成人で太さ3mm，長さ約5cmに達する[7]．体表からの想定走行線として，耳垂基部と上口唇中央部とを結んだ線が知られる（図7）．なお，耳下腺管には，顔面神経頬枝の1本が伴走していることが多いので，創が耳下腺に達しているときには必ず頬枝の損傷の有無も検査する必要がある．創部から唾液の漏出があれば耳下腺管の断裂を疑うが，部位を特定するためには，耳下腺乳頭から造影剤を注入して耳下腺造影を行う．

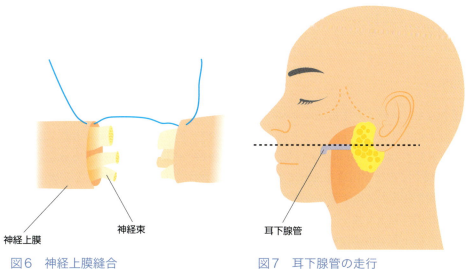

図6 神経上膜縫合
顔面神経は細いので，縫合糸が異物として神経束内を通過しないようにする．

図7 耳下腺管の走行

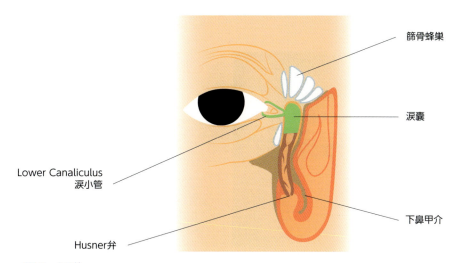

図8 涙道
(Janfanza P Rubin P. Orbit, Surgical Anatomy of the Head and Neck, Janfanza et al (eds), Lippincott Williams & Wilkins, Tokyo, 2001：p178より転載)

b. 初期治療

　耳下腺管が損傷されていた場合には，唾液瘻の防止のため断端を結紮処理すれば，一時的に耳下腺が腫脹するが，長期的には問題が生じないとする報告[8]もある．しかし，可能であれば拡大視野下に損傷あるいは断裂した耳下腺管を修復するべきである．修復後は一時的にステントとして1〜2週間シリコンチューブなどを口腔内の開口部から入れて留置しておくことが望ましい．

3 涙道

a. 診断

　涙道のうち，涙囊より末梢部は骨内にあるので，軟部組織損傷に伴って障害されやすいのは，涙道のなかのわずかな部分，つまり涙小管の部分で，長さは8mm程度である．涙小管は，涙点から2mmほどは瞼縁と直角に走行し，内側に向かい，内眼角靱帯の後方を通り，涙囊に合する（図8）．細くて再建が困難な部分でもある．瘢痕化すると，剝離することが極めて難しく，そのため，初期治療の段階で適切な処置が必要である．涙小管の断裂は，涙点からの生食の注入を行い，鼻腔内に通水可能かどうかで判定する．

　断裂した涙小管の再建は慣れないと，やや難しい．涙点を涙管ブジーにより拡張させることが重要で，シリコンチューブを，涙点から断裂部を通過させて，涙囊・下鼻道まで挿入する．そのチューブを包むように涙小管の縫合を行う．やはり拡大視野下に行うことが望ましい．チューブは2ヵ月ほど留置する必要がある．留置を確実にするためは，上・下涙小管に同時挿入できるヌンチャク型チューブが有用である[9]（図9）．

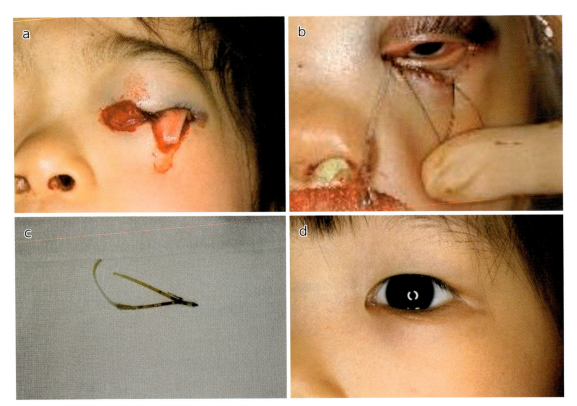

図9　症例2．左下涙小管断裂．3歳女性
　a：転倒して金具で，下眼瞼内側に裂創を負う．下涙小管は断裂．
　b：涙点から，ヌンチャク型シリコンチューブを涙囊に通し，顕微鏡下に涙小管を吻合．
　c：2ヵ月間留置して，抜去したチューブ．
　d：術後6ヵ月．流涙の訴えなし．

4 瞼縁

瞼縁は睫毛，瞼板，皮膚，結膜などから成る非常に複雑な部分である（図10）．これを正確に再建することは，機能的にも整容的にも非常に大切である．縫合に際しては，瞼板，睫毛線，Gray lineが円滑な連続性を保つように注意する．Gray line（時としてbrownにみえる）は，Riolan筋と呼ばれる眼輪筋の部分（睫毛の毛包とMeibom腺開口部との間の瞼縁を走行する筋線維束）に相当するとされ，Riolan筋は瞼縁を眼球に接着させる機能を有する．

瞼板縫合では，結紮した糸端は切らずに頬部皮膚にテープで固定しておくことが角膜保護の観点から通常行われる．眼瞼縁の凹凸は多少でも目立つので，欠損部分を五角形になるようにtrimmingして，瞼縁にくぼみをつくらないようにする工夫もよく行われる（図11）．

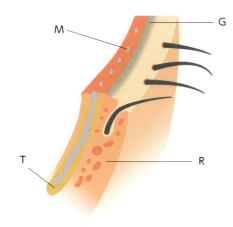

図10 瞼縁の構造（下眼瞼）
R：Riolan筋，M：Meibom腺開口部，G：Gray line，T：瞼板

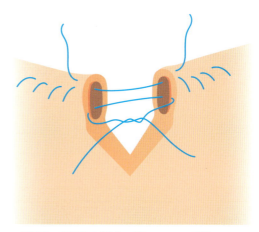

図11 瞼縁の縫合（Pentagon型）
Dog ear変形を故意につくって縫合部でのdimpleを予防する．

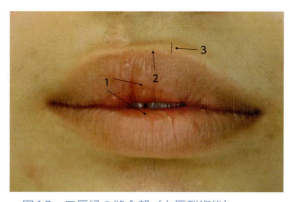

図12 口唇縁の縫合部（右唇裂術後）
1：dry lipとwet lipの境界線
2：赤唇縁
3：White roll

5 口唇縁

　口唇もまた複雑な構造を有するので，単純に縫合してはならない．縫合に際しては，①口輪筋②赤唇縁，③White roll，④dry lipとwet lipの境界線，の4ヵ所で段差や途絶が生じないようにすると，瘢痕が目立たない（図12）．

文献

1) Davis RA et al：Surgical anatomy of the facial nerve and parotid gland based upon a study of 350 cervicofacial halves. Surg Gynecol Obstet **102**：385-412, 1956
2) May M：Anatomy for the clinician. The Facial Nerve, 2nd Ed, May M (ed), Thime Medical Publishers, New York, p49, 2000
3) Pitanguy I et al：The frontal branch of the facial nerve：the importance of its variation in face lifting **38**：352-356, 1966
4) Balagopal PG et al：Anatomic variation of the marginal mandibular nerve. Indian J Surg Oncol **3**：8-11, 2012
5) 大河内真之ほか：Jump graft型舌下神経—顔面神経縫合術における麻痺発症後の経過観察期間と手術成績に関する検討．Facial Nerve Research Japan 35-37, 2014
6) Poorian B et al：Evaluation of Sensorimotor Nerve Damage in Patients with Maxillofacial Trauma；a Single Center Experience. Bull Emer Trauma **4**：88, 2016
7) 小田島悟郎：日本人耳下腺管の形態学的研究．歯基礎誌 **14**：465-481, 1972
8) Baron HC：Surgical correction of salivary fistula：report of five cases. Ann Surg **153**：545-554, 1961
9) 栗橋克昭：ヌンチャク型シリコーンチューブ—私のポイント—涙道手術と眼瞼下垂症手術，メヂカル葵社，東京，2006

A. 外傷の初期治療

1. 顔面外傷の診断と初期治療
2）骨折を伴っている場合

1 顔面骨骨折

　顔面外傷の治療において，一定以上の外力が加わったと考えられる場合は顔面骨骨折の可能性を念頭に置いておく必要がある．骨折部位は鼻骨が最も多く，その他頬骨，眼窩骨，下顎骨の頻度が高い．高エネルギー外傷では顔面多発骨折を認めることがある．

　原因としては交通事故，転倒，スポーツ，喧嘩などがある[1]．このうち交通事故による重度な顔面骨骨折の頻度は減少しているが，最近は高齢者の転倒事故による顔面骨骨折が増加の傾向にあるように思われる．

2 顔面外傷をみたら

　顔面骨骨折は鈍的な外力によって生じることが多く，単純な骨折では皮膚の挫創を伴っていないことが多い．多くは腫脹，内出血を認めるが，こうした症状がない場合もあるので注意が必要である．顔面の挫創に骨折を伴っている場合は，顔面神経断裂や耳下腺管断裂の可能性があるので慎重な診察を行う（図1）．

　顔面骨骨折を伴う顔面外傷では他に頭部外傷，眼球損傷などがないか確認することが重要であ

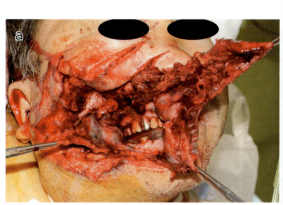
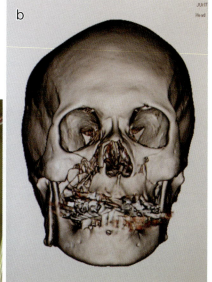

図1　重機による顔面挫創ならびに顔面骨多発骨折
本症例では顔面神経および耳下腺管の断裂を認めた．

る．また，顔面の損傷に気をとられ胸腹部の外傷を見落とすことのないよう注意を払う．

3 顔面骨骨折の診断

a. 鼻骨骨折

1) 症状

鼻出血，斜鼻・陥凹変形，鼻閉などの症状がある．受傷時の鼻出血はほぼ必発であるので問診で確認しておく．変形は受傷直後には明らかでも徐々に腫脹してくるとわからなくなることがある．

2) 画像診断

X線撮影では鼻骨の軸位および側面を撮るが軽微な骨折はわかりにくい．超音波診断でもある程度の骨折は見分けられるが確定診断にはCT撮影が必要である．CTでは鼻中隔の状態も確認する．

3) 整復

骨折の診断がついたら整復を行う．浸潤麻酔および局所麻酔で外来での整復も可能であるが，骨折の程度が強い場合や患者に不安があるようならば全身麻酔下での整復がよい．整復にはWalsham鉗子や骨膜剝離子などを用いるが，筆者はまず小指を挿入して指先で骨折の段差を触知してそのまま指の力での整復を試みるようにしている[2]．そのほうが粘膜の損傷がなく外来の場合患者の恐怖心が少ない．可能であれば超音波エコーで整復位が保たれているか確認し，整復位の保持が困難な場合は鼻腔内ガーゼパッキングを行う．外鼻の保護の目的で鼻ギプスを装着する．腫脹が強く変形がわかりにくいときは，数日経過をみて腫脹が引いた時点で行ったほうがよい（図2）．

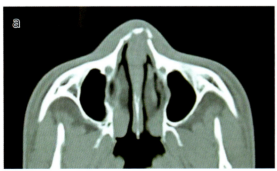 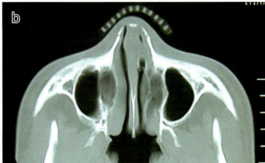

図2 野球プレー中に受傷した鼻骨骨折
  a：術前のCT画像
  b：整復後のCT画像

b. 頬骨骨折

1) 症状

頬骨骨折はある程度診察により診断することが可能である．症状として頬部の平低化，三叉神経第2枝の眼窩下神経領域にあたる上口唇や鼻翼周囲の知覚鈍麻・しびれ，開口障害，複視などがあげられる．歯根膜の知覚異常を咬合の異常と訴える場合があるので注意が必要である．また眼窩下縁の段差を触知できる場合もある．

2) 画像診断

確定診断にはCT撮影が最も有効である．CT画像では，骨条件での体軸断面（axial view），冠状断（coronal view），矢状断（sagittal vies）を描出し診断する．最近の機器では短時間のうちに3D化することが可能であり，3D-CTが得られれば骨折の全体像を容易に把握することができる．以前にルーチンで撮影していた単純X線によるWater's撮影，頬骨弓軸位撮影は，CT画像が得られればもはや必須の検査ではない．CT画像では頭蓋内損傷，頸椎損傷，側頭骨骨折，下顎骨頸部骨折などの有無にも注目し，これらを見落とすことのないよう注意する．

3) 治療

全身麻酔下での整復および内固定術が基本である．多くの症例では口腔内からのアプローチにより整復し，上顎骨外側縁をプレート固定することで良好な結果が得られる．眼窩外側の前頭頬骨縫合部に離開があり転位が大きいときは，眉毛下切開アプローチ，また必要に応じ下眼瞼アプローチを追加して眼窩外側縁及び下縁もプレート固定する．固定にはチタン製のミニプレートが用いられるが，安定した整復位が得られれば吸収性プレートが有用である（図3）[3]．

c. 眼窩骨折

1) 症状

眼球への直接の打撲だけでなく眼窩周囲への打撲によっても生じる．眼窩で骨の薄い下壁または内壁骨折が一般的である．下壁骨折では線状骨折と吹き抜け骨折がある．線状骨折は骨の弾力性がある若年者にみられ，成人以降では吹き抜け骨折となることが多い．線状骨折で眼窩内容が骨折部に絞扼されると上下方向の眼球運動制限，複視の症状が出る．下直筋が絞扼されると眼球の動きがブロックされ悪心，嘔吐，めまいなどのoculo-vagal reflex症状が認められる．

骨折の出血が上顎洞や篩骨洞を介して鼻から出ると鼻出血となる．また鼻をかんだり，すすると副鼻腔と眼窩内が交通しているため眼窩気腫や皮下気腫の原因となる．

眼窩下神経の損傷により頬骨骨折と同様の知覚障害が出ることがある．

2) 画像診断

確定診断にはCT撮影が最も有効である．CT画像では，骨条件での体軸断面（axial view），冠状断（coronal view），矢状断（sagittal vies）を描出し診断する．眼窩骨は非常に薄いので3D-CTでは細部の描出がわかりにくいことが多い．

吹き抜け骨折では上顎洞および篩骨洞内に眼窩内容が脱出しているのが確認できる．小児の線状骨折ではわずかな組織が骨折部に絞扼され骨折片はもとの位置に復位していることがある．

3) 治療

線状骨折で，眼球が第1眼位で固定し下直筋の絞扼が疑われる症例では，早期（48時間以内）

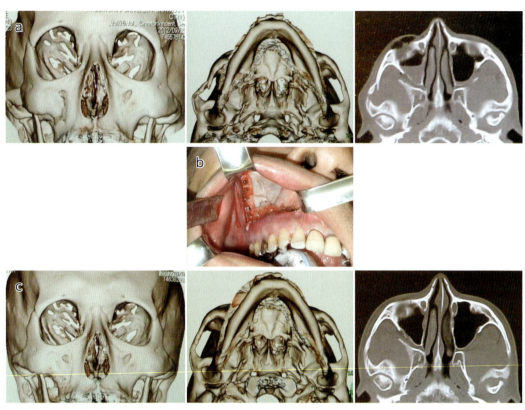

図3　右頬骨骨折
　a：術前．左；3DCT正面像，中；3DCT軸位像，右；単純CT軸位像
　b：術中の状態．吸収性プレートによる固定．
　c：術後．左；3DCT正面像，中；3DCT軸位像，右；単純CT軸位像

　の手術により絞扼の解除を行うことが勧められる．吹き抜け骨折でも眼球運動制限および複視は出現するが，多くは腫脹による眼球運動の制限であり保存的経過観察で改善してくることが多い．2～3週経過しても眼球運動制限がある場合は手術を考慮したほうがよい．また，眼窩内容の脱出量が多いと後に眼球陥凹が目立ってくる．受傷後しばらくは腫脹により眼球陥凹はマスクされているので，こうした点をよく患者と相談して手術を行うか決定する必要がある．

　眼窩底骨折の治療には眼窩からのアプローチと経上顎洞からのアプローチがある．眼窩アプローチでは下眼瞼縁切開もしくは経結膜切開から眼窩底に達する．眼窩内容を還納し眼窩底に何らかの支えを移植する．従来は腸骨移植が一般的であったが，最近吸収性のシート材が登場しドナーの犠牲がないことから広く用いられるようになってきた（図4）．経上顎洞アプローチでは内視鏡補助下に自然孔から，または上顎洞の前壁を開窓しバルーンカテーテルを上顎洞内へ挿入しバルーンを膨らませることで落ち込んだ眼窩内容を整復し下支える．

d. 下顎骨骨折

1）症状

　通常は開口に伴い著しい疼痛を訴える．咬合の不整，歯牙の段差などにより診断する．

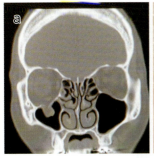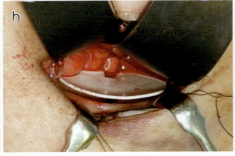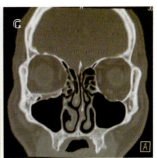

図4　右眼窩底骨折
a：術前CT冠状断，眼窩内容が上顎洞に脱出している．
b：眼窩内容を復位させたのち，吸収性シートを挿入した．
c：術後CT冠状断

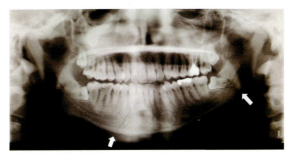

図5　下顎骨折のオルソパントモグラフ
頤部と左下顎角部に骨折線を認める．

2）画像診断

　骨折部位の確認には歯科で一般的に用いられるオルソパントモグラフィが有用である（図5）．歯牙の状態を確認するのにも必要である．ただし，坐位をとれない場合撮影は難しい．3D-CTも診断には有用である．下顎骨折では介達外力により下顎突起の骨折を伴っていることがあるので見落としのないよう注意が必要である．

3）治療

　下顎骨骨折においては咬合の再建が最も重要となる．下顎体部，角部の骨折では顎間固定をしてミニプレートによる固定を行う．できれば術前に顎模型からバイトスプリントを作製して顎間固定を行うことが望ましい．下顎突起の関節内骨折の場合は顎間固定による保存的治療が一般的である．関節外骨折の場合は下顎枝長の短縮を避けるため整復固定も考慮される．

e. 上顎骨折

1）症状

　上顎骨折の分類はLe Fort Ⅰ，Ⅱ，Ⅲ型骨折がよく知られている（図6）．ほかに上顎の縦割れ骨折（sagittal fracture）がある．上顎骨折は高エネルギー損傷であることが多いので，実際にはこれらの骨折が混在して，鼻篩骨や頬骨骨折を合併していることも多い．Le Fort型骨折では上

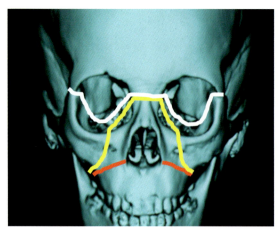

図6　上顎のLe Fort型骨折
赤線：Le Fort I 型骨折，黄線：Le Fort II 型骨折，白線：Le Fort III 型骨折

顎の動揺性（floating maxilla）がみられるが，しっかりと頭部を固定しないとわからないこともある．また，咬合の不整を認める．Le Fort型II，III型骨折では，嗅覚脱出，髄液漏の有無をチェックする．これらがあるときは頭蓋底の骨折を伴っていることが示唆される．多発骨折の場合，内眼角靱帯の付着部が移動し眼窩間距離が開大し，鼻篩骨骨折により鞍鼻変形，中顔面の陥凹によるdish face様の変形をきたすことがある．

2）画像診断

　　診断には3D-CTが最も有用である．

3）治療

　　上顎骨折は高エネルギー外傷であることが多く，出血・腫脹により気道閉塞をきたすことがある．こうした症例では気管内挿管をためらうべきではない．脳挫傷などを伴い挿管が長期に及ぶ場合は気管切開もやむを得ない．骨折に対しては整復固定が原則であるが，頭蓋底骨折により髄液漏を合併していたり，頭部・胸腹部外傷を伴うような場合，顔面骨骨折の治療が後回しになることがしばしばある．こうした場合は，顎間固定だけでもベッドサイドで早期に行っておくとのちの治療に進みやすい．

　　骨折の整復だけでは改善が認められないことも多く内眼角靱帯の固定，骨や軟骨移植による隆鼻を積極的に行ったほうがよいこともある．

文献

1) 田嶋定夫：総論．顔面骨骨折の治療，第2版，克誠堂出版，東京，p1-54, 1999
2) Ichida M et al：A repositioning technique for nasal fracture using the little finger. J Craniofac Surg 19：1512-1517, 2008
3) 小室裕造ほか：顔面骨骨折の治療戦略―頬骨骨折．PEPARS 112：44-51, 2016

2. 手の外傷—診断と初期治療
1) 皮膚，皮下のみの場合

　手・指の外傷は日常診療で頻繁に遭遇する外傷のひとつである．手は複雑かつ繊細な動きを有し，機能的にはもちろん，感情・意志の伝達などのコミュニケーションツールとして社会的にも極めて重要な器官である．本項では主に皮膚・皮下までの外傷について述べるが，診察した外傷が単に「皮膚・皮下まで」のものであるか，それ以上の損傷を伴っているのかを診断することは重要であり，適切な診断・初期対応により後遺症を最小限にとどめなくてはならない．

1 器具

　たとえ皮膚・皮下のみの場合であっても，手の外傷の処置にあたっては手外科・形成外科用の器具とルーペを用いて拡大視野下に処置を行うのが望ましい．atraumaticな操作が可能となるばかりでなく，肉眼では確認しづらい微細なガラス片・砂・アスファルトなどの異物除去もより確実となる．

2 止血

　動脈性の出血が認められる場合には早急な止血を要するが，出血点をはっきりと確認しないままの焼灼や結紮は副損傷の可能性があり，危険である．出血点を確認できない場合は圧迫止血を行い，手術室にて改めて出血点を確認し，確実な止血を行う．

3 所見・診断

　知覚麻痺の有無ならびにその範囲により，神経損傷の有無が推定可能であるが，局所麻酔・ブロック後では所見が得られなくなるため，麻酔を行う前に知覚・運動麻痺について所見をとる．母指基部背側（橈骨神経），母指・示指掌側（正中神経），小指掌側（尺骨神経）は各々知覚神経支配の特異性が高く，損傷された神経の推定に有用である．
　神経損傷に伴う運動障害として，手関節背屈・母指伸展（橈骨神経支配の橈側手根伸筋・長母指伸筋），母指IP関節屈曲・示指DIP関節屈曲（正中神経支配の長母指屈筋・示指深指屈筋），小指屈曲（尺骨神経支配の小指浅，深指屈筋）などが診断に有用である．その他，各々の腱損傷，断裂に伴う運動障害にも注意が必要である．
　骨折・脱臼を疑う場合はもちろん，異物の有無の確認を含めX線撮影を行う．
　神経損傷・腱損傷・脱臼・骨折が疑われる場合には直ちに専門医へのコンサルト・搬送が望ましいが，諸事情によりそれが行い難い状況下では適切な初期治療を行ったあと，翌日以降に専門医を受診することも考慮すべきである．

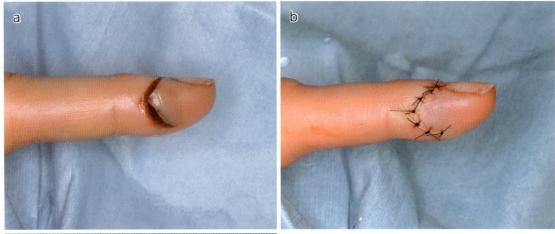
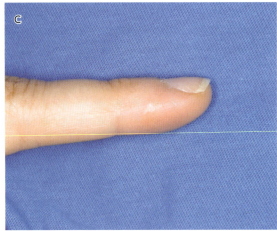

図1　ナイフによる指切創
　a：遠位茎の弁状創となっていた．指尖部の知覚は正常であった．
　b：Oberst法によるブロックを行い，創部洗浄，止血の後，5-0ナイロン糸にて縫合した．鋭的損傷であったため，デブリードマンは行わなかった．
　c：術後3ヵ月

4　開放創の処置

　創周囲の健常な皮膚はポビドンヨード石鹸などを用いて入念にscrubbing，洗浄・消毒を行う．創部は十分な量の生理食塩水を用いて入念に洗浄を行う．痛みのために十分な処置が困難な場合には麻酔を行う．小児では時に全身麻酔が必要となる場合もある．

5　麻酔

　前腕より中枢，止血帯を用いる必要がある場合には腕神経叢ブロックが用いられることが多いが，皮膚・皮下に限局した創では局所麻酔で対応可能な場合も多い．指ではその部位，大きさに

A．外傷の初期治療

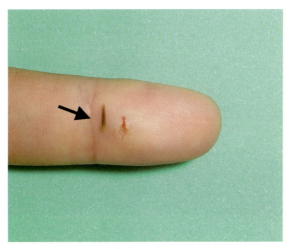

図2　刺創内の異物残存
　1週間前に示指に植物の棘が刺さり，自身で除去したが腫脹・疼痛が軽快しないため来院．刺入部の切開を広げ，創内に残存していた棘（矢印）を除去した．

かかわらずOberst法による指ブロックを行い，ペンローズドレーンやネラトンカテーテルなどで駆血を行うことで確実な処置が容易となる．

6 デブリードマン，異物除去，縫合

　挫創においては汚染・挫滅・血行不良となった組織を切除して創縁の新鮮化を図る．皮膚欠損が大きくなった場合には植皮・皮弁による被覆も考慮する．血行不良となった弁状創の部分の皮下脂肪を除去して全層植皮として生着を期待するのも有効である．創の汚染が強い場合はあえて開放創として二次治癒を図る場合もある．

　ガラス・カッターナイフ・包丁などによる鋭的な切創では必ずしもデブリードマンを必要とせず，直接縫合可能な場合も多い（図1）．いずれの場合においても創内に異物がないことを十分に確認してから閉創する．X線写真に写らない異物（木片，小さなガラス片など）にも注意を要する．刺創では小さな刺入部から十分な異物探索が行えないことも多く，必要に応じ切開を広げて創内の探索を行う．受傷の経緯を詳しく聴取するのも重要である（図2）．

　一般的に手指において真皮縫合は行わない．上腕・前腕においても最小限の真皮縫合にとどめる．指では5-0もしくは6-0，手や前腕では4-0もしくは5-0程度の太さのナイロン糸を用いる場合が多い．

7 術後処置

　皮膚・皮下までの創であれば強固な術後固定を要することはまれであるが，植皮を行った場合などは術後創部安静のための固定が必要となる．成人，特に高齢者においては不良肢位による関

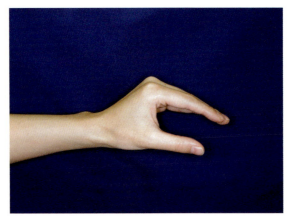

図3　intrinsic plus position
　手関節軽度屈曲，母指対立位，MP関節屈曲位，IP関節伸展位とする．

節拘縮が生じやすいため注意を要する．intrinsic plus position（手関節軽度屈曲，母指対立，MP関節屈曲，IP関節伸展）（図3）を保持するように固定・ドレッシングを行うことを原則とする．

8 感染防止

　創部の十分な洗浄，汚染組織・異物の完全な除去に加え破傷風の予防（抗破傷風ヒト免疫グロブリン，破傷風トキソイドの投与），ならびに術後数日間の抗生剤の投与を行い感染予防に努める．

2. 手の外傷—診断と初期治療
2）深部組織まで及ぶ場合の初期対応

1 診断

問診では，受傷日時や受傷機転，屋外や屋内などの場所，痛みやしびれなどの自覚症状を詳細に聴取する．次に視診により，損傷部位，皮膚の腫脹や出血，血行障害，変形の有無などを確認する．触診では，疼痛の部位，知覚，皮膚温，運動障害や関節・骨の不安定性などを調べる．初期治療における画像診断は，ほとんどの場合，単純X線検査のみでよい．X線撮影は正面と側面の2方向が原則であるが，必要に応じて斜位像やCT検査を追加する．

2 初期治療

手の外傷の治療では，診断から初期対応，後療法まで一貫した治療を行える医師が担当することが望ましい．手の外傷を専門としない医師が初診の場合には，初期治療として緊急に行うべき処置，すなわち，止血や固定などを行い，あとの対応は手の外科専門医へ紹介すべきである．

3 手指の骨・関節損傷

a. 末節骨骨折

末節骨骨折は，手指の骨折のなかで最も多く，開放骨折の頻度が高いとされている．骨折部の腫脹，皮下出血，圧痛，爪下血腫，骨折部遠位の転位などの症状を認める．治療は副子固定による保存療法が中心となるが，骨折部に転位のある場合や開放骨折例では，Kirschner鋼線などによる骨接合が必要となる．

1) 粗面・骨幹部骨折

爪下血腫を認める場合には，爪甲に注射針などを用いて穴を開けて血腫を除去する．爪甲脱臼を認める場合には，Schiller法などによる爪甲固定を行う[1]．骨折部に転位のない場合には，遠位指節間関節（DIP関節）の副子固定を3〜4週間行う．転位骨折や開放性骨折ではKirschner鋼線などによる骨接合を行う．

2) DIP関節内骨折（骨性槌指変形）

DIP関節の屈曲変形を呈し，他動伸展は可能だが自動伸展は不能である．診断ではX線撮影で骨折の有無を必ず確認する．伸筋腱損傷のみの腱性槌指や転位のない骨性槌指では，一般に装具などの保存療法が選択される．保存療法はDIP関節伸展位，近位指節間関節（PIP関節）屈曲位で副子固定を4週間行い，その後，DIP関節のみの伸展位保持の装具を4週間装着する．手術適応は開放損傷，骨片が関節の1/3以上を占めるもの，DIP関節が掌側に亜脱臼をしているもので，

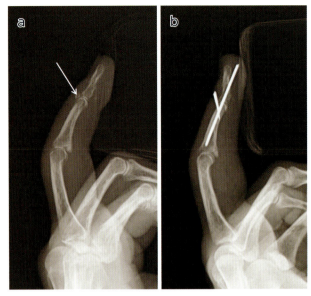

図1　骨性槌指変形
a：術前側面X線像．DIP関節内骨折を認める（矢印）．
b：術直後側面X線像．石黒法による整復を行った．

石黒法による経皮的ピンニングが，侵襲が少なく安定した成績が得られる[2]（図1）．

b. 中節骨・基節骨骨折

　閉鎖性骨折で転位のない場合や，徒手整復により十分な整復と固定性が得られる場合には副子固定による保存療法で対処してもよい．開放性骨折や斜骨折，らせん骨折などでは，経皮ピンニングまたは観血的整復固定術が必要となる（図2）．基節骨骨幹部骨折では，徒手整復後にMP関節屈曲位でのギプス固定での早期運動療法が選択されることもある[3]．

4　神経損傷

　刃物などによる鋭的な受傷機転の損傷で，神経断端の挫滅が軽度で，トリミング後の縫合時にも緊張のかからない場合には，一期的神経縫合の適応となる．受傷時の挫滅が強く，端々縫合するには緊張が強い場合には神経移植を考慮する．

　一般に手指の神経切断においては，神経上膜縫合による端々縫合を行う．正中・尺骨神経などの主幹神経では8-0ナイロン糸を用い，指神経などでは部位に応じて9-0か10-0ナイロン糸を用いる．顕微鏡下に神経断端の神経束配列を確認し，神経上膜表面の血管走行を目印として縫合する[4]（図3）．

A. 外傷の初期治療

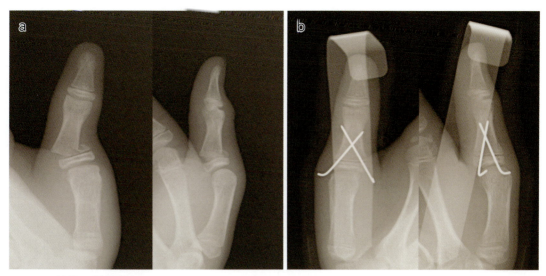

図2　基節骨基部骨折
a：術前2方向X線像．母指基節骨基部の脱臼骨折を認める．
b：術直後2方向X線像．徒手整復後，経皮ピンニングを行った．

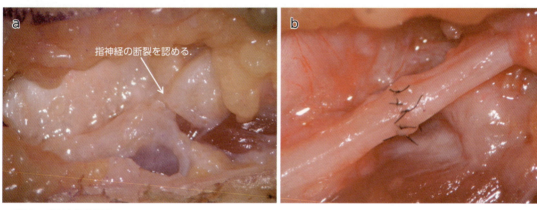

図3　指神経断裂
a：術前．小指指神経の断裂を認める（矢印）．
b：術直後．9-0ナイロン糸にて神経上膜縫合を行った．

5 腱損傷

　腱損傷の診断は通常容易である．指の自動伸展や屈曲が不能であれば腱損傷を疑う．屈筋腱の断裂があれば受傷指は安静位でも伸展位を呈する．鋭利な刃物などによる受傷の場合には，1cmに満たない創でも腱断裂を生じることがあり初期対応に注意を要する．

　指の屈筋腱は浅指屈筋腱と深指屈筋腱の2本があるので，それぞれを指ごとに検査する必要がある．深指屈筋腱のチェックは，PIP関節伸展位でDIP関節を屈曲させる．浅指屈筋腱のチェックは，隣接指の深指屈筋腱の影響を除去するため，ほかの指を伸展位に保持した状態で指を屈曲させる．ともにできなければ腱の損傷を疑う．伸筋腱では，示指および小指には総指伸筋腱以外

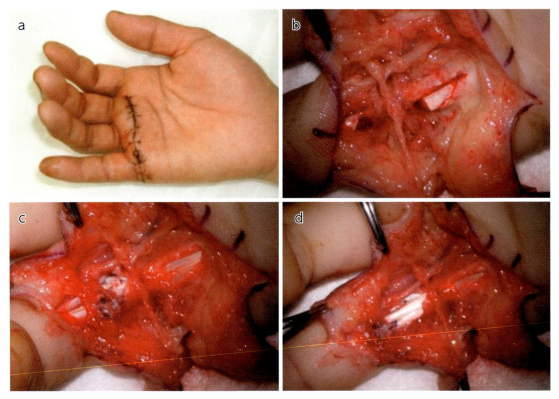

図4 屈筋腱断裂
 a：手掌挫創部
 b：小指屈筋腱の断裂を認める．
 c：Y-1法（6-strand）による腱縫合を行った．縫合後．指屈曲時
 d：縫合後．指伸展時

にそれぞれ固有示指・小指伸筋腱があるため，どちらか一方のみの断裂では伸展障害は認めない．

a. 屈筋腱縫合

　腱縫合は受傷後早期での対応が望ましい．皮膚切開は必要に応じて創部から延長し，指節皮線と直交しないジグザグ切開や側正中切開などを組み合わせて術野を展開する．腱の縫合は，縫合部断面を通過する縫合糸の数により，2・4・6-strand縫合に分類されるが，屈筋腱では強固な縫合が必要で，4-0ループ針や両端針を用いた4あるいは6-strand縫合を行う．そしてこれに，6-0ナイロン糸を用いた全周性の連続縫合を補助縫合として追加する[5]（図4）．術後は，創部の状態や患者のリハビリテーションに対する理解および協力度などを考慮して，固定法や早期からの他動・自動運動療法開始を検討する．

b. 伸筋腱縫合

　指部での伸筋腱断裂であれば，4-0または5-0ナイロン糸を用いた水平マットレス縫合で腱縫

合を行う．末梢側の断端が短く端々縫合ができない場合には，アンカーを用いて末節骨に縫着する．手背部では，4-0ループ針などを用いて2あるいは4-strand縫合を行い，6-0ナイロン糸で補助縫合を追加する．術後は，手関節30°背屈，中手指節間関節（MP関節）20°屈曲，PIP・DIP関節伸展位による4～6週間の伸展位固定を行う．

文献

1) 島田賢一：手・指の骨・関節損傷．形成外科治療手技全書Ⅲ　創傷外科，平林慎一ほか（総編集），克誠堂出版，東京，p108-118, 2015
2) 石黒　隆ほか：骨片を伴ったmallet fingerに対するclosed reductionの新法．日手会誌 5：444-447, 1988
3) 石河利広ほか：手指の骨・関節損傷．PEPARS 40：20-33, 2010
4) 五谷寛之：イチから始める神経血管損傷治療—神経縫合・血管吻合の基礎．PEPARS 91：28-37, 2014
5) 津下健哉（編著）：屈筋腱損傷・伸筋腱損傷．私の手の外科　手術アトラス，第3版，南江堂，東京，p299-386, 1999

2. 手の外傷—診断と初期治療
3）切断肢（指）の初期対応

1 切断肢の初期対応

　切断肢（major amputation）では，切断組織に筋肉を多く含むため，再接着術を行う場合，6時間以内に血行再建が必要となる．術後合併症，特に再灌流障害（replantation toxemia）により，術後透析が必要となる場合が多く，24時間体制で全身管理ができる専門施設でなければ対応が困難である．したがって，対応可能な施設でなければ安易に受け入れず，早急に専門施設への搬送を促すべきである．局所だけでなく，全身を診て機能予後を見極めた上で，再接着術に踏み込まないと患者に大きな不利益を招くおそれがある．

a. 適応

①切断肢のほかに大きな外傷はなく，全身状態・基礎疾患が手術に耐えうる症例．
②以下のことを説明し，患者および家族に理解と同意を得られた症例．
・術後合併症（replantation toxemia，挫滅症候群 crush syndrome，筋肉壊死，術後出血など）でときに生命の危機にさらされること
・長期の治療期間を要すること
・追加手術（皮弁，神経移植，骨移植，腱剝離，腱移行など）が必要となること
・広範囲の挫滅や引き抜き（デグロービング）損傷など損傷程度によっては，機能予後がかなり不良である[1]こと（ときに断端形成より機能予後が不良となる可能性がある）
③上肢切断，特に前腕切断では，肘関節が温存されており，再接着のよい適応である．
④下肢切断では，義足の進歩により，一方の足が機能的に保たれていれば，断端形成のほうが機能予後がよいとも考えられる．特に下腿切断の場合は，膝関節も温存されており再接着の適応に慎重を要する．

2 切断指の初期対応

　切断指（切断して離れてしまった指）の有無により，治療および初期対応も異なる．切断指がない場合，まず本当にないのかを確認する．特に軍手のなかに残ったまま捨てられていることが多いが，使用可能な場合が多く，必ず拾って持参してもらう．

a. 切断指がない場合

　切断指がない場合は，かつて皮膚が閉創できるまで骨断端を短縮する断端形成術が行われてきた．しかし，可能な限り皮弁で指長を温存し安易に短縮すべきではない．骨露出がなければ，人

工真皮や創傷被覆材，アルミホイル被覆法などでの保存的治療でもよいので，後日専門医に紹介すればよい．デグロービング損傷のような広範な骨露出や軟組織欠損例では，露出による感染も考慮し，すぐに皮弁再建や腹壁などの皮下に露出組織を埋入する tissue banking[2] も検討すべきである．指尖部においては爪，特に爪母損傷の有無は重要である．爪母が残存する場合，鉤爪など爪変形をきたさないように皮弁再建を（場合により骨移植も）行うべきであり，骨短縮や無理な閉創はせず，早めに専門医へ紹介すべきである．

b. 切断指がある場合

切断指がある場合は，再接着術が第一選択である．切断指が適切に保存できれば，12～24時間程度は待機可能であるが，再接着術は緊急手術として行うので，できるだけ早くマイクロサージャリーが可能な専門施設への搬送が必要である．指尖部であっても，マイクロサージャリーの発達により再接着術が可能となっている．小さな組織の切断であっても専門施設へ紹介搬送すべきである．

搬送前後の手順および分類，手術適応，手術手順について述べる．

1) 搬送前手順

救急隊から搬送される場合は，まず受傷状況や切断指の状態などの情報を聴取し，切断指の処置および保存方法を伝える．切断指は，基本，どのような状態であれ持参してもらう．切断指は，①温めない，②乾かさない，③汚さないように注意して保存する．清潔な水で湿らせたガーゼで切断指を包んでビニール袋に入れ，外から氷で冷やしておく（図1）．凍傷となるためドライアイスや冷凍庫などには入れない．一方，不全切断例では，切断組織への血行路を確保するため，切断および脱臼部位を直ちに整復し，シーネなどで固定する．再接着を前提とする場合，止血は原則としてガーゼを当て包帯による圧迫止血とする．以上の処置を行い，すぐに専門医に託すか，専門施設へ搬送する．

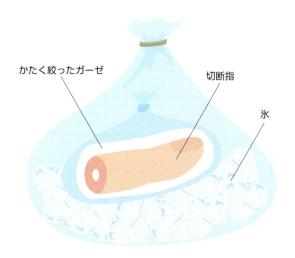

図1　切断指の保存の仕方

2）搬入後手順

　搬入までの出血量を想定し，必要に応じて全身管理を行い，受傷状況（いつ，どこで，どのように受傷したか）を問診しながら診察していく．まず，切断指中枢断端の状態を確認する．断端の出血や患指の血行および知覚，運動，肢位を診察する．診察後，必要に応じて麻酔を施し，洗浄，消毒処置を行う．出血に対しては，まず圧迫止血を試みる．出血のコントロールが困難な場合はターニケットなどで時間を区切って駆血し，可能であればvascular clipなどでクランプする．次に切断指の切断レベルおよび損傷の状態を観察する．洗浄，消毒後，切断指は清潔な生理食塩水を含ませたガーゼで包み，清潔な蓋付きのケースなどに入れ，外から氷で冷やしておく．

　X線検査は，比較のため，切断指および健側手も含め，両手2方向を撮影する．

　技術的に再接着が可能かどうかを判断したうえで，患者とその家族に対して，切断の状況および治療に関するインフォームド・コンセントを行い，最終的な手術方法を決定する．

3）分類

　組織連続性の有無により，手指切断は完全切断と不完全切断に分類される．切断部位に関しては，玉井の分類[3]が一般的に用いられる（図2）．切断の状態は，山野の分類，①鋭利切断（clean cut，guillotine），②局所挫滅切断（local crush），③広範囲挫滅切断（extensive crush），④引き抜き・剝脱切断（avulsion，degloving）で分類される．

4）手術適応

　切断手指再接着の絶対適応は，①母指切断，②多数指切断，および③小児の切断である．しかし，患者は5本の指の維持を強く求める傾向にあり，単指であっても機能的に十分な回復が見込める場合は，すべて再接着の適応である．ただし，①12時間以上，温阻血状態に置かれた指，②全身性疾患を有し，麻酔に際して危険の高い症例，③術後管理が困難な精神疾患患者，および④再接着を希望しない患者は適応外である．

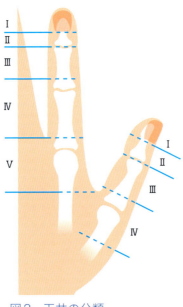

図2　玉井の分類

5) インフォームド・コンセントの要点

まず，患者が再接着を希望していることを確かめる．再接着術の利点と欠点を，断端形成術と比較し説明する．再接着術の場合は，以下のことを十分に説明して承諾を得ておく．

- 顕微鏡で行う難易度の高い技術を要する手術である．
- 入院治療が必要で，治療期間が長くなる．
- 喫煙者は禁煙が必要となる．
- 抗血栓療法の点滴が必要である．
- 吻合血管が閉塞し壊死となる可能性がある．
- 吻合血管の閉塞は最初の48時間以内に起こることが多く，場合により緊急に血栓除去術や血管移植術を追加する可能性がある．
- 挫滅が強い症例や引き抜き損傷では生着率が低く，壊死に至る可能性が高い．
- 壊死してしまったときには，局所皮弁を用いた断端形成術，腹壁有茎皮弁などでのtissue banking，もしくは足趾移植やwrap-around flap[4]が必要となる場合がある．
- 指尖部切断では動脈しか吻合できないこともあり，術後瀉血を要することもある．その際，出血により貧血や出血性ショックとなり，輸血を要することもある．また，うっ血時は，吻合可能な静脈がみつけやすくなっていることが多く，後日，静脈吻合（delayed venous drainage）を行う可能性がある．
- 指尖部切断では吻合可能な血管がみつからなかった場合，composite graft[5]かBrent変法[6]，graft on flap法[7]など，術式が変更する可能性がある．

6) 麻酔・駆血方法

指ブロック（digital block）は有用な麻酔であるが，腫れにより循環障害をきたす可能性があり，血行が重要な再接着術や皮弁再建，複数指損傷では避ける．腕神経叢ブロックなどの伝達麻酔もしくは全身麻酔下に，ターニケットを装着して駆血し行う．

7) 手術手順

再接着で組織修復する順序は，一般的に骨→腱→神経→動脈→静脈→皮膚の順で行う（図3）．必ずルーペまたは顕微鏡下で，手台の上で手術を行う．

① 切断指および中枢断端より，骨，腱，神経，血管を同定する．
② 骨接合を行い，掌側で屈筋腱，背側で伸筋腱を縫合する．

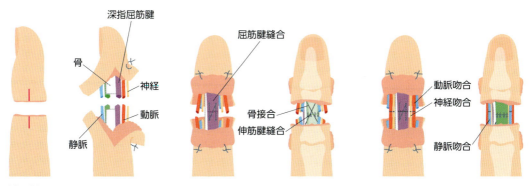

側正中切開

図3　手術手順

③顕微鏡下に掌側で神経と動脈，背側で静脈を吻合する．

　神経は神経上膜-周膜吻合もしくは神経上膜吻合を行う．術後血行動態を維持するため，少なくとも動脈1本と静脈1本の吻合が必要である．血管吻合を行う際は，血管内膜を損傷しないよう注意を払う．また，血管の損傷部位を確実に切除し，欠損や緊張が生じた場合は，無理に吻合せず，静脈移植を行う．

④皮膚縫合，閉創

　神経，血管および腱は，皮膚・皮下組織で完全に覆う必要があるが，閉創困難な場合は無理せず，植皮を行う．

8) 術後肢位

　術直後は，再接着手指を機能的肢位（functional position：手関節0〜20°背屈，MP関節30°屈曲，IP関節伸展位）に保ち，緩めの包帯（bulky dressing），ギプス・シーネ固定を行う．ドレッシングは，血行を常に観察できるようにしておく．

文献

1) 石川浩三：上肢のMajor Amputation．MB Orthop 15（7）：26-34, 2002
2) 平瀬雄一：やさしい皮弁 皮弁手術のベーシックテクニック．克誠堂出版，東京，p58-59, 2009
3) Tamai S：Twenty years' experience of limb replantation；review of 293 upper extremity replants. J Hand Surg 7：549-556, 1982
4) Morrison WA, et al. Thumb reconstruction with a free neurovascular wrap-around flap from the big toe. J Hand Surg 5A：575-583, 1980
5) 楠原廣久ほか：指尖部切断におけるcomposite graftの検討．形成外科 50：737-742, 2007
6) Brent B：Replantation of amputated distal phalangeal parts of fingers without vascular anastomosis, using subcutaneous pockets. Plast Reconstr Surg 63：1-8, 1979
7) 平瀬雄一ほか：新しい再接着—指尖部切断に対するgraft on flap法の実際．日手会誌 20：501-504, 2003

3. 手以外の四肢の外傷
1) 軟部組織のみの損傷

1 状況の把握

　皮膚・皮下組織の損傷は受傷機転（受傷時の外力の程度や外力の方向）により，大きさ，深さ，損傷の程度が決定される．また，受傷場所（屋内，屋外）により創部の汚染度も異なる．さらに，局所治療の前に把握しておかなければならない病歴として，全身状態（気道，呼吸，循環），基礎疾患や治療中の疾患（出血傾向を示す疾患，糖尿病，抗凝固治療の有無）などがある．これらを総合的に判断し，治療の優先順位と方針を決定する．局所所見では，異物の有無と創内の汚染度，深部組織（骨，神経，血管）損傷を確認する．骨折は，可能であれば，健側を含めた2方向のX線を撮影し評価する．神経損傷は手指の動き（運動神経の損傷）や表在知覚検査（知覚神経の損傷）により確認されるが，局所浸潤麻酔の前に行わなければならない（実際は疼痛のため検査できないことも多い）．また，腱損傷は罹患部位の中枢と末梢の解剖をよく理解したうえで診察する必要がある．そして，これらの確認事項は必ず医療記録に記載しておく．

2 局所処置の準備

　まず，除痛を目的として損傷の部位と範囲を勘案し，全身麻酔，神経ブロック，局所浸潤麻酔のいずれかを単独であるいは併用で行う．

3 局所処置

　除痛後に駆血を行い局所の観察と洗浄を行う．直視下で確認できる異物を除去し，大量の生理食塩水で洗浄を行う．創内の洗浄は生理食塩水が最もよく用いられている．ポビドンヨードは周囲皮膚の消毒洗浄に用いる．洗浄後，再度創内の浮遊した異物や組織を除去する．併せて外科的デブリドマンを行い，生着の疑わしい組織は除去する．受傷時に圧挫や牽引などを受けた組織や逆行性にtrap door状となっている剝脱創の場合は，皮膚・皮下組織の血流が悪く壊死に陥る可能性が高いので注意を要する．デブリドマンが終了した時点で駆血を解除する．解除直後は多量に出血しやすいので，包帯で圧迫し10〜20分待ったあとに遠位側から少しずつ包帯を解除し，結紮や双極電気メスにて出血点を丁寧に止血していく．組織の状態を再度観察し，必要であれば追加のデブリドマンを行う．

4 治療

　四肢軟部組織損傷の治療は保存的治療か手術治療が選択される．両者どちらも選択可能である場合や，手術治療を前提として保存治療を行う場合など，局所所見と全身状態などを勘案して決定する．

a. 保存的治療

　汚染創や術後腫脹（筋肉の損傷が重度）が危惧される場合は，創部は開放して保存的治療を行う．また，受傷後24時間以上が経過した場合も感染をきたす可能性が高いと判断し，開放創として保存的治療を行う．局所処置では創傷被覆材や外用薬を単独あるいは併用して使用する．汚染の少ない場合は創傷被覆材を用いるが，創傷被覆材はその種類により滲出液の処理能力に違いがあるため，滲出液量を考慮して，創面を良好な湿潤環境が保てるように選択する．具体的にはポリウレタンフィルム，ハイドロコロイド，ポリウレタンフォーム，ハイドロファイバーなどがある[1]．また，近年は抗菌効果を期待した銀を含有した被覆材も使用可能である．汚染が強い場合，壊死組織の残存や感染が疑われる場合は抗菌外用薬を用いる．局所の洗浄とベッドサイドでのデブリドマンを追加しながら，創部の状態に合わせて外用薬を選択し使用する．創傷被覆材使用時と同様，創内の滲出液が過剰とならないように注意が必要である．外用薬には，抗菌効果を目的とするもの，肉芽の増生を目的とするものがあり，創部の状態に応じて変更する．

b. 手術治療

　創閉鎖の方法としては，縫縮（一次縫合），皮弁（局所皮弁，遠隔皮弁，遊離皮弁），植皮がある．このほか，皮膚欠損部に一時的に人工真皮を貼付する場合もある．皮膚欠損がない場合は，創部の汚染がなく，受傷後24時間以内であれば一期的に縫合が可能である．縫縮が困難な場合は植皮術が施行される．通常，生着の良好な分層植皮が用いられる．また，剝脱された皮膚を用いて植皮を行う場合もある．創面（植皮の移植床）の血流が乏しい場合には局所皮弁により被覆し皮弁を移動した欠損部分に植皮をする．また，腹部皮弁などの遠隔皮弁も適応となる．遊離皮弁は通常創部の状態が落ち着いてから二期的に行う．このほか，初療時は人工真皮を用いて一時的に創を被覆し，二期的に創閉鎖する場合もある．現在日本には3種類の人工真皮がある．基本的にはどれも使用可能であるが，それぞれの特徴を理解して使用することが望ましい[2]．

c. その他

　二期的創閉鎖までの創傷管理法として2013年より局所陰圧閉鎖療法が施行できるようになった．局所の感染徴候がないことを確認したあと，ポリウレタンフォームあるいはコットンを用いて創部を被覆，創部を半閉鎖状態として-75〜-125mmHgの陰圧を負荷することにより，滲出液を管理し局所の肉芽増生を図るものであり，本治療により創閉鎖までの期間を短縮することが可能となった[3]．

5 症例

a. 症例1

65歳，男性，下腿剥脱創．土木作業中に機械のキャタピラに巻き込まれて受傷した．創を生理食塩水で洗浄後，挫滅の高度な皮膚，皮下組織を切除した．一部筋腱の露出を認めたが，骨，血管などの深部組織は問題なかった．後脛骨動脈，脛骨神経が露出していたため，人工真皮（ペルナック®）を貼布した．経過は良好で人工真皮は生着した．術後14日，人工真皮上に分層植皮を施行し創を閉鎖した（図1）．

b. 症例2

12歳，男児，下腿剥脱創（degloving injury）．トラックのタイヤに足を轢かれ受傷した．受傷当日，洗浄と最小限のデブリドマンを施行し，剥脱皮膚を可及的に縫合した．受傷10日目，剥脱皮膚はほぼ全層壊死に陥ったため，壊死部分をデブリドマンした．下床は真皮と皮下組織であったため，NPWT（VACシステム®）を施行した．NPWTにて良好な移植床が形成され，受傷後24日目，頭皮からの分層植皮術にて創を閉鎖した．植皮片は引き続き，NPWTにて固定した．植皮は全生着した．術後3年，色素沈着は軽微で機能的に問題ない（図2）．

c. 症例3

66歳，男性，前腕皮膚欠損創．清掃作業中，機械に接触し受傷．剥脱された皮膚片は比較的クリーンであり，植皮として十分使用可能と思われた．創部を生理食塩水で洗浄後に止血した．

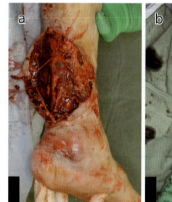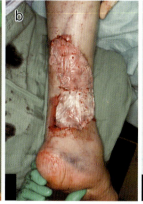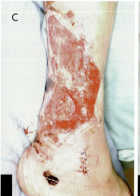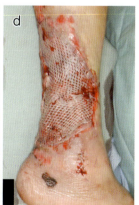

図1　症例1
a：皮下組織と皮神経は挫滅剥脱されている．異物を認める．
b：創部下床に血管，神経が露出していたため人工真皮（ペルナック®）を貼布した．
c：人工真皮は赤色となり生着している．表面を軽くガーゼで擦過した．
d：1.5倍メッシュ分層植皮を施行した．

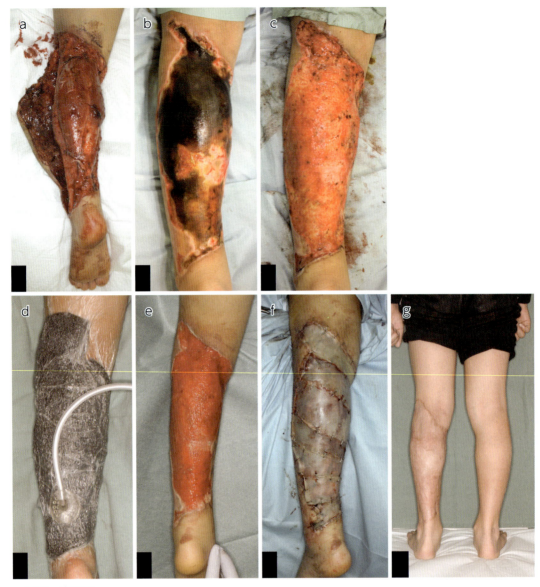

図2 症例2

a：剝脱皮膚は筋膜上で剝離されている．皮膚・皮下組織の挫滅も高度である．
b：皮膚は黒色壊死となった．一部に肉芽を認める．
c：壊死組織を除去した．一部の真皮は温存できた．
d：下床に壊死組織はなく，真皮，皮下組織であったので，NPWTを施行した．陰圧は下腿であることを考慮し，若干弱めの－100mmHgとした．
e：2週間後，創部は良好な肉芽に置換された．
f：頭皮からの分層植皮片をシート状に植皮した．
g：術後3年目．色素沈着は軽微であり機能的な障害はない．

皮膚片は辺縁をトリミング，裏面の脂肪組織を除去し全層植皮片として植皮した．植皮の固定はNPWT（VACシステム®）を用いた．経過は良好で術後5日目で植皮は問題なく生着した（図3）．

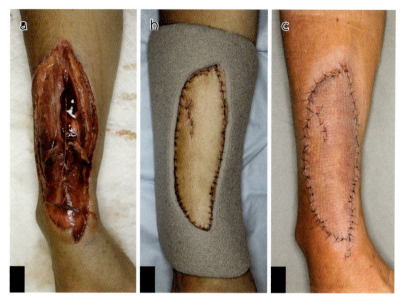

図3　症例3
a：前腕橈側の皮下レベルで皮膚が剝脱され，腕橈骨筋の一部も剝脱された．
b：植皮片の周囲からのコンタミネーション防止目的で，銀含有のポリウレタン創傷被覆材を植皮片周囲に貼布した．
c：術後5日目，植皮は生着した．

文献

1) 稲川喜一ほか：創傷被覆材—最新の動向と使用法のコツ，創傷被覆材の種類と選択．形成外科 **55**：237-246, 2012
2) 島田賢一：人工真皮の現況と展望，人工真皮と陰圧閉鎖療法を用いた皮膚・皮下組織欠損の治療．形成外科 **58**：1333-1342, 2015
3) 島田賢一：陰圧をかけるシステムの比較（V. A. C®. RENASYS®, PICO®, SNaP®）．Pepars **97**：20-28, 2015

3. 手以外の四肢の外傷療
2）骨折を伴う場合の初期対応

　四肢の骨折は，開放・閉鎖にかかわらず，出血による受傷部位周辺組織の腫脹が必発である．続発するコンパートメント症候群の発症を防止するための減張切開の有用性やそのタイミングについては他書に譲ることにして，ここでは四肢の骨折と組織欠損（創傷）がある場合のその修復の時期と方法について述べる．

　四肢の骨折に組織欠損を伴う場合，前述の腫脹により，組織欠損部に緊張を伴う一期的な創縫合は腫脹によるコンパートメント症候群の発症を招くので避けるべきである．また多くは汚染創であり，デブリードマン・洗浄の一般的処置ののち，骨固定は創外固定が勧められる．

　設備と人員の整った施設であれば血流の良い遊離皮弁で骨露出部や広範囲組織欠損を一期的に被覆することも考慮されるが，まずは人工真皮による被覆を考慮するのがよい．7～10日間の創管理により感染の有無や人工真皮の状態を把握したあとで遊離皮弁・局所皮弁・人工真皮部位への分層皮膚移植のいずれかを選択すればよい．受傷時に人工真皮を正しく貼付することによりその後の治療方針が待機できる意義は大きい．

　まずは創部の徹底的な洗浄と汚染された組織のデブリードマンである．大量の生理食塩水で創部の洗浄後，汚染された組織は可及的に切除する．注意が必要なのは礫創などで剝脱創となっている部位は血流が不良であり，いずれ壊死となるため，汚染していなくともこれらも切除する．切除組織が広範囲になる場合はこれを破棄せずに皮下脂肪を除去し，得られた全層皮膚を凍結保存しておき，のちに人工真皮部位に形成された真皮用組織にこれを分層皮膚として移植すれば新たな採皮創がなくて済むので無駄がない．ただし，皮膚剝脱創の血流の評価や皮膚の凍結保存には熟練した形成外科医（創傷外科専門医）の介入が必要となる．剝脱創の血流評価が困難でそのまま戻した場合は，遷延壊死となった部分を感染が成立する前に切除する．壊死組織の切除部分は二期的になるが組織欠損の深さにより遠隔部からの植皮・遊離皮弁が適応になる．

　貼付する人工真皮の種類は問わない．人工真皮貼付の前には人工真皮下の血腫形成を予防するために出血点を確実に止血する．骨露出部がある場合，小さければそのまま人工真皮を貼付すればよいが広範囲な場合は簡単な筋弁・皮弁で被覆する．筋肉自体は血流がよく感染・壊死に抵抗する．

　人工真皮部分の術後の創管理を慎重に継続するが，同部位に局所陰圧閉鎖機器を装着するのも一方である．3～4日に1回のベッドサイドでのスポンジ交換で，良性肉芽の増生がさらに期待できる．ガーゼ汚染などで煩雑になりやすい四肢の損傷の包帯交換の人的資源も温存できる．また，包帯交換時にb-FGF製剤（フィブラストスプレー）を併用することも，良好な移植床を形成するために有利である．汚染創の判断が困難で人工真皮の初期の貼付も躊躇されるときにも，局所陰圧閉鎖機器の利用は有用である．感染が回避されたならば組織欠損の範囲・深さによって植皮・人工真皮・局所皮弁・遊離皮弁を選択すればよい．

　人工真皮の貼付後に感染徴候が認められれば，これを除去し適宜洗浄処置などを追加する．感染がなく経過しても，組織の欠損・陥凹が大きければ遊離皮弁や局所皮弁を考慮する．そうではなく人工真皮部分の真皮用組織が問題なく成熟していれば，他部位から分層皮膚を採取して二次植皮を施行し治癒が完結する．凍結保存した皮膚があればこれの利用により採皮部の犠牲が減少

でき侵襲はさらに低下する．

●症例呈示

症例

　61歳，男性．右下肢脛骨腓骨骨折，中足骨骨折，皮膚剝脱創．

　バックしてきたフォークリフトに右下肢を轢かれ右膝周囲の組織欠損と脛骨腓骨骨折，中足骨骨折，大腿末梢1/2から踵部までの皮膚剝脱創を受傷した．足背動脈と後脛骨動脈の血流はドプラ聴診器で確認した．膝関節を中心として約20cmの範囲は全周性に皮膚が剝脱し，膝関節内側から前方の皮膚がトンネル状に連続していた．膝窩部から内側末梢側に向けて皮膚は剝脱し，腓腹筋内側頭は下腿中央付近で断裂し中枢側に翻転しており，血流はやや不良であった（図1）．

　直ちに整形外科により創部の洗浄と大腿骨と踵骨・距骨への創外固定を行ったあとに形成外科に開放創および皮膚剝脱創の処置となった．

　腹臥位でイソジンスクラブによりさらに洗浄を行い，皮膚を可及的に縫合閉鎖後，赤外線観察カメラシステム（Photodynamic Eye：PDE浜松ホトニクス社）で血流を確認し，即座に血流の認められない部位をマーキングした（図2）．PDEにより血行不良と判断した部位の皮膚を切除し，この脂肪織を除去し全層皮膚としてから凍結保存を行った（図3）．骨折部は明らかな解放は認めず，筋膜の一部汚染している部分は切除し，腓腹筋内側頭はもとの位置に戻して可及的に筋膜を縫合閉鎖した．残存する弁状皮膚を筋膜に緩く固定し，生じた組織欠損部にドレナージ孔を開けた人工真皮（インテグラ）を貼付し固定した（図4）．固定した弁状の皮膚下にはシリコンドレーンを挿入し，足尖方向から圧迫包帯にて固定した．

　受傷7日目に人工真皮下の血腫形成がシリコーン膜下に透見され，全身麻酔下に同部の確認を

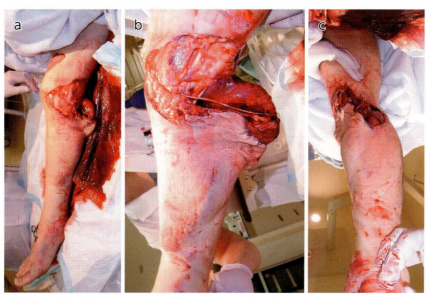

図1　受傷直後

行ったところ縫合した腓腹筋内側頭の壊死を認め，これを切除し，同部は開放創とした（図5）．

以後定期的にガーゼ交換を行い感染徴候は認めなかったため，受傷26日目に最終的な創閉鎖を施行した．人工真皮の貼付部分には良好な真皮様組織が構築されていた（図6）．周囲の残存する壊死組織は出血点の認められる深さまでデブリードマンした（図7）．凍結保存していた全層皮膚は急速解凍したあとに十分に洗浄し，13/100inchの分層皮膚とし，さらに3倍メッシュとしたが創部を十分に被覆できなかったため左大腿外側から9/1,000inchの分層皮膚を採取し，同様に3倍メッシュとして移植した（図8）．

植皮は全生着し，歩行リハビリテーション目的に転院した．

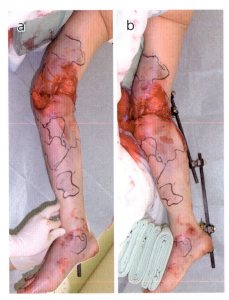

図2　血行不良部のマーキング

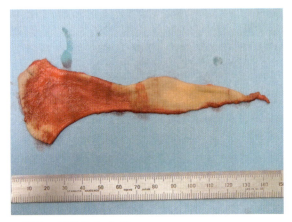

図3　切除した皮膚
全層皮膚としてある

A. 外傷の初期治療

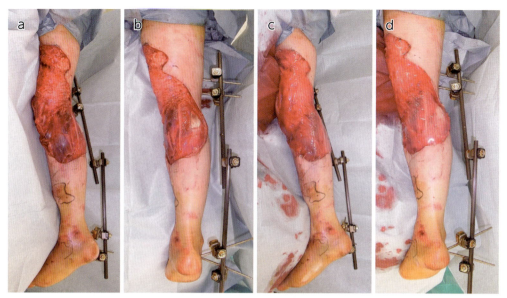

図4 腓腹筋内側頭縫合閉鎖し，弁状皮膚を緩く固定し，組織欠損部にドレナージ孔を開けた人工真皮（インテグラ）を貼付した

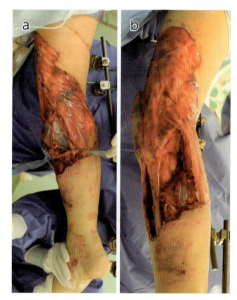

図5 受傷7日目
　壊死になった腓腹筋内側頭を切除し，開放創とした．

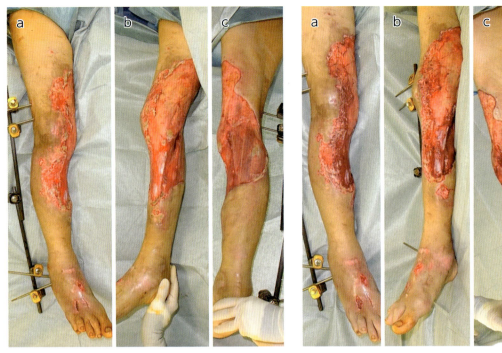

図6 受傷26日目
若干の壊死組織が残存している．

図7 受傷26日目
壊死組織をデブリードマン後．

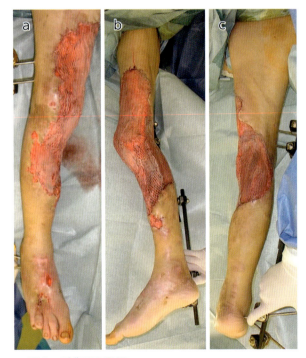

図8 受傷26日目
3倍メッシュの分層植皮後．

B. 熱傷

1. 深さ，面積の診断

熱傷はありふれた外傷であるが，重症熱傷は初期から専門的な施設で治療を行う必要があるので，初療時に熱傷の重症度をできるだけ正確に判定することが重要である．そのためには熱傷の深さを診断し，受傷面積を算定する必要がある．さらに，受傷部位や年齢，気道熱傷の合併，基礎疾患の有無といった他因子も考慮して，重症度を総合的に判定する．

1 深さの診断[1]

熱傷の深さは熱源の温度，接触時間，圧力，皮膚の厚さによって決まり，皮膚組織損傷の深達度からⅠ～Ⅲ度に分類されている（表1）．皮膚が薄い小児や高齢者では同じ受傷状況でも深達性熱傷になりやすい．

a. Ⅰ度熱傷（図1）

損傷が表皮までにとどまる熱傷である．局所所見としては，真皮内毛細血管の拡張・充血による発赤や紅斑，軽度の腫脹を認める．水疱は認めない．疼痛や知覚過敏，熱感といった症状を呈

表1 熱傷深度の分類

熱傷深度		臨床所見と症状	経過
Ⅰ度	表皮熱傷 epidermal burn	発赤，紅斑，浮腫，水疱形成（－） 疼痛，知覚過敏，熱感	数日以内に治癒 瘢痕形成（－）
Ⅱ度	浅達性Ⅱ度熱傷 superficial dermal burn（SDB）	水疱形成（水疱底は赤色），腫脹 pin prick testで疼痛，出血（＋） 抜毛試験で疼痛，抵抗（＋） 強い疼痛	2週間以内で治癒 瘢痕形成（－） 色素沈着を残すことがある
	深達性Ⅱ度熱傷 deep dermal burn（DDB）	水疱形成（水疱底は白色） pin prick testで疼痛，出血（－） 抜毛試験で疼痛，抵抗（－） 知覚鈍麻，軽度の疼痛	治癒には3～4週間以上かかる 瘢痕形成（＋）
Ⅲ度	皮膚全層熱傷 full-thickness burn あるいはdeep burn（DB）	乾燥，羊皮紙様あるいは黒色の壊死組織， 水疱形成（－） pin prick testで疼痛，出血（－） 抜毛試験で疼痛，抵抗（－） 知覚脱失，無痛	治癒機転としては，周囲から の上皮化しか期待できないの で1ヵ月以上を要する 瘢痕形成（＋） 多くは植皮術が必要

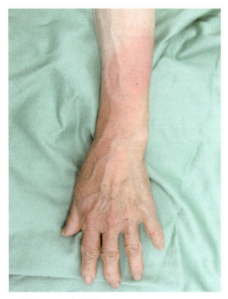

図1　Ⅰ度熱傷
左前腕から手背にかけて発赤を認める．

し，数日以内に瘢痕を残さずに治癒する．

b. Ⅱ度熱傷

損傷が真皮乳頭層までにとどまる浅達性Ⅱ度熱傷superficial dermal burn (SDB) と真皮網状層にまで達する深達性Ⅱ度熱傷deep dermal burn (DDB) の2つに分けられる．

SDB (図2) では血管透過性が亢進し，表皮と真皮の間に血漿成分が滲出して，水疱が形成される．水疱底は赤色で，圧迫することによって褪色し，圧迫を解除したあとは速やかにもとの色調に戻る (refillingが速い)．症状としては激しい疼痛を認める．毛嚢や汗腺などの皮膚付属器は大部分が損傷を免れているので，それらからの上皮化が比較的早期に起こり，適切な保存的治療を行うことによって2週間以内に瘢痕を残さずに治癒する．治癒が長引いた場合には，色素沈着を残すことがある．

DDB (図3) では真皮内毛細血管への損傷がより高度であり，水疱底は貧血状や白色を呈する．圧迫解除時のrefillingは遅い．痛覚を伝える知覚神経の神経終末も損傷されるので，知覚は鈍麻し，疼痛も軽度になる．損傷を免れたわずかな皮膚付属器からの上皮化しか期待できないため，治癒には3～4週間を要し，治癒後には瘢痕を残す．創感染をきたすことによって，容易にⅢ度熱傷に移行するので注意が必要である．

c. Ⅲ度熱傷 (図4, 5)

皮膚全層，ときには皮下脂肪や筋肉，骨にまで及ぶ熱傷である．肉眼的には蒼白～褐色の羊皮紙様の壊死組織，あるいは黒色の硬い壊死組織 (焼痂eschar) が付着していることが多い．血管内の血液が熱凝固することによって形成された血栓が透見されることもある．知覚は脱失して無

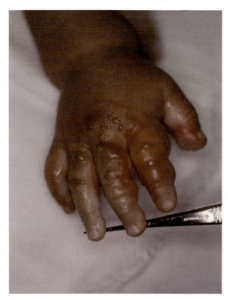

図2　浅達性Ⅱ度熱傷
右手指に水疱形成を認める．

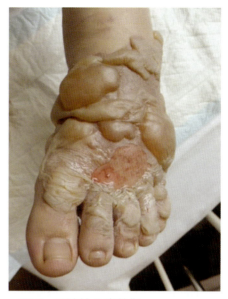

図3　深達性Ⅱ度熱傷
左足背に巨大な水疱を認め，水疱底は白色調である．

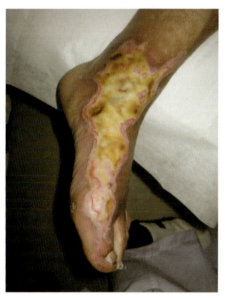

図4　羊皮紙様の壊死組織が付着したⅢ度熱傷

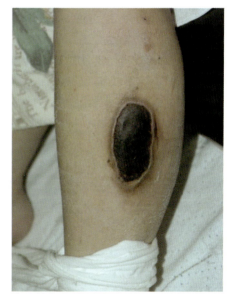

図5　焼痂が付着したⅢ度熱傷

痛となる．皮膚の感染防御機構は破綻しており，壊死組織は感染源となって，容易に敗血症に進展しうるので，早期にデブリードマンを行う必要がある．また，皮膚付属器は完全に破壊されるため，周囲からの表皮増生による上皮化しか期待できない．したがって，多くの場合，植皮術が必要となる．

熱傷の深さの診断は上記の肉眼的観察に加えて，pin prick testや抜毛試験を適宜行い，総合的

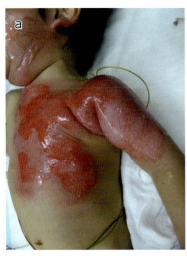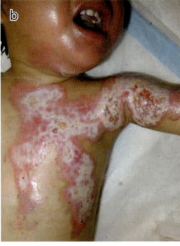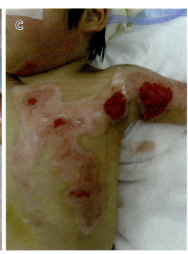

図6 浅達性Ⅱ度熱傷と深達性Ⅱ度熱傷の混在
a：前胸部から左肩にかけて浅達性Ⅱ度熱傷と深達性Ⅱ度熱傷が混在している．
b：受傷10日目．浅達性Ⅱ度熱傷の部分はほぼ上皮化した．
c：受傷27日目．深達性Ⅱ度熱傷の部分の上皮化も進んでいるが，瘢痕は目立つ．

に判断する．また，補助的診断法としては，ビデオマイクロスコープやレーザードップラー血流計測法，蛍光法，超音波法，近赤外反射分光法，光コヒーレンス・トモグラフィーの有用性が報告[2]されている．特にビデオマイクロスコープ（Hi-scope®）は皮丘，皮溝，角化組織といった表面構造に加えて，真皮内毛細血管の状態と血流を無侵襲で観察することができる．真皮内毛細血管の血流がうっ滞あるいは停滞している場合，48時間以内に血流が改善すればSDB，血流が途絶すればDDBと診断できる[3]．

しかし，これらの補助的診断法は広く普及しているとはいい難く，実際には臨床的診断に頼らざるを得ず，このような状況で熱傷の深さを早期に正確に診断することは困難である．特にSDBとDDBは混在することも多く，初療時に区別することは難しい（図6）．また，経過とともに深達度が進行することもまれではない．受傷後6時間程度までは組織損傷は進行するといわれており，当初，発赤のみでⅠ度熱傷と診断したものの，翌日には水疱を認めるというような症例にもしばしば遭遇する．したがって，深達度は繰り返し再評価を行う必要がある．

2 面積の診断[4,5]

熱傷の受傷面積は，体表面積に対するパーセンテージで表現される．ただし，Ⅰ度熱傷の面積は含めない．面積の推定方法として広く用いられているものは以下の通りである．

a. 9の法則（図7）

頭部と両上肢を各9％，体幹前面と後面，両下肢をそれぞれ18％，陰部を1％として概算する方法である．成人症例には適しているが，小児では頭部が過小評価されてしまうという欠点がある．

b. 5の法則（図8）

身体各部分の面積を5の倍数で近似する概算法である．乳幼児と小児，成人用の3種類があり，頭部が大きい小児症例にも適用できる．

c. 手掌法

患者の全指腹と手掌の面積が体表面積の約1％に相当することを利用した概算法である．散在した小範囲の熱傷に対する面積の推定方法として推奨されている．

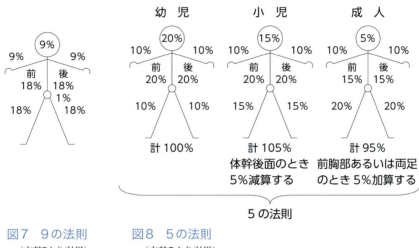

図7　9の法則　　図8　5の法則
（文献7より引用）　（文献7より引用）

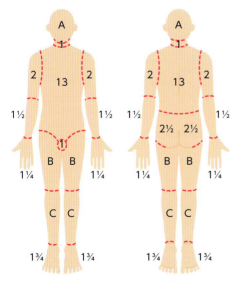

図9　Lund & Browderの法則
（文献7より引用）

年齢による広さの換算

	年齢					
	0歳	1歳	5歳	10歳	15歳	成人
A-頭部の1/2	9 1/2	8 1/2	6 1/2	5 1/2	4 1/2	3 1/2
B-大腿部の1/2	2 3/4	3 1/4	4	4 1/4	4 1/2	4 3/4
C-下腿部の1/2	2 1/2	2 1/2	2 3/4	3	3 1/4	3 1/2

d. Lund & Browderの法則（図9）

　身体を部位別に区分し，積算して受傷面積を算出するものであり，現在広く使われている方法のなかでは最も正確な測定法とされている．頭部と下肢については，年齢別に異なった値となっており，年齢を問わずに利用することができる．

　9の法則や5の法則，手掌法は正確性には劣るものの，算定に要する時間が短くて済むのが利点である．実際には始めにこれらを用いて大まかな算定を行い，それをもとに必要な救急処置を行いつつ，受傷範囲と深度をチャートに記載して，Lund & Browderの法則によって正確な受傷面積を算出する．

3 重症度の判定[6]

　一般的に成人ではⅡ度30％以上，小児ではⅡ度15％以上を重症熱傷として取り扱う．これらに対しては全身管理が必要であり，適切な医療機関での集約的・専門的な治療が行われる．

a. Artzの基準[7]（表2）

　古典的な判定基準であるが，改変されて今なお高い実用性を保っており，病院選定のための基準として使用されている．

b. 熱傷指数 burn index (BI)[8]

　Ⅱ度熱傷面積（％）の1/2とⅢ度熱傷面積（％）を足した値のことであり，死亡率とよく相関する．10〜15以上を重症と判定する．

表2　Artzの基準

重症熱傷・・・総合病院または熱傷専門病院に転送し，入院加療を必要とするもの 　　Ⅱ度熱傷で30％以上のもの 　　Ⅲ度熱傷で10％以上のもの 　　顔面，手，足，会陰の熱傷 　　気道熱傷が疑われるもの 　　軟部組織の著しい損傷や骨折を伴うもの 　　電撃傷 　　化学損傷
中等度熱傷・・・一般病院に転送し，入院加療を必要とするもの 　　Ⅱ度熱傷で15％以上30％未満のもの 　　Ⅲ度熱傷で10％未満であり，顔面，手，足，会陰を含まないもの
軽症熱傷・・・外来で治療可能なもの 　　Ⅱ度熱傷で15％未満のもの 　　Ⅲ度熱傷で2％未満のもの

（文献7より引用）

c. 予後熱傷指数 prognostic burn index (PBI) [8]

　BIに年齢を足した値のことであり，やはり死亡率とよく相関する．70以下の症例では生存の可能性が高く，100以上の場合は予後不良である．小児では年齢と死亡率は逆相関するので適応できない．

　日本熱傷学会による熱傷診療ガイドラインでは年齢，気道熱傷の合併，Ⅲ度熱傷面積，BI，自殺企図による受傷が熱傷の予後推定因子として推奨されている．さらに，ほかの外傷の合併や重度の基礎疾患の有無も予後に影響する．

文献

1) 菅又　章：熱傷深度の判断．救急医学 15：975-982, 1991
2) 一般社団法人日本熱傷学会学術委員会：熱傷診療ガイドライン，第2版，一般社団法人日本熱傷学会，東京，p13-14, 2015
3) 仲沢弘明，磯野伸雄：ビデオ顕微鏡を用いた熱傷深度の判定．救急医学 34：391-392, 2010
4) 後藤英昭，行岡哲男：熱傷面積の評価．救急医学 18：491, 1994
5) 川井　真，大木更一郎：熱傷面積の評価指標．救急医学 24：474, 2000
6) 塩野　茂：重症度判定．救急医学 38：1179-1184, 2014
7) 一般社団法人日本熱傷学会用語委員会：熱傷用語集，一般社団法人日本熱傷学会，東京，p51-53, 1996
8) 菅又　章：熱傷指数（BI），熱傷予後指数（PBI）．救急医学 36：1428-1430, 2012

2. 初期治療
1）冷却，減張切開などの初期対応

　熱傷は万人が受傷経験を持つような極めて一般的な急性創傷であるとともに，重症例においては生命に危険を及ぼすほどの過大侵襲を伴う外傷でもある．熱傷の初期対応は，小範囲の浅達性熱傷と広範囲深達性熱傷では大きく異なり，正確な重症度判定に基づき決定すべきである[1]．重症度を無視した画一的な初期治療は，創治癒遅延の原因となるのみならず，患者の機能予後にも重大な影響を及ぼす場合があるからである．重症度判定の詳細に関しては前項に譲るとして，本項においては，熱傷に関して外科系医師が知っておくべき初期対応に関して，主に軽症の場合と重症の場合に分けて述べる．

1 冷却

　日常生活において受傷する機会の多い小範囲のⅡ度以下の熱傷であれば，受傷後早期の応急処置として，局所の冷却が最も重要である．熱傷の深度は熱源の温度と皮膚への作用時間により決定される[2]．また，組織内温度が44℃を上回ると組織障害が進行するため[2]，局所の冷却により皮膚面の異常な熱を速やかに取り除き，遷延する熱による組織破壊を最小限にとどめるべきである．したがって，局所の冷却は，受傷後早期であるほど効果的である．

　水の熱伝導率は空気の23倍といわれており，熱傷局所の冷却法としては，水道水などの流水（10〜15℃）での水冷が最も効果的である．局所の水冷は，熱傷深度の進行を抑えるばかりでなく，疼痛緩和，浮腫の軽減，炎症の抑制などにも有効である．

　一方で，広範囲熱傷に対する熱傷創面の冷却に関しては，低体温を招来する危険性を考慮すべきである．したがって，TBSA 10％以上の熱傷症例に対しては，深部体温をモニタリングしながら創面の冷却を行うべきである．

2 創の清浄化

　一般的に熱傷創面は，受傷直後は無菌状態となっており予防的な消毒は必要ないが，付着する煤や灰その他の汚染物質は二次感染を予防する観点からも十分に排除すべきである．ことに高熱タールやアスファルトなどの付着による熱傷は，前述の熱源の早期排除のためにも不可欠であり，刺激性の低い安全な溶剤（ポリソルベート80など）を用いて速やかに除去すべきである．

　熱傷初期において殺菌力の強い薬液での消毒は不要である．殺菌力の強い消毒薬は浅達性Ⅱ度熱傷創面では疼痛を増強するばかりでなく細胞毒により残された細胞成分を傷害するおそれがある．受傷直後の熱傷創には，希釈した薄い消毒薬（0.05％ヒビテン液など）や生理食塩水などを用い，むしろ洗浄することに重点を置く．以上は，熱傷深度にかかわらず熱傷初期において共通して行うべき局所処置である．

3 水疱の処置に関して

　熱傷後の水疱形成はⅡ度熱傷創の特徴であり，表皮有棘層内に形成される．Ⅱ度熱傷受傷早期の水疱膜は，疼痛軽減，不感蒸泄抑制，上皮化促進，などの観点から可及的に温存すべきである．水疱液による緊満を認めた場合は，内容液の排除を行ったほうが管理しやすいため，注射針を用いて一部に穴を開け内容液を除去する．その際も，水疱膜は温存し創面に密着させることでドレッシング材として活用する．そのうえで，軟膏ガーゼを貼付し，厚めのガーゼで被覆するとよい．この場合の軟膏は，ワセリン基剤軟膏やステロイド含有軟膏などの油性基剤軟膏を用いる場合が多い．これは創面に対して刺激が少なく，疼痛軽減，創面保護，上皮化促進に有効である．

　受診時すでに水疱が破損し水疱膜の創面密着が困難な場合や，水疱底の創面が汚染されている場合は，水疱膜を除去せざるを得ない．水疱膜除去後のⅡ度熱傷創面に対しては，創面保護，上皮化促進，感染予防，疼痛の軽減，不感蒸泄の軽減などの目的で局所管理が行われるが，その詳細に関しては次項に譲ることとする．以上は，浅達性，深達性にかかわらずⅡ度熱傷に共通した急性期における水疱に対する処置法である．

　一方，7～10日以上経過しても縮小傾向のない水疱は深達性Ⅱ度熱傷の可能性が高く，また時間の経過とともに感染のリスクも高まるため，水疱膜も除去し創管理を行うべきである．

4 減張切開

　熱傷受傷後早期に行うべき処置のひとつとして，「減張切開」は成書に必ず記載のある事項であるが，これは広範囲Ⅲ度熱傷に対して熱傷専門施設において行われるべき処置であり，Ⅱ度熱傷創面などに安易に行うべき処置ではない．

　Ⅲ度熱傷により障害を受けた全層の皮膚組織は直ちに凝固壊死に陥り血流が途絶する．一方で，下層の組織においては熱傷ショックからの離脱に伴い血流増加と著しい血管透過性亢進を招来する[3]．凝固壊死により伸展性を失った皮膚に下層組織の浮腫が加わることにより，深部組織への圧迫による様々な障害が危惧される．

　広範囲Ⅲ度熱傷症例においては気道確保の上呼吸管理が必要となるが，たとえば胸壁に広範囲なⅢ度熱傷を受傷した場合，胸郭のコンプライアンスが低下することにより，十分な換気を得にくくなる．このような条件下で換気量を維持するための強制換気を行うと，気道内圧の上昇による肺胞損傷につながるため，胸郭の伸展性を正常化させる目的で減張切開を行う必要性が生じる．この減張切開は，重症熱傷患者の受傷早期に，血行動態を安定化させるための輸液蘇生を行いながら，ベッドサイドで行うべき処置であり，鎮静下に電気凝固を用いて止血を行いながら行う（図1）．

　腹壁の広範囲なⅢ度熱傷においても同様の処置が求められる場合がある．広範囲熱傷においては，全身臓器への血流再分布を伴い，腹腔内臓器は一般的に熱傷ショック離脱後も血流低下が遷延する[4]．腹壁広範囲Ⅲ度熱傷に伴う腹腔内圧上昇（abdominal compartment syndrome）は，さらに重要臓器への血流低下を増長し，後の多臓器不全の遠因ともなりうるため，近年は膀胱内圧

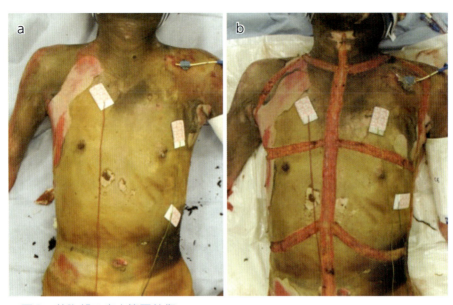

図1 前胸部Ⅲ度広範囲熱傷
　a：術前
　b：減張切開施行後

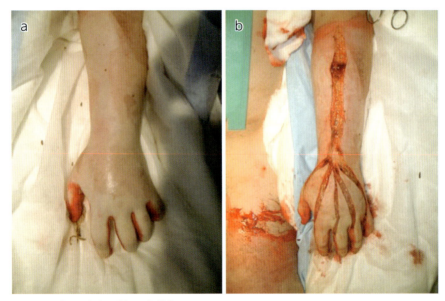

図2 左上肢全周性Ⅲ度熱傷
　a：術前
　b：減張切開施行後

（腹腔内圧）をモニタリングしながら，胸壁同様に減張切開を行う場合がある．
　四肢の全周性深達性熱傷において同様の病態が発生すると，末梢への血流が途絶し，永続的な機能障害や切断に至る危険がある．特に上肢においては，手指機能の温存のためにも，手指末梢に血流不全の兆候があれば遅滞無く減張切開を行うべきである．上腕・前腕の減張切開は腱の露

出や主要動脈への損傷に留意しながら行い，手関節末梢では主に手背側に切開を行う（図2）．それでも指先部への血流が改善しない場合は，指への減張切開を追加するが，その際は指の側中央線（mid-lateral line）上に切開を加えることで，神経血管束への損傷を回避するように留意する．

　減張切開には硬化した焼痂組織に切開を加える焼痂切開（Escharotomy）と筋膜にまで切開を加える筋膜切開（Fasciotomy）があるが，Ⅲ度熱傷創面に対する減張切開は一般的に焼痂切開のみで十分な効果が得られる．受傷後早期に行われる減張切開は，急性期における目的を達したあと，いずれにしても焼痂を切除し創閉鎖のための手術を必要とするため，焼痂切開にとどめておけば創閉鎖の時点での問題は少ない．筋膜切開を必要とする症例は，骨折を伴う四肢深達性熱傷や電撃傷などにより，筋体自体の壊死・浮腫が進行し，四肢のコンパートメント症候群を伴う場合などに限られる．

　以上のごとく，熱傷の受傷早期の創処置は，深達度や熱傷範囲に応じて行うべきである．

文献

1) 櫻井裕之：重度熱傷　特集・外科修練医必修　新外科専門医到達のための特別講義．外科 77巻12号, 2015
2) Hartofrd CE：Total Burn Care, 4th Ed, David N. Herndon（ed）, Saunders Elsevier, p84-86, 2012
3) Sakurai H et al：Microvascular changes in large flame burn woumd in sheep．Burns 28：3-9, 2002
4) Sakurai H et al：Altered systemic organ blood flow after combined injury with burn and smoke inhalation．Shock 9：369-374, 1998

2. 初期治療
2）広範囲熱傷全身初期治療

1 広範囲熱傷の病態

　広範囲熱傷は，ただ単に熱による皮膚の損傷にとどまらず，全身の血管透過性の亢進により，血管内から血管外への大量の水分移動（fluid shift）と蛋白の漏出が起こることにより，熱傷ショックの状態になる．熱傷ショックは，循環血液量減少性ショックであるため，各臓器への血流を確保が必須であり，厳密な循環管理を行わねばならない．重症となるほど初期輸液量は膨大な量となるため，refilling期における肺水腫による呼吸不全の対策を重要である．

2 広範囲熱傷の初期処置

a. primary survey

　救急診療において，生命危機が危惧される生理的異常に対する評価・処置方法としてABCDEsが提唱されているが，広範囲熱傷はまさにこれに該当する病態である．米国熱傷学会（American Burn Association）が開発したAdvanced Burn Life Support（ABLS）では，熱傷に特化した評価法が提唱されており，広範囲熱傷患者の評価に有効である．

　　A：airway maintenance with cervical spine protection（頸椎保護下での気道確保）
　　B：breathing and ventilation（呼吸と換気）
　　C：circulation with hemorrhage control（循環と止血）
　　D：disability（access neurologic deficit）（意識および神経障害）
　　E：exposure（completely undress the patient, but maintain temperature）（脱衣と体温保持）

b. secondary survey

1）受傷機転の聴取
　受傷機転について，火炎（flame burn），高温液体（scold burn），化学物質（chemical injury），電気（electrical burn）であるかを聴取する．
2）病歴の聴取
　患者の既往歴などを聴取するが，ABLSでは覚えやすいように「AMPLE」として提唱している．

　　A：allergies
　　M：medications
　　P：previous illness, past medical history, pregnancy
　　L：last meal or drink

E：events/environment related to the injyury
3）合併症の検索
　　　頭から足まで全身くまなく合併損傷の有無について検索する．
4）熱傷創面の評価
　　　Ⅱ章-B-1参照．
5）重症度の評価
　　　Ⅱ章-B-1参照．

3 初期輸液

　熱傷ショック期における輸液療法は，原法，変法を含め数多くの公式が提唱されているが，広く一般的に使用されているのは，Parkland（Baxter）法である．これは，受傷早期に分子量の大きいコロイドを投与しても，血管透過性の亢進により血管外へ漏出し，逆に間質性浮腫を遷延させることになり，透過性亢進が減弱した24時間以降にコロイドを投与することが循環血液量維持に有効であるという，Baxter理論に基づく公式である．
　（投与輸液量）＝4mL×熱傷面積（%）×体重（kg）
　この式から，受傷から24時間までの総輸液量が算出され，はじめの8時間に，1/2を投与し，次の16時間に残りの1/2量を投与する．ここで注意することは，「はじめの8時間」とは熱傷を受傷した時間から8時間であり，入院時からの8時間ではないことである．
　（例）体重60kg，Ⅲ度熱傷面積50％の広範囲熱傷患者の24時間までの総輸液量は
　4×50×60＝12,000mLで，
　はじめの8時間の1時間あたりの輸液量
　12,000/2/8＝750mL/hr
　次の16時間の1時間あたりの輸液量
　12,000/2/16＝375mL/hrとなる．
　しかし，この投与量はあくまで目安であって，絶対的な量ではない．実際の症例では，算出された量を投与した後，1時間ごとに尿量（時間尿量）を計測し，患者の体重1kgあたり1mLの尿量が維持できるように投与量を厳密に調節する．同時に，尿比重を計測し，高比重であれば，循環水分量の不足が示唆される．
　受傷後48時間が経過すると，血管透過性はほぼ正常となり，血管外へ漏出した細胞外液は血管内へ戻り始めるため，循環血液量は急激に増加し，refilling期を迎える．この時期には，急激な尿量の増加，脈圧の増加，心拍出量の増加，中心静脈圧の増加が認められ，心肺系の負荷が増大することから肺水腫を起こしやすいため，厳重な輸液管理と呼吸器管理が必要となる．血液濾過透析の導入も考慮しても良い．

a. 広範囲熱傷に対する早期手術

　日本熱傷学会の熱傷診療ガイドライン（一般社団法人日本熱傷学会学術委員会編集，第2版，2015）によると，広範囲熱傷（30％TBSA以上）に対しては，受傷後早期に壊死組織を切除して創

表1　熱傷患者に対する投与カロリー計算式

- Curreriの公式
  成人：25kcal×体重（kg）+ 40kcal×％BSA
  小児：60kcal×体重（kg）+ 35kcal×％BSA
- Harris-Benedictの式
  男性：BEE（kcal/day）= 66 + 13.7×体重（kg）+ 5×身長（cm）- 6.8×年齢
  女性：BEE（kcal/day）= 665 + 9.6×体重（kg）+ 1.7×身長（cm）- 4.7×年齢
  熱傷患者では，この1.5〜2.0倍を目安に熱傷面積，耐糖能などを考慮して投与カロリーを調節する

閉鎖を行う"早期手術"が推奨されている．

30％TBSA以上）に対しては，受傷後早期に壊死組織を切除して創閉鎖を行う"早期手術"が推奨されている．

b. 早期手術の変遷

可及的早期に，感染源となる焼痂組織を切除して創閉鎖するという早期手術は，1970年代，麻酔術の進歩と同種皮膚移植の普及を背景にして，米国で始まった．その効果として，死亡率の低下，罹病期間の短縮などが認められ，1980〜1990年代にかけて，米国の各熱傷施設に早期手術が普及し，標準的な治療法になった．日本熱傷学会の用語集（一般社団法人日本熱傷学会発行，2015改訂版）では，受傷後48時間以内に焼痂組織を切除するのを超早期切除術，5〜7日以内に行うのを早期切除術，それ以後に行うのを晩期切除術としているが，創閉鎖については記載されていない．

また，熱傷診療ガイドラインでは，受傷後2週間以内にすべて，もしくは90％までの焼痂組織を切除（total escharectomy or near total escharectomy）し，創閉鎖することを早期手術としている．

1）早期手術時の周術期管理

広範囲熱傷患者は低体温に陥ることが多いため，体温の維持が重要となる．室温の確保や種々の保温装置を用いて患者の体温の維持を図るが，加温装置を用いた加温輸液が最も効果的である．

超早期手術時には循環動態の評価が重要であり，PiCCO（Pulse Conture Caradiac Output）カテーテルによる計測が有用である．この方法は，肺動脈カテーテルによる計測と比較して，リアルタイムで連続心拍出量を計測でき，より低侵襲性であり，低コスト，肺血管外水分量が計測できるなどの利点がある．循環動態が不安定時期での水分管理に最も適した方法であるといえる．

周術期における栄養管理も重要であり，可及的早期から経腸栄養を開始し，補助的な方法として，経静脈栄養を併用する．間接熱量測定にて投与カロリーを決定することが理想であるが，以前はCurerieの公式を用いたが，最近では，Harris-Benedictの式から安静時カロリーを計算し，その値の1.3倍程度のカロリー量を投与するのが一般的である（表1）．

3. 局所治療
1）保存的治療

　熱傷に対する局所的な保存的治療の目的は大きく2つに大別される．ひとつは外科的手術を要することなく上皮化を完了させる目的のための保存的治療と，もうひとつは植皮術などの手術を前提とし，それまでの間，適切な時期に手術を実施できるようwound bed preparationを行うことを目的とする保存的治療である．したがって，その目的が異なる以上，用いる外用薬や創傷被覆材の選択も必然的に異なるため，それらの特性を十分に理解し局所の状況に応じた正しい選択をする必要がある．

1 一般的創傷処置

　いかなる状況の急性熱傷においても，その創傷治癒を速やかに促進させるための大原則は局所の清潔管理である．基本的には患者の疼痛管理に留意しながらシャワーなどを用いた局所の洗浄管理，そして深達性Ⅱ度熱傷やⅢ度熱傷などをきたした場合の壊死組織に対しては局所感染の防止と積極的な肉芽形成促進の目的でデブリードマンを適宜実施する．
　洗浄・デブリードマンに引き続いて外用薬や創傷被覆材を，適応する創面の状態や目的に応じて適切に使用する．その概略に関しては2009年に日本熱傷学会より「熱傷診療ガイドライン（改訂第2版）」（以下ガイドライン）が出版されているので[1]，次項からはその記載を一部紹介しつつ，詳細について述べる．

2 外用薬の選択

　熱傷創に対する外用薬の主な作用は①抗炎症作用，②局所の感染制御と予防，③化学的作用による壊死組織の除去，④肉芽形成や上皮化促進などによる創傷治癒促進，⑤上皮化後の保湿があげられる．⑤についてはおおむねすべての熱傷創にあてはまるが，①〜④については，どのような熱傷深度の創に対してどのような目的で外用治療をしようとするのかによって適切に使い分けなければならない．
　すべての外用薬は薬効を示す主剤と薬効を持たない賦形剤としての基剤の組み合わせで構成されている．基剤には大きく分けて疎水性基剤（軟膏）と親水性基剤（クリーム）がある．疎水性基剤は皮膚の保護力，保湿力に優れ，皮膚に対する刺激性が少ない．一方，親水性基剤は皮膚への浸透力に優れる一方湿潤病巣では局所での滞留力が弱い．このように主剤の持つ薬効はもちろんのこと，基剤の特性も併せて適切な外用薬を選択することが重要となる（表1）．

a. 抗炎症を目的とした外用治療

　熱傷受傷直後の皮膚における急性期の炎症を抑制する目的でステロイド軟膏は有用である．と

表1 基剤別に分類した熱傷に用いる外用薬

基剤の分類		基剤の種類	使途	代表的製品（カッコ内は商品名）
疎水性基剤	油脂性基剤	ワセリン	創部の保護・保湿	抗生物質軟膏
				亜鉛華軟膏
				アズレン軟膏（アズノール®軟膏）
		プラスチベース		プロスタグランジン軟膏（プロスランディン®軟膏）
親水性基剤	乳剤性基剤	水中油型	加湿	スルファジアジン銀クリーム（ゲーベン®クリーム）
				トレチノイントコフェリル軟膏（オルセノン®軟膏）
		油中水型	創部の保護・保湿	リゾチーム塩酸塩（リフラップ®軟膏）
				幼牛血液抽出物軟膏（ソルコセリル軟膏）
	水溶性基剤	マクロゴール軟膏	吸水効果	カデキソマー・ヨウ素軟膏（カデックス®軟膏）
				ポビドンヨード・シュガー軟膏（ユーパスタ®）
				ブクラデシンナトリウム軟膏（アクトシン®軟膏）
				ブロメライン軟膏
水溶液		水		トラフェルミン（フィブラスト®スプレー）

りわけ浅達性Ⅱ度熱傷の初期に炎症を抑え，油脂性軟膏を用いることで創が湿潤環境に保たれ治癒を早めることができる．また，受傷直後にある程度の深達度が予測されるような場合でも強い部類のステロイド軟膏を塗布することで炎症の急速な抑制を図り，その結果深達度がより深く移行しないように食い止めることも臨床上よく経験する．しかし，ある程度熱傷深度が確定してきた時点ではステロイドの使用は終了し，以下に示す要領で目的に応じて外用薬の種類を選択変更する必要がある．

b. Ⅲ度熱傷創に対する外用治療

範囲が極めて限局的な場合を除き，最終的には植皮術のような外科的治療を要する場合がほとんどのため，外用治療の目的は植皮術を少しでもよい状態で実施できるようにするための感染対策と壊死組織の除去，すなわちwound bed preparationが主眼となる．ガイドラインにおいては，前者に対してはスルファジアジン銀クリームが，後者に対してはブロメライン軟膏や幼牛血液抽出物軟膏がそれぞれ推奨度B#，A，Aとして推奨されている．

スルファジアジン銀クリームは親水性基剤よりなる外用薬で銀の効果により優れた感染対策効果を発揮する．とりわけ緑膿菌に対しても抗菌力があるため有用である．さらに親水性基剤ゆえに局所を浸軟させるため壊死組織のデブリードマンが容易になるといった利点も持つ．ただし，白血球減少症を生じたという報告もあるため[2]，広範囲に長期にわたり使用する際には注意しなければならない．

酵素製材で壊死組織の除去に優れるブロメライン軟膏や幼牛血液抽出物軟膏は，主に小範囲の熱傷で患者が保存的治療を希望する場合や小児患者などで外科的デブリードマンが困難な場合に用いられる．ブロメライン軟膏は正常皮膚に対して刺激性があるため，周囲をワセリンなどで保護して使用するとよい．

c. Ⅱ度熱傷創に対する外用治療

浅達性Ⅱ度熱傷の場合は保存的治療が原則であるので，用いられる外用薬も適切な保湿環境を保ちつつ上皮形成の促進を誘導するような外用薬が望ましい．ガイドラインではワセリン基剤を基本とした油脂性軟膏により熱傷創の保護と湿潤環境の維持を試み，熱傷の範囲や深度に応じて抗生剤やステロイドなどの主剤を選択することがグレードCとして推奨されている．また線維芽細胞の増殖や表皮細胞の遊走に極めて効果のあるヒト塩基性線維芽細胞増殖因子（basic fibroblast growth factor：bFGF）も有用であり，これについては次項で詳しく述べる．

深達性Ⅱ度熱傷の場合は，植皮術を前提と考えるのであればⅢ度熱傷と同様，壊死組織の除去と感染対策にまずは主眼を置くべきである．しかしながら，Ⅱ度熱傷の初期の段階においては浅達性か深達性の区別がつきづらいこともあり，この場合は浅達性に準じて創面の保護を第一に考える．その後，深達性が明らかとなった時点で方針変更する．ただし，残存する健常真皮の上に漫然とスルファジアジン銀クリームを使用し続けた場合，親水性ゆえに局所が過湿潤となり潰瘍の深度が増してしまう可能性が生じるなど創傷治癒の遅延が起こるので注意を要する．その後，最終的に保存的治療のみで上皮化を試みるのであれば再び浅達性Ⅱ度熱傷に準じて外用薬を選択すればよい．

d. bFGFの熱傷創に対する効果

日本においてはトラフェルミン（遺伝子組み換え）製材（フィブラスト®スプレー，科研製薬）が皮膚潰瘍に対する治療薬としてこれまで広く使用されてきたが，新鮮熱傷に対しては従来適応疾患に含まれていなかった．しかしながら，bFGFの使用により上皮化までの日数が有意に短かったこと[3]，早期の段階からbFGFを使用したほうがさらに短縮されたこと[4]，さらには上皮化後の瘢痕形成が軽微であったこと[5]，などの臨床報告がなされ，ガイドラインにおいても「bFGF製剤の使用を考慮してもよい」（推奨グレードA*）と記載されている．このような背景から2015年12月より製品の使用上の注意の一部改訂があり，「新鮮熱傷に対して本剤を使用せず」との文言が削除され，新鮮熱傷であっても熱傷潰瘍が存在すればその使用が可能となった．

なお，bFGFは水溶性基剤のため本剤だけでは熱傷創の適切な湿潤環境を維持することはできない．したがって，本剤使用後にはワセリン基剤の軟膏や創傷被覆材を用いた保湿に努めなければならない．

3 創傷被覆材の選択

熱傷創に対する創傷被覆材の考え方は，外用薬同様通常の皮膚潰瘍に対する考え方と基本的に変わりはない．しかしながら熱傷の場合は，深達度，面積，経過時間，年齢，感染の有無によって局所の滲出液量や上皮化の程度が刻々と変化するといった特性がある．そのため画一的な使用ではなく，その都度状況に合わせた被覆材の選択が求められる．

創傷被覆材はフォーム材，ファイバー材，コロイド材に大別され，滲出液の多い熱傷創にはフォーム材やファイバー材が，少ない創にはコロイド材が用いられることが多い．また，出血を

表2 熱傷創に有用な創傷被覆材の医療機器分類

医療機器分類	一般名称	管理区分	保険償還		使用材料	代表的商品
外科・整形外科用手術材料	局所管理親水性ゲル化創傷被覆・保護材	管理医療機器	特定保健医療材料	真皮に至る創傷用	キチン	ベスキチンW
	局所管理ハイドロゲル創傷被覆・保護材				ハイドロコロイド	デュオアクティブET アブソキュアーサージカル
					ハイドロジェル	ビューゲル
	二次治癒ハイドロゲル創傷被覆・保護材	高度管理医療機器		皮下組織に至る創傷用（標準型および異形型）	ハイドロコロイド	デュオアクティブ コムフィール アブソキュアーウンド
					ハイドロジェル	ジェリパーム グラニュゲル
	二次治癒親水性ゲル化創傷被覆・保護材				キチン	ベスキチンW-A
					アルギン酸	カルトスタット ソーブサン アルゴダーム
	二次治癒フォーム状創傷被覆・保護材				ハイドロファイバー®	アクアセル
					ハイドロポリマー	ティエール
					ポリウレタンフォーム	ハイドロサイト ハイドロサイトプラス

（日本医療器材工業会　創傷被覆材部会作成分類を一部引用・改変）

伴う熱傷創には止血作用を有するアルギン酸塩が有用である（表2）.

　これらはいずれも保険適応期間は2週間を標準とし，特に必要な場合であっても3週間が原則とされている．したがって，熱傷早期の段階から目的に応じて適切な被覆材を選択し，その後の治療へとスムーズに結びつけていくことが求められる．

a. Ⅲ度熱傷創に対する選択

　ガイドラインにおいてはⅢ度熱傷創に対して創傷被覆材を用いることへの積極的なエビデンスはないとしている（推奨グレードC）．これは受傷後から植皮術へと移行する過程において壊死組織のデブリードマンおよび感染コントロールが主体となる以上，ややもすれば創部の観察を妨げ感染の増悪にもなりかねないといった懸念があることもひとつの理由である．しかしながら，局所の感染が懸念されるような創面に対しては抗菌効果を有する銀含創傷有被覆材を用いることで局所の感染コントロールがしやすくなり，結果的にwound bed preparationに資する場合などは考慮されてよいと考える．

b. Ⅱ度熱傷創に対する選択

　従来のガーゼドレッシングにおいては創面の乾燥化や交換時の再生上皮の剥脱などが問題と

なっていたが，近年の創傷被覆材はこれらの問題点を克服する意味で極めて重要である．ガイドラインにおいてもⅡ度熱傷創に対して創傷被覆材を「使用してもよい」という表現にとどまっているものの（推奨グレードA*），創傷被覆材の有用性を認めている．これは多種多様に時系列で変化する熱傷創に対して，様々な創傷被覆材の素材別の有用性を画一的に比較検討したエビデンスレベルの高い報告が極めて少ないことがその理由であり，致し方ない面もある．したがって，現実的には上述したごとくその時々の創部の状況によって臨機応変に使い分けているのが現状である．

浅達性Ⅱ度熱傷においては主として創面の湿潤環境を保持し速やかに上皮化を促すことを目的に選択されなくてはならない．また，被覆材の交換頻度も感染や滲出液の量が適切にコントロールされている限りはできるだけ少ないほうが，再生上皮の剝脱を避けることができるうえ，患者の疼痛軽減や医療側の負担軽減にもつながる．

深達性Ⅱ度熱傷の場合においても考え方は浅達性Ⅱ度熱傷と同じであるが，浅達性Ⅱ度熱傷に比べれば滲出液の量も多く，感染の合併などが危惧される際は杜撰な局所管理次第で深達度が増してしまうこともあり得る．したがって，浅達性Ⅱ度熱傷に対して以上に局所の状態に応じてより慎重に選択しなければならない．

c. 銀含有創傷被覆材の熱傷創に対する効果

銀イオンは細菌，真菌，ウイルスなど広く殺菌作用を有するが，銀ナノ粒子が付加された抗菌作用をもつ銀含有創傷被覆材が感染のリスクを伴う創面に対する創傷被覆材として広く用いられるようになっており，熱傷創に対しては極めて有用な材料と考えられる[6]．

現行の銀含有創傷被覆材はフォーム材，ファイバー材，コロイド材いずれにも存在し，それらの有用性が報告されているが[7〜9]，使用に際して重要なことは，滲出液の吸収に伴い銀イオンを放出させるべく，被覆材を正しく創面に隙間なく密着させることが肝要である．

文献
1) 日本熱傷学会学術委員会（編）：Ⅳ 初期局所療法．熱傷診療ガイドライン，第2版，春恒社，p43-55, 2009
2) Jarrett F et al：Acute leukopenia during topical burn therapy with silver sulfadiazine. Am J Surg 135：818-819, 1978
3) 藤原　修ほか：新鮮深達性Ⅱ度熱傷創のbFGF製剤による局所治療の経験．熱傷 34：71-79, 2008
4) 上村哲司ほか：細胞増殖因子と創傷治癒—熱傷創に対するbFGFの早期治療の経験．形成外科 52：525-541, 2009
5) Akita S et al：Basic fibroblast growth factor accelerates and improves second-degree burn wound healing. Wound Repair Regen 16：635-641, 2008
6) 飯村剛史ほか：Ⅲ度熱傷創に対する植皮術後の感染制御に銀含有ハイドロファイバー創傷被覆材の併用が奏功した1例．熱傷 37：51-55, 2011
7) 福田憲翁ほか：銀含有ハイドロファイバー創傷被覆材の特性を生かした新鮮熱傷創の治療．熱傷 37：58-64, 2011
8) Siverstein P et al：An Open, Parellel, Randomized, Comparative, Multicenter Study to Evaluate the Cost-Effectiveness, Performance, Tolerance, and Safety of a Silver-Containing Soft Silicon Form Dressing (Intervention) vs Silver Sulfadiazine Cream. J Burn Care Res 32：617-633, 2011
9) 鈴木敏彦ほか：スルファジアジン銀含有ハイドロコロイド型創傷被覆材の開発—他施設臨床試験評価．薬理と臨床 28：621-633, 2000

3. 局所治療
2) 植皮手術の適応について

1 植皮手術が適応となる熱傷創

　Ⅰ度熱傷，浅達性Ⅱ度熱傷（SDB）は植皮術の適応はない．深達性Ⅱ度熱傷（DDB）は特殊な部位，あるいは広範囲熱傷では植皮術の適応となる場合がある．手背，足背，腋窩などの皮膚の伸展性が高く，肥厚性瘢痕となると関節可動域の低下，拘縮を生じる可能性が高い部位では，DDBに早期の壊死組織除去をすることで，壊死組織周囲のうっ血した組織の温存が可能であり，tangential excisionと呼ばれている[1]．広範囲熱傷においては，DDB創面は感染の可能師が高いため，早期植皮術の適応となる場合もある．Ⅲ度熱傷は，一般的には上皮化が期待できず，周囲からの上皮伸展による創の縮小しか期待できない．このため，一定面積以上のⅢ度熱傷は植皮術の適応となる．

2 植皮術の分類

a. 組織の由来による分類

　植皮術の母床とその植皮片の由来との関係により，自家植皮（autograft）と同種植皮（allograft）に分類される．自家植皮は，患者本人の皮膚を採取し移植するもので，植皮片はいったん生着すれば永久生着し拒絶反応は起こらない．これに対して，同種植皮は，患者本人以外のヒトから採取された植皮片を移植するもので，一度生着しても，患者の免疫反応による拒絶反応が生じ永久生着はしない．一般的には広範囲Ⅲ度熱傷患者に対して，スキンバンクからの植皮片を用いて移植し，全身状態改善・救命の目的で行われる．

b. 移植片の厚さによる分類（表1）

　表皮から真皮の一部分までの皮膚を植皮編とする分層植皮（split thickness skin graft：STSG）と表皮から真皮全層までの皮膚を植皮片とする全層植皮に大別される．

c. 移植片の形状による分類

　採取した植皮片をそのまま，切開や孔を開けることなくシートの状態で植皮する方法をシート状植皮という（図1）．網状植皮（メッシュ状植皮）は，植皮片をメッシュダーマトームを用いて網目状にして引き伸ばして多くの面積を植皮するものである．通常，メッシュ状に加工する倍率には1.5対1（1.5倍），3対1（3倍），6対1（6倍）などが頻用される（図2）．植皮片下の滲出液は十分に排泄されるため，感染創や分泌物の多い創面でも生着しやすいなどの利点があるが，植皮

表1 分層植皮と全層植皮の特徴

性質	分層植皮	全層植皮
1)生着と母床の関係	皮片が薄いほど生着し,また表皮のように薄いものになると感染のある肉芽面上にも生着する.	母床の血行がよくなければ生着しにくい.
2)植皮片の術後の収縮	植皮片は術後収縮しやすく,また皮片が薄いほど収縮する.例外として額のように母床に硬い組織のあるところでは収縮が少ない.	収縮は少ない.
3)術後色素沈着	起こりやすい.	起こりにくい.
4)感染に対して	比較的抵抗できる.	比較的弱く,生着しにくい.
5)恵皮部	そのまま治癒しやすい.	縫縮または植皮を要する.

(日本熱傷学会用語集1995年版, p68より引用)

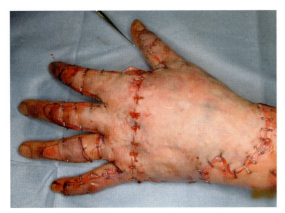

図1 シート状植皮
手背部に移植された分層のシート状植皮

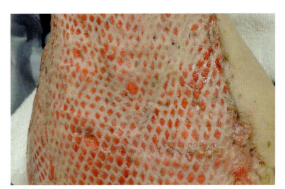

図2 網状植皮
大腿後面に移植された3対1の分層網状植皮

片生着後拘縮が起きやすい,整容的に劣るなどの欠点がある.もっと広範囲に移植する場合には切手大に皮片を切ってモザイク状に植皮するパッチ状(スタンプ状)植皮が行われる(図3).シート状植皮は分層植皮,全層植皮の両方で行われるが,網状植皮,パッチ状植皮は,比較的薄めの分層植皮片を用いる.

d. 移植時期による分類

採皮と植皮を同一手術時に行うものをimmediate skin graft即時皮膚移植(術)という.これに対して,熱傷創デブリードマン後,時期をおいて植皮を行う方法をdelayed skin graft遅延皮膚移植(術)という.これは,移植床の状態をより良く準備し植皮の生着率向上を期待する目的で,感染創やdebridement後の出血のおそれがある場合などに行われる.

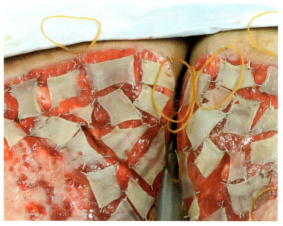

図3　パッチ状植皮
肛門周囲に移植された分層のパッチ状植皮．輪ゴムは簡易 tie-over 固定用で，中央部には，排泄管理チューブが設置されている．

e. その他の植皮や植皮に類似する手技

　上記のような一般的な植皮術と同様の手技には，自家培養表皮移植と人工真皮の移植（貼付）術がある．自家培養表皮移植は，患者から数 cm^2 の皮膚組織を採取し，表皮細胞を回収し，培養して作製された培養表皮シートを移植するものである（図4）．

　人工真皮は，多孔性コラーゲンシートの上面にシリコンシートを張り合わせたもので（図5），デブリードマンされた創面上に貼付することで，コラーゲンシート内に母床からの細胞・組織が侵入して類真皮様組織が形成されたあとに植皮術を行うものである．いずれも，その適応と使用の実際に関しては後述する．

3　熱傷における植皮術の実際

　熱傷創おける植皮術の実際は，熱傷部のデブリードマン，止血と創面の洗浄，そして，植皮を移植し，術後のズレを予防し適度な圧迫を加えるドレッシングである．下記に，その一連の方法を示す．

a. デブリードマン

　熱傷部は，zone of coagulation 凝固帯，zone of stasis うっ血帯，zone of hyperemia 充血帯の3つの部分に分けられる（図6）[2]．充血帯は壊死に陥ることはないが，うっ血帯は受傷後の乾燥や感染で容易に壊死に陥る．したがって，通常は，凝固帯ともにうっ血帯を含めて，壊死組織除去を行うことが原則となる．うっ血帯を温存する目的で，受傷後早期に凝固帯を切除し，同時に薄目の分層植皮術によって良好な成績が得られる tangential excision も知られている．主に DDB が

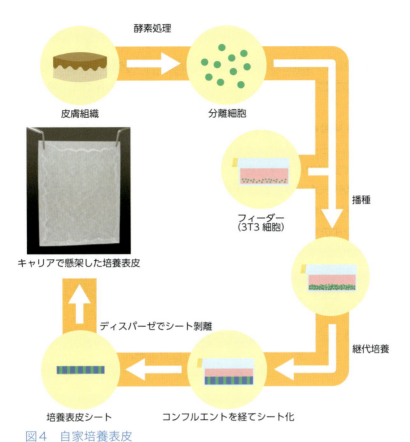

図4　自家培養表皮
（http://www.jpte.co.jp/Professional/JACE/Product_outline.html より引用）

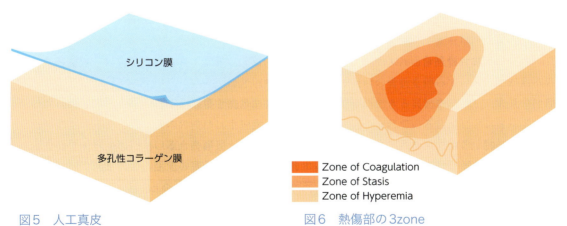

図5　人工真皮

図6　熱傷部の3zone
（Burns A team approach p.25 Curtis Price Artz, John A. Moncrief, Basil A. Pruitt, W. B. Saunders, 1979/01 より引用）

適応となり，特に機能が最も優先される手背の熱傷がよい適応部位である[1]．

壊死組織除去の方法としては，壊死組織を健常な組織が現れるまでスライスを繰り返す連続分層切除（術）sequential excisionと壊死組織を含めて，一期的に皮膚全層切除する全層切除（術）full thickness excisionに大別される．さらに，広範囲熱傷においては，健常脂肪組織を含めて筋膜上まで切除する筋膜上切除（術）fascial excisionを行うこともある（図7）．

連続分層切除（術）では出血量も多く手技的にも煩雑であるが，術後は機能的にも整容的にも犠牲は少ない．一方，筋膜上切除（術）で血量が少なく短時間で行えるが，健常な脂肪組織を犠牲にするため術後は整容的に劣り，適応は慎重に決定される．

通常，連続分層切除（術）はカミソリやWatson knife（フリーハンドダーマトームともいわれる）で行い，全層切除（術）・筋膜上切除（術）は主として電気メスで行われる．

新しいデブリードマンの方法　水圧式ナイフ（hydrosurgery system）

最近では，新しい焼痂切除法hydrosurgery systemとしてVersajet®の焼痂切除における有用性が示されている．顔面熱傷においては従来待機手術であったが本法の使用により早期手術時の焼痂切除において良好な成績が示されている（図8）[3]．

b. 止血・洗浄

植皮の生着不良の主な原因は，植皮片下の出血，感染，植皮片のズレである．このため，植皮片固定前には，十分な止血と創面の洗浄が重要となる．止血はエピネフリン添加生食ガーゼにて圧迫止血後に，バイポーラ鑷子で出血点を凝固するか，電気メスでの止血が一般的である．確実な止血後には創面を生理食塩水で十分に洗浄し，同時に止血の確認を行う．広範囲の創面を洗浄する場合には，低体温に注意し，温かい生理食塩水を用いる．

c. 採皮

全層植皮片は通常，メスや剪刀で皮膚全層を切除し，通常，採皮した部位は一次縫縮する．こ

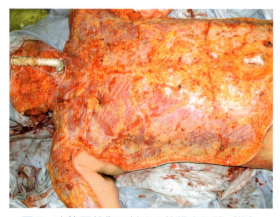

図7　広範囲熱傷に対する筋膜上切除（術）

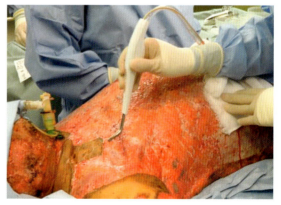

図8　水圧式ナイフ（Versajet® hydrosurgery system）

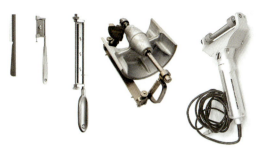

図9　各種ダーマトーム
左より，カミソリ，植皮刀，Watsonナイフ（フリーハンドダーマトーム），ドラム式（パジェット式）ダーマトーム，電動式ダーマトーム

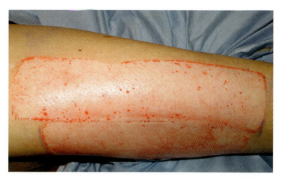

図10　分層植皮片の採皮後にエピネフリン添加生食ガーゼで止血した状態

のため，鼠径部などから採皮する．分層植皮片は，カミソリ，植皮刀，Watsonナイフ，ドラム式（パジェット式）ダーマトーム，電動・気動式ダーマトームで採皮し（図9），エピネフリン添加生食ガーゼで止血後に（図10），ドレッシング材を貼付して自然上皮化を得る．

d. 植皮術の固定・ドレッシング

　全層植皮などより確実な固定を要する場合は，比較的少範囲や腋窩などの凹面においては，tie-over固定法を行う．これは，植皮片周囲に多数の糸をかけ，植皮片上に非固着ガーゼや軟膏ガーゼを置き，その上に綿花やガーゼを厚くのせ固定糸を結び固定するものである（図11）．
　より広範囲の固定では，tie-over固定を応用して縫合糸の代わりに輪ゴムを用いたり，綿花やガーゼの代わりにスポンジを用いたりする（図12）．四肢などにおいては，植皮片の上に非固着性ガーゼや軟膏ガーゼを置き，その上からガーゼ，包帯で巻き込んで固定する．必要に応じてシーネ固定を行う．

e. 植皮片の生着の確認

　皮膚移植は通常，7日間程度，包帯交換を避けて安静固定を継続する．全層植皮片ではやや長めに固定をし，分層植皮，網状植皮や局所感染の可能性がある場合にはやや短めに固定するのが通常である．

4　早期手術・待機手術の適応

　熱傷創のデブリードマンは，その時期によって，受傷後48時間以内に行う超早期切除術（super early excision），5〜7日以内に行う早期切除術（early excision），受傷後7日以降の晩期切除術（late excision）に分けられる．
　広範囲熱傷では局所感染が起こる前に可及的早期に熱傷壊死組織の除去を行うことが重要であ

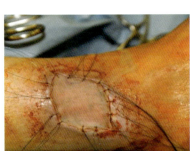
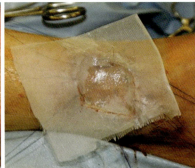
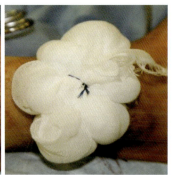

図11　tie-over法の実際

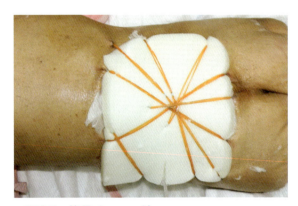

図12　簡易tie-over法
腰背部の植皮を輪ゴムとスポンジを用いた簡易tie-over法にて固定した．

る．このような症例では受傷後2週間以内にすべて，もしくは90％までの焼痂組織を切除（total escharectomy or near total escharectomy）が望まれている．成人広範囲重症熱傷においては，受傷後72〜96時間の手術により死亡率の低下と入院期間の短縮が，50歳以上の重症例に対して受傷後2〜5日以内の手術により死亡率の低下，入院期間の短縮が報告されている[4,5]．広範囲熱傷における超早期手術は，一部の専門施設でその有用性が報告されているが，その実施においては周術期の全身管理が重要である．一般的には，血液凝固能障害のある症例，入院時にショック症状を呈していた症例，多発外傷例は適応がない[6]．

一方，早期切除以降に手術を行う待機手術は，全身状態不良例，超高齢者など，様々な理由で早期切除の適応がなかった症例で行われる．広範囲熱傷や手背などの特殊部位熱傷以外では，待機手術が行われることも多い．

5 同種植皮の適応とその実際

恵皮部の不足する広範囲熱傷において，早期手術で熱傷焼痂したあとの被覆に同種植皮を用いることはgold standardである．同種植皮は後述する人工真皮とは比較して，良好で安定した生

着率が得られ，局所創感染に対する優れた制御力があるといわれる．ヒト組織に由来するため未知の感染症に罹患する可能性は完全には回避できないが，それ以上にメリットが大きいといわれる．日本での一番の問題点はその供給である．日本では，日本スキンバンクネットワークとして凍結保存同種皮膚が供給されている．

　日本では，潤沢な同種植皮の供給がないため，デブリードマン後の創面に3倍の網状植皮として用いられることが多い．自家植皮が可能な状態となれば，同種植皮の表皮成分を除去して行うが，移植後2～3週間で表皮成分が拒絶反応で堕落していれば，表面を軽くアブレージョンして自家植皮を行う．

　このような二期的な自家植皮ではなく，自家植皮と同種植皮の一期的な植皮も行われる．これは，デブリードマン後に，まず，高倍率の自家網状植皮かパッチ状植皮を行い，その上から同種皮膚の網状植皮を上載せして植皮を行う(図13)．このインターミングル法により良好な自家植皮片の固定，網状植皮・パッチ状植皮のからの上皮の広がりが得られると同時に同種植皮の脱落が起こり，一期的創閉鎖が期待される[7]．

6　人工真皮の適応とその実際

　人工真皮は，多孔性コラーゲン膜の表面にシリコン膜を張り合わせたもので，1990年台から熱傷治療に使用されてきた(図14)．人工真皮をデブリードマンされた創面に貼付すると母床からの細胞・組織がコラーゲン膜のなかに侵入し，血行を持った類真皮組織が2～3週で構築される．このあとに自家分層植皮を行い創閉鎖する．このとき，移植する自家植皮は8/1,000inch程度のごく薄い分層植皮でよい(図15)．熱傷治療においては，非常に薄い分層植皮でよいため恵皮部の犠牲を最小限にできること，類真皮組織が真皮成分を補い拘縮の少ない良好な皮膚が再建できること，デブリードマン後採皮・植皮なしに一時的な創閉鎖をすることができ，初回手術の侵襲を少なくできるなどのメリットがある[8]．しかしながら，人工真皮は貼付時には異物であり，それゆえの感染のリスクが常につきまとい，一度感染すれば，除去を余儀なくされる．

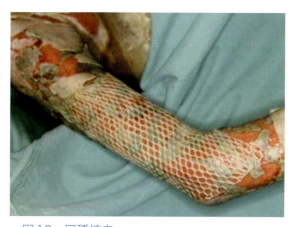

図13　同種植皮
　自家パッチ状植皮の上に3対1のメッシュ状にした同種植皮を移植しているインターミングル法．

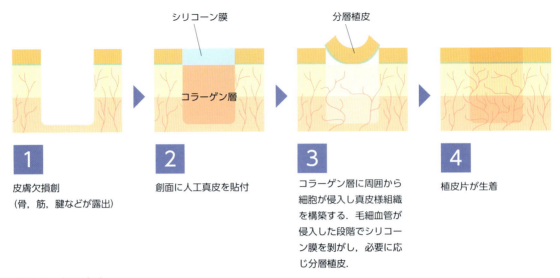

図14 人工真皮
（https://member.biomaterial.co.jp/jp/member/products/terudermis/ より引用・改変）

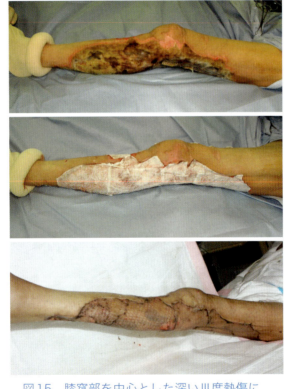

図15 膝窩部を中心とした深いⅢ度熱傷に対する人工真皮を用いた創閉鎖

7 自家培養植皮の適応とその実際

　自家培養表皮は，日本では2007年「ジェイス」がはじめて承認，2009年より保険収載され，一般に使用できるようになった．原則として，同種植皮あるいは人工真皮などで再構築された真皮上に表皮細胞シートの移植を行う．また，培養用組織採取から培養，移植までには3週間を要することを考え，組織採取，移植日，移植回数を計画することが求められる．

　自家培養表皮は，5〜6層の重層化された表皮細胞からなり非常に薄く，脆弱である（図16）．また，表皮真皮接着部分の基底膜蛋白は，表皮シートを培養皿から酵素処理で剥離されるため消失されている．このため，自家培養表皮の生着は移植早期には，非常に脆弱で生着も不安定，創感染にも非常に弱い．したがって，自家培養表皮の移植成績はその母床の状況に大きく左右される．十分な血行のある，細菌のコンタミネーションの少ない母床が求められる．日本においても，自家培養表皮の単独使用では生着の悪い症例が散見されていた．このため，自家高倍率網状植皮（6倍以上）やパッチ状植皮を施行し，その上に自家培養表皮を移植する方法が用いられるようになった．この方法により，自家皮膚の採取が必要になるものの，従来の方法よりも生着率の向上が得られて，早期の創閉鎖，創の安定化が得られる．さらに術前に創の局所感染がみられた創においても，一定の生着率が得られる．（図17）[9]．

文献

1) Janzekovic Z：A new concept in the early excision and immediate grafting of burns. J Trauma **10**：1103-1108, 1970
2) Artz C et al：Burns A team approach, W. B. Saunders, 1971

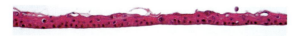

図16　自家培養表皮の組織所見

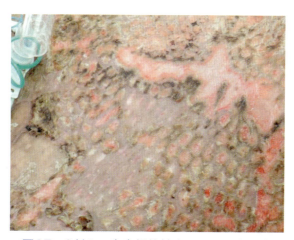

図17　6対1の自家網状植皮し，その上に自家培養表皮を移植した創面，移植後2週の状態

3) Matsumura H et al：The estimation of tissue loss during tangential hydrosurgical debridement. Ann Plast Surg **69**：521-525, 2012
4) Heimbach DM：Early burn excision and grafting. Surg Clin North Am **67**：93-107, 1987
5) Deitch EA et al：A policy of early excision and grafting in elderly burn patients shortens the hospital stay and improves survival. Burns Incl Therm Inj **12**：109-114, 1985
6) 仲沢弘明ほか：広範囲重症熱傷に対する超早期手術. 熱傷 **31**：239-246, 2005
7) Alexander JW et al：Treatment of severe burns with widely meshed skin autograft and meshed skin allograft overlay. J Trauma **21**：433-478, 1981
8) 松村　一：人工真皮―熱傷・皮膚欠損創に対する有効性と展望. 熱傷 **31**：13-21, 2005
9) Matsumura H et al：Application of the cultured epidermal autograft JACE for treatment of severe burns：Results of a 6-year multicenter surveillance in Japan. Burns **42**：769-776, 2016

3. 局所治療
3）特殊な部位の熱傷

1 特殊部位とは

特殊部位とは，身体のなかで機能的や整容的に大きな特徴を持つ部位で，熱傷治療において特別な配慮が必要となる．

2 顔面熱傷

a. 特徴

受傷機転は，成人では，火炎や爆発により直接に熱傷を受けることが多く，小児では高温の液体などにより発生することが多い．

顔面の皮膚は一般に厚く，毛根・脂腺・汗腺などの皮膚付属器が多数存在しているため受傷後速やかに上皮化が起こりやすい．しかし，眼瞼の皮膚は全身のなかで最も薄く，自由縁のため，深達性の場合には創治癒に時間を要し，外反変形をきたしやすい．

b. 基本的治療方針と治療の実際

顔面の深達性熱傷では，受傷後，高度な腫脹が持続するため，患者にあらかじめ経過についての説明をすることで不安を取り除くように心がける．

眼球や角膜に対しては，熱作用や角膜損傷の有無を確認する．化学損傷では眼科医の診察は必須である．

局所治療としては開放療法と閉鎖療法がある．一般に湿潤環境を保持するためワセリン基材の抗生物質軟膏あるいは抗生物質加ステロイド軟膏を塗布するような半開放療法が用いられることが多い．創面を生理食塩水で清浄化し，水疱膜については汚染されたものは除去し，それ以外は内容液だけを穿刺・除去し，水疱膜は温存する．創面に対しては軟膏ガーゼやシリコーンガーゼを貼付する[1,2]．

浅達性Ⅱ度熱傷（SDB）は保存的に治癒し，機能的，整容的にも問題を残すことは少ない．一方，Ⅲ度熱傷（DB）では多くの場合に手術による閉鎖が必要になる．小範囲では縫縮，遊離植皮，局所皮弁を使用し，広範囲では植皮，遊離皮弁なども考慮される．以前は深達性Ⅱ度熱傷（DDB）の場合には，基本的には保存療法を行い，その後，瘢痕に対する治療を行っていた．しかし，眼瞼や口唇など自由縁における拘縮や鼻および耳介の軟骨の不可逆性の変化は二次修正術でも治療が難しいため，症例によっては受傷早期の皮膚移植による創閉鎖を行う．Jonssonら[3]，菅又ら[4]は受傷後4日以内にtangential excision後，自家分層植皮術を行い，整容的に優れた結果を得たと報告している．顔面全域に及ぶ例や眼瞼・鼻・口唇・耳介およびその周囲の深達性Ⅱ度熱傷例

において受傷後2〜3週以内に上皮化が得られない場合には植皮術を行うことで，肥厚性瘢痕や瘢痕拘縮を予防する（図1）．

3 手熱傷

a. 特徴

手指背側の皮膚は薄く，柔軟性，伸展性に富む皮膚と皮下組織を持ち，下層には伸筋腱を中心とした伸展機構が存在する．そのため背側のDDBでは治癒の遷延や深部組織の露出を生じるやすい．一方，掌側では，厚い角質，表皮，真皮があり，下層には線維性の隔壁に富んだ皮下脂肪織がある．この構造は把持に対して耐久性，耐圧性，ずれへの抵抗性として作用する．また，感覚に優れており，メラニン細胞の数が少ない．

小児では，高温の固体へ接触するため手掌側に熱傷を生じやすく，そのため手指の屈曲拘縮となりやすい．一方，成人では，手背側の熱傷が多いため，MP関節背屈，指節間関節屈曲，母指内転拘縮といったいわゆるintrinsic minus position様の瘢痕拘縮を生じる．

b. 基本的治療方針と治療の実際

1）手の熱傷の局所治療

手の熱傷に対する基本的治療について述べる[5]（表1）．

① I度熱傷：炎症が高度で疼痛が強い場合にはステロイド含有軟膏の塗布や消炎鎮痛薬を内服

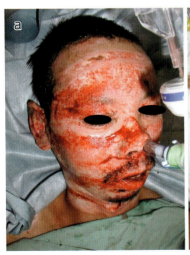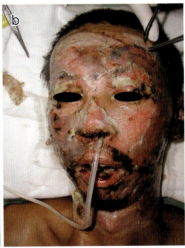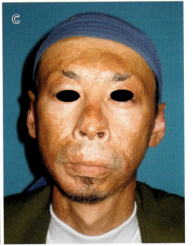

図1　54歳，男性．火災による広範囲熱傷
　a：来院直後の状態．顔面はSDBとDDBが混在した状態．
　b：受傷後12日に創治癒が遅延している部位に薄めの分層植皮術を行った．
　c：移植皮膚は良好に生着し，受傷後3年の状態．軽度の色素沈着を残すものの，瘢痕拘縮は認められない．
　（文献2より引用）

表1 手の熱傷における基本的治療方針

深度・部位・範囲	局所治療基本方針	手指固定肢位
Ⅰ度熱傷	冷却	自由
Ⅱ度熱傷		
浅達性	保存療法（軟膏・創傷被覆材）	良肢位圧迫包帯
深達性		
手背：小範囲	保存療法（軟膏・創傷被覆材）	良肢位圧迫包帯
：広範囲	tangential excision＋遊離植皮	intrinsic plus position
手掌	保存療法（軟膏・創傷被覆材）	良肢位圧迫包帯
Ⅲ度熱傷	early excision＋遊離植皮	intrinsic plus position
深部組織露出	有茎皮弁・遊離皮弁	

（文献5より引用）

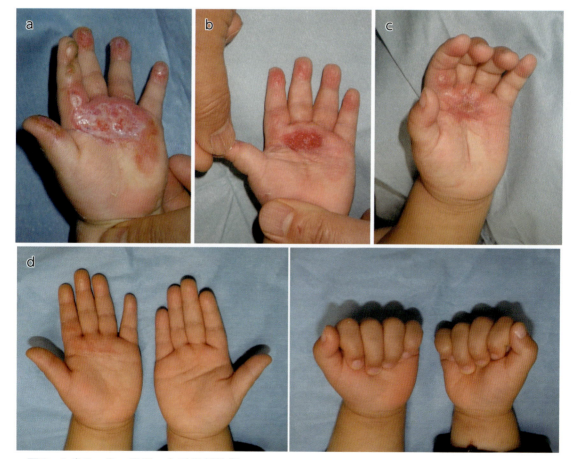

図2　1歳2ヵ月，男児．左手掌部熱傷

ホットプレートに直接触れて受傷．受傷翌日に当科を受診した．
 a：当科初診時，手掌側にDDB〜DBの熱傷を認める．保存的治療を開始し，週1回の外来受診と，自宅でのbFGFの投与を行った．
 b：受傷後4週の状態．
 c：受傷後6週で創閉鎖が完了した．
 d：受傷1年6ヵ月．瘢痕拘縮はなく，運動制限を認めない．
（文献5より引用）

する．

　②Ⅱ度熱傷：Ⅱ度熱傷では残存する上皮成分を温存し，早期の上皮化を図る．そのためワセリン基材の軟膏や創傷被覆材を用いた閉鎖圧迫包帯を使用する．塩基性線維芽細胞増殖因子（basic fibroblast growth factor：bFGF）の使用も有用[6]である（図2）．SDBでは受傷後2～3週で創治癒が得られるが，DDBでは3～4週以降に創閉鎖が得られるものの，状態によっては瘢痕や瘢痕拘縮が残る．そのため手背の比較的広範囲のDDBでは，受傷後数日以内にtangential excisionとともに遊離植皮術を行い，早期のリハビリテーションを行うことが手の機能にとって重要となる[7,8]（図3）．

　③Ⅲ度熱傷：手や指の全周性のDBでは，循環障害に対して減張切開が必要となる．また，保存的な治癒が望めないため，早期のデブリードマンと遊離植皮が必要となる．

　早期手術ができない場合には，ベッドサイドにおける自他動のリハビリテーションも関節拘縮の予防となる．

　④腱や骨・関節に至る深達性熱傷：腱や骨・関節などの深部組織の露出に対しては可能な限り早期のデブリードマンと再建手術を行う．特に腱や関節では機能障害につながり，社会復帰が困難となる．局所熱傷であれば有茎皮弁や遊離皮弁などの再建手術も積極的に考慮する．

2）手指の肢位とリハビリテーション

　手指においては浮腫の予防と肢位は重要である．浮腫の遷延は母指球筋，小指球筋，骨間筋，虫様筋などの内在筋（intrinsic muscle）の線維化を引き起こし，結果としてfrozen handといわれる拘縮手となり，高度の機能障害を来す．予防としては手の拳上と圧迫包帯を継続する[5]．

　手背に広範囲のDDB～DBがある場合には，母指を外転対立位として示～小指はDIP関節伸展，PIP関節伸展およびMP関節60～90°屈曲位のintrinsic plus positionを行う（図4）．この肢位は，①内在筋の緊張で筋肉の拘縮が予防される．②MP関節の関節囊の癒着防止とともに，側副靱帯の伸展維持によるMP関節の拘縮の予防につながる．③PIP関節の側副靱帯を緊張させることで，靱帯の長さを最長に維持できる．さらに手綱靱帯や掌側関節包の拘縮が予防可能となる．④PIP関節およびDIP関節が伸展されることで，関節直上の皮膚の傷害が最小となり，伸筋腱の二次的損傷が防止できる[5]．

　それ以外の熱傷では手背のSDBや手掌熱傷では良肢位（ボールを握るような肢位：母指外転対立位，指節関節軽度屈曲位および中手指節関節軽度屈曲位）での圧迫包帯を行う．

4 陰部熱傷

a. 特徴

　解剖学的には，腹側には男性では陰茎・陰囊，女性では膣・外陰部といった外性器が位置し，背側には肛門が存在しており，排尿，排便，性交，分娩といった重要な機能を果たす．ひとたび障害が残ると心理的にも大きな負担が残ることとなる．

　陰部熱傷では，次の特徴がみられる[9,10]．①両大腿部が閉じていることで受傷早期からの熱傷創面の適切な評価が難しい．②適切な創の展開や観察・評価が難しい．③排泄物により創面が汚染されやすい．④比較的深達性の熱傷でも治療時期が遅くなる傾向がある．

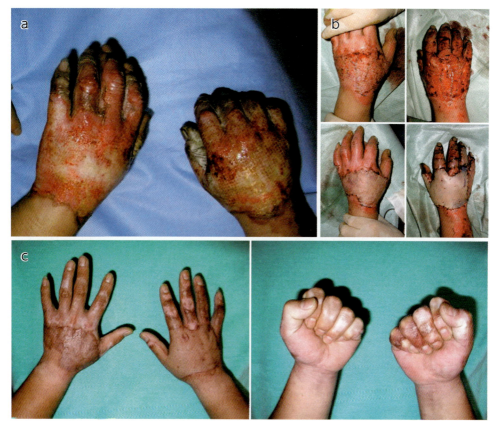

図3 25歳, 男性. 高温の油による両手熱傷
 a: 受傷後4日で当科初診. 両手はDDBと考えられた.
 b: 受傷後6日で, tangential excisiomと薄めの分層植皮術を行った.
 c: 移植皮膚は良好に生着し, 術後10日目頃からリハビリテーションを開始した. 術後3ヵ月の状態. 植皮部の色調が異なるが, 運動制限はまったく認められない.
（文献2より引用）

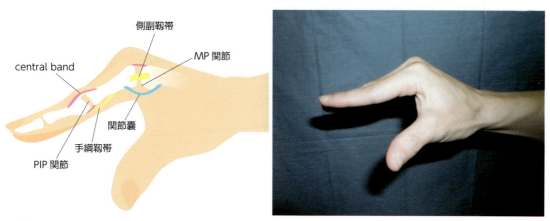

図4 intrinsic plus position
（文献5より引用）

b. 基本的治療方針と治療の実際

1）肢位と排尿・排便管理

　熱傷創の汚染や感染の制御は重要な問題となる．排便に関しては，栄養管理や腸管機能の回復の点からも慎重に行うことが必要となる．陰部に限局の場合には，排尿・排便後に局所の洗浄が基本となる．一方，広範囲熱傷合併例では，空気流動ベッド上で下肢および股関節の位置を調整することで，比較的容易に排便が可能となる．肛門周囲にポリウレタン製の創傷被覆材を貼付し，肛門との間に境界をつくり，生じたスペースに便器やおむつを差し込み，排便を行い，排便後は微温湯で肛門を洗浄し，創傷被覆材の交換することで局所の清浄化を維持している[9]．

　最近，便失禁管理システムが開発され，熱傷患者，特に会陰部・肛門部熱傷患者に使用されている[11]（図5）．肛門内に低圧のバルーンを挿入し，ドレーンチューブを通して便が専用のバッグに排出される（図6）．肛門括約筋への影響は少なく，約4週間程度の留置が可能である．粘膜および肛門括約筋にはまったく影響がないが，便が固形している場合には排出が難しい場合もある．

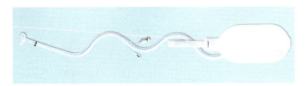

図5　便失禁管理システム
（Flexi-Seal®：フレキシシール）
（文献9より引用）

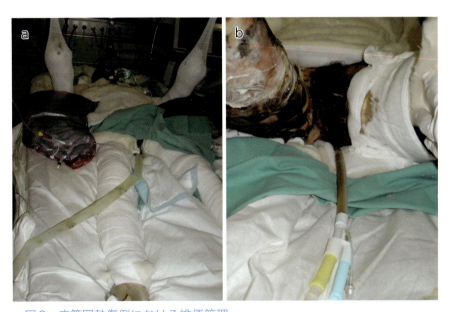

図6　広範囲熱傷例における排便管理
　この症例では，Bowel management system（ザッシーチューブ）を使用した．
（文献9より引用一部改変）

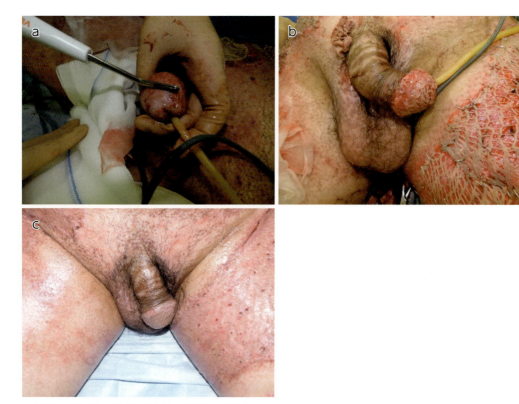

図7　74歳，男性．高温の液体で受傷
　a：下腹部および陰部から両大腿部にかけてDDB〜DBの熱傷を認めたが，陰茎・亀頭も深達化したため，遊離植皮を施行した．ハイドロサージャリーシステムによるデブリードマンを行った．
　b：網状植皮を行った．
　c：植皮は完全に生着し，植皮術後3ヵ月の状態．

2）栄養管理

　栄養管理としては特別なことは行わないが，植皮術が必要な場合に術後の数日間だけ低残渣食への変更や阿片チンキなどを使用して，一時的に排便を制御することもある．しかし，患者の不快感や腹痛なども生じるため長期間の使用は避けることが望ましい．

3）人工肛門による管理

　広範な陰部熱傷や肛門周囲の深達性熱傷では，一時的な人工肛門による排便管理が有用なことがある．排便管理が容易であるとともに，便による熱傷創面の汚染や感染の予防や栄養管理を行うことで，積極的に創の治療が可能となる．問題点は人工肛門作製の身体や心理面での負担，将来的な人工肛門の閉鎖手術，などがある．陰部熱傷例の人工肛門に関しては，小児[12]や高齢者[13]の会陰部・肛門部熱傷の創管理や植皮後の管理などの有用性を述べているものもあるが，人工肛門の作製が創傷治癒には，有用性が少ない[14]，との意見もあり，慎重に考慮する必要がある．

4）熱傷創への対応

　陰部の熱傷創に対しても他部位と同様に軟膏あるいは軟膏ガーゼや創傷被覆材による閉鎖療法を行う．病衣や寝具が熱傷創に直接触れないように離皮架などを用いることで創の深達化を予防する．

深達性の熱傷創に対しては，植皮術や皮弁術などの手術が必要となる．植皮術は状態に応じてパッチ植皮，網状植皮，シート植皮を使用する（図7）．熱傷の範囲にもよるが，網状植皮が使用しやすい．皮弁移植も検討されることもあるが，多くはすでに感染創となっているため，慎重に適用を考える．手術後は上述の体位を取り，排便があった場合にも局所を生理食塩水で洗浄することで，良好な状態を維持することが可能となる[9]．

　近年，局所陰圧閉鎖療法による創管理も行われており，熱傷の管理にも使用されている．体幹部から腋窩や殿部・肛門部に及ぶ症例で植皮術後の管理に使用し，症例によっては有用な方法と考えられる[9]．

文献

1) 難波雄哉：特殊領域の熱傷．熱傷の治療，難波雄哉（編著），克誠堂出版，東京，p83-93，1981
2) 田中克己ほか：顔面・手部熱傷の初期治療．PEPARS 47：68-75，2010
3) Jonsson CE et al：Early excision and skin grafting if selected burns of the face and neck. Plast Reconstr Surg 88：83-92, 1991
4) 菅又　章ほか：Tangential excisionと頭部からの植皮を行った顔面熱傷の2例．救急医学 25：1885-1889，2001
5) 田中克己：手背・手掌熱傷に対する治療．PEPARS 114：31-39，2016
6) Akita S et al：The quality of pediatric burn scars is improved by early administration of basic fibroblast growth factor. J Burn Care Res 27：333-338, 2006
7) Janzekovic Z：A new concept in the early excision and immediate grafting of burns. J Trauma 10：1103-1108, 1970
8) Jackson DM et al：Tangential excision and grafting of burns. Brit J Plast Surg 25：416-426, 1972
9) 田中克己：会陰部・肛門部熱傷．熱傷治療マニュアル，第2版，田中　裕（編著），中外医学社，東京，p362-369，2013
10) McCauley RL：Reconstruction of the trunk and genitalia. Total Burn Care, 1st Ed, Herndon DN（ed）, Saunders, Philadelphia, p492-498, 1996
11) Bordes J et al：A non-surgical device for faecal diversion in the management of perineal burns. Burns 34：840-844, 2008
12) Quarmby CJ et al：The use of diverting colostolies in paediatric peri-anal burns. Burns 25：645-650, 1999
13) Nakazawa H et al：The use of temporary diverting colostomy to manage elderly individuals with extensive perineal burns. Burns 28：595-599, 2002
14) Angel C et al：Genital and perineal burns in children：10 years of experience at a major burn center. J Pediatric Surg 37：99-103, 2002

C. 手術創

1. 開腹, 開胸手術後の縫合法

1 胸壁の縫合

a. 胸壁の解剖

　胸壁は頭側を胸骨頸切痕, 左右鎖骨・肩峰とし, 尾側を胸骨剣状突起, 左右肋骨弓とする範囲である. 正中は皮下に胸骨を触れ, 外側には表層に大胸筋, 小胸筋, 外側には前鋸筋, 外腹斜筋が存在し, 深層は肋骨で胸郭の硬性組織を形成している(図1). 肋骨は内側で第1肋軟骨から第7肋軟骨として胸骨外側縁に付着し, 第8～第10肋軟骨は上位肋軟骨に付着し肋骨弓を形成している. 第11, 12肋骨は遊離端となっている. 肋骨は内側が軟骨, 外側が骨となっている. 肋骨間には表層より薄い外肋間筋, 内肋間筋, 最内肋間筋が存在し, 壁側胸膜が最深層となり, 内部に臓側胸膜に包まれた肺, 心膜に包まれた心臓, 大動脈などの臓器を入れている.

　胸骨のやや外側で肋軟骨の裏を左右に内胸動静脈が走行し, 腹部で上腹壁動静脈となり, 腹直筋裏面を走行する. 各肋間で肋骨下縁にて前肋間枝を分岐し, 背部からの肋間動静脈と合流す

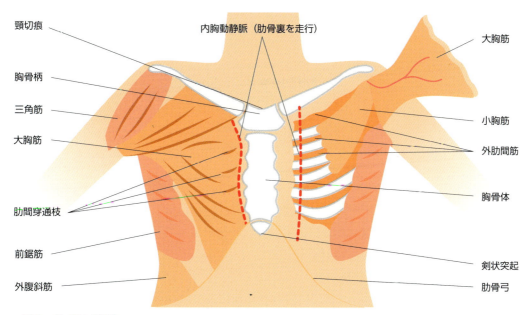

図1　胸部の解剖
　左胸部は大胸筋を切断し, 翻転し, 深層を露出している

る．また，各肋間で大胸筋を穿通する皮膚穿通枝を分岐している．

b. 胸壁に用いられる皮膚切開

　創閉鎖には皮膚切開のみならず，どの筋肉などが切離するかをあらかじめ知っておくことが重要である．代表的な開胸のための皮膚切開と切離される筋肉などは以下のとおりである．
　①開心術・前縦隔手術に用いられる胸骨正中切開，②肺切除・胸部食道手術・縦隔腫瘍切除などに用いられる後側方切開，③前側方切開や④腋窩切開などがある（図2）．側方切開には肋骨を温存する肋間開胸と肋骨を切除する肋骨床開胸がある．肋骨床開胸では展開を容易にするために2本の肋骨が1cmほどの長さで側方または後方で切除される．胸骨正中切開では皮下にはすぐに胸骨があるため，電動鋸などで胸骨が切開され，前縦隔に到達し開心術などが行われる．前側方切開では肋間筋を切離し，壁側胸膜を切開し臓器に到達する．後側方切開では前鋸筋，広背筋，僧帽筋が切離され，さらに深層で肋間筋を切離し，壁側胸膜を切開し胸腔内にアプローチする．

c. 開胸後の縫合，ドレーン

　開胸された場合，胸腔内の残存物・胸壁の止血を確認したあとに閉胸する．胸骨正中切開の場合は，陰圧吸引式ドレーンを挿入し，胸骨をワイヤーなどで締結し，閉創する．皮下に胸骨が直接触れるため，ワイヤーが突出しないように注意する．胸骨正中切開で内胸動脈をバイパスなどのため両側採取した場合は，胸骨の血流が悪くなり，創離解，感染などを引き起こす可能性があるので注意する（図3）．側方開胸のように壁側胸膜を切開した場合は陰圧吸引式ドレーンを開

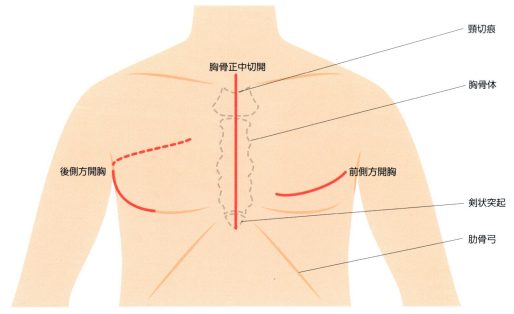

図2　開胸に用いられる主な皮膚切開

胸部より2肋間程度尾側の中腋窩線付近の皮膚を切開し，頭側に向けて胸腔内背面に向かって留置する．切開した肋間筋を創々縫合するが，筋肉全層に太い糸をかけて確実に縫合する．前鋸筋，広背筋を切開した場合も縫合閉鎖しておく．切開した肋間の頭尾側の肋骨に太い吸収糸をかけて寄せて補強する方法や切開部上下の肋骨に孔を開けても寄せる方法も有用とされている．筋層が縫合された後にドレーンを低圧持続吸引・水封式などドレーンバックに連結し，排液する．

2 腹壁の縫合

a. 腹壁の解剖

　腹壁とは頭側が胸骨剣状突起，肋骨弓，肋骨遊離端であり尾側が恥骨結合，鼠径靱帯，上前腸骨棘，腸骨稜である部位を指す．
　臍より上を上腹部，臍より下を下腹部という．左右鼠径靱帯中心を通る垂直線より外側をそれぞれ左側腹部，右側腹部とすることもある．
　表層から皮膚，皮下組織，筋膜，筋肉，腹膜外組織，腹膜よりなり，腹膜内には消化管，肝臓などの臓器を入れている．腹壁は腹腔内臓器の保護と突出の防止を主な作用としている．
　皮下組織は主に皮下脂肪からなるが，浅筋膜 superficial fascia という薄い膜様の線維によって浅層と深層に分けられる．
　筋肉は正中では主に左右の腹直筋，外側では浅層より外腹斜筋，内腹斜筋，腹横筋からなる（図4）．腹直筋外側は半月線と呼称される．外腹斜筋腱膜は尾側で上前腸骨棘と恥骨結合の間で肥厚し索状となり鼠径靱帯となる．腹直筋は前鞘に覆われ，正中で合流し，強靱な白線を形成

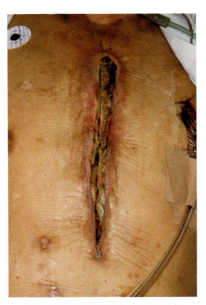

図3　胸骨正中切開後の創離解
胸骨が切開され離開，壊死している．

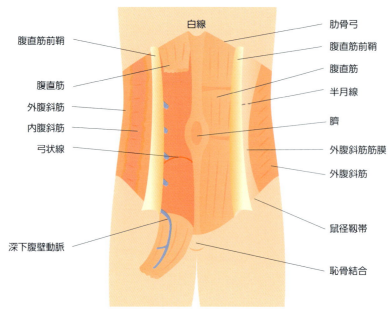

図4 腹壁の解剖
腹直筋前鞘を切開し，筋体を露出している．右腹部は腹直筋を切断，反転し裏面を示す．右外腹斜筋は切開され，深層の内腹斜筋が見えている．さらに深層には腹横筋が存在する．白線は臍上が広く，臍下が狭くなっている．臍と恥骨結合のほぼ中点の腹直筋裏に弓状線があり，尾側では腹直筋後鞘を欠いている

する．白線は胸骨剣状突起と恥骨結合を結び，臍部では臍輪という小孔で脆弱になっている．白線の部位は深部で腹直筋が欠損しており，臍より頭側の部位では幅が広くなり，臍より下では狭くなっている．腹直筋深層は後鞘に覆われているが，臍と恥骨結合の中点より尾側では後鞘が欠損し，前鞘のみとなる．後鞘が尾側で欠損する線を弓状線という．頭側では外腹斜筋腱膜，内腹斜筋腱膜の前葉が前鞘となり，内腹斜筋腱膜後葉と腹横筋腱膜が後鞘を形成する．弓状線より尾側では外腹斜筋・内腹斜筋腱膜前葉に加えて内腹斜筋腱膜後葉，腹横筋腱膜はすべて腹直筋前鞘になり後鞘は欠損する(図5)．両外側の外腹斜筋から正中の左右腹直筋，白線にかけて強靱な筋膜で覆われることにより，ヘルニアを防いでいる．まれに白線部の離開により白線ヘルニア，鼠径部の脆弱化により鼠径ヘルニアなどを生ずることがある．さらに深層には腹膜があり，腹腔内臓器の腹壁への癒着を防止している．

b. 開腹に用いられる皮膚切開（図6）

開腹には白線を切開することにより腹直筋を損傷せず，上部消化管手術などで使われる臍上の①上腹部正中切開，下部消化管手術などで用いられる臍下の②下腹部正中切開，緊急時などで使用される上下正中切開を臍横で連続させた③腹部正中切開，虫垂炎手術などで以前使用された④外傍腹直筋切開，虫垂炎で現在使われている⑤交錯切開McBurney法，胆道系手術や胃手術などに用いられる⑥肋骨弓下切開，⑦山型横切開，胃癌などに用いられる⑧横切開などがある．

正中切開では白線を切開するが，ほかの切開では筋肉を切開することになる．最内側は腹膜であるため，切開時に断端を確認しておく．

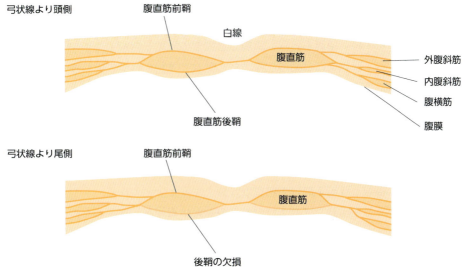

図5　腹部の横断図
　弓状線より頭側では内腹斜筋腱膜の一部と腹横筋腱膜で腹直筋後鞘が形成されるが弓状線より尾側では内腹斜筋腱膜と腹横筋腱膜は前鞘に合流し，腹直筋後鞘を欠く

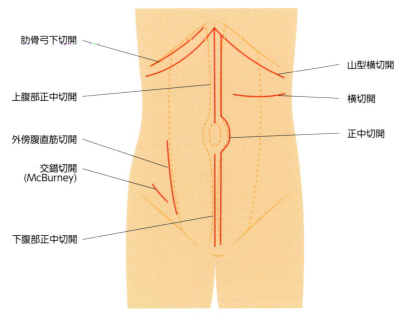

図6　開腹に用いられる主な皮膚切開

c. 開腹後の縫合，ドレーン

　閉腹の目的は腸管癒着の防止，腹腔内感染予防，ヘルニアの防止などである．腹腔内に既に血液や膿などがある場合には排液目的で治療的ドレナージを，術後滲出液や術後出血の危険性などがある場合には診断的あるいは予防的ドレナージを腹腔内に挿入する．ドレーンは開放式ペンローズドレーンなど受動的ドレーンと閉鎖式吸引式など能動的ドレーンがある．出血や感染など

の可能性が低い場合には腹腔内ドレーンを挿入しない場合もある．ドレーンは開創部と別に皮膚を切開し，挿入する場合が多い．

腹腔内ドレーン挿入後，閉腹を行う．深層では臓器の腹壁への癒着を予防するため可能な場合は腹膜の修復を行う．腹膜縫合は創の抗張力やヘルニア予防には役に立たない．必須ではないが正中切開にて弓状線より尾側は後鞘が欠損しているので，腹膜と腹横筋膜をまとめて縫合することが望ましい．ヘルニア予防のため強靱な腹直筋前鞘の修復が必要であるので，正中切開の場合は弓状線より頭側では左右の白線・前鞘を厚めの幅をとって縫合するか前鞘と後鞘をまとめて1-0などの太い糸で縫合する．弓状線より尾側では左右の前鞘を縫合する．縫合は単結節または8の字縫合で強固に行う（図7）．縫合時に針による腸管の損傷を防ぐため創の頭側と尾側で縫合した糸を持ち上げ腸管と距離をおいて明視野に縫合すると安全である．また，自在鉤などを腹腔内に挿入し，腸管などを保護してもよい．最後の数針は視野を確保するため，結紮せずにコッヘルなどで糸を把持しておき，最後に持ち上げながら結紮すると安全である．前鞘などの筋膜縫合後，皮膚を縫合閉鎖する．他の切開においても切開した腹直筋前鞘，外腹斜筋などの筋膜同士を強固に修復する．腹壁腫瘍などにおける腹壁欠損では幅7cm程度までであれば前鞘の直接縫合による閉腹は可能である（図8）．適切な筋膜の修復が行われないと腹壁瘢痕ヘルニアなどを生ずる．正中部の腹壁瘢痕瘢痕ヘルニアは腹部正中切開後にみられる合併症である．前鞘の左右離開によるものであるが，再縫合では再発率が高いため，メッシュなど人工物による被覆やcomponents separation法などによる修復が行われる．components separation法とは腹直筋外側で外腹斜筋腱膜を切開し，内腹斜筋との間を剝離し，前鞘を内側に伸展し縫合する方法である

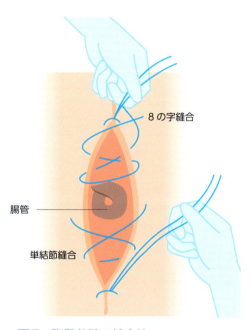

図7　腹壁前鞘の縫合法
　頭側，尾側の縫合糸を切らずに両手で挙上し，腸管から距離をとる．頭側は8の字縫合，尾側は単結節縫合を示す．前鞘の強靱な筋膜を確実に縫合する．自在鉤などを挿入し，腸管を保護してもよい．

(図9).伸展不足の場合は腹直筋後鞘を追加で切開する.組織欠損の無い場合,片側のみの切開で8cm程度,両側切開で16cm程度の正中腹壁瘢痕ヘルニアが修復可能とされている(図10).腫瘍切除後などで組織欠損を伴う広範な全層欠損の場合には皮弁などが必要となる.

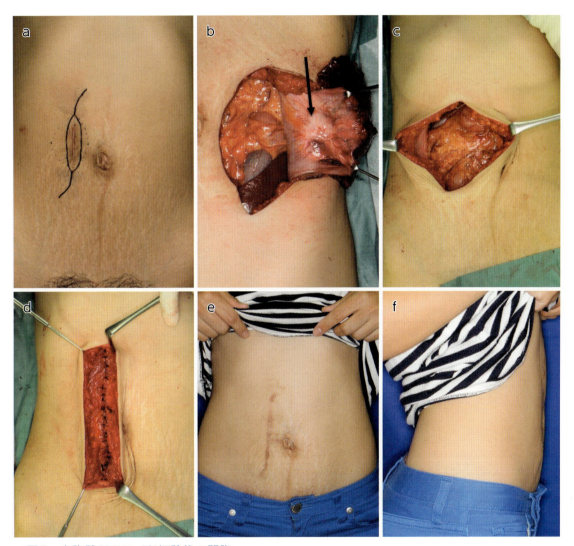

図8 右腹壁デスモイド切除後の閉腹
 a:術前デザイン
 b:腹腔内に突出したデスモイド
 c:幅7cm×長さ14cmの腹壁欠損を生じた
 d:内腹斜筋,腹膜を閉鎖後,腹直筋前鞘を閉創
 e:術後8ヵ月正面
 f:同側面.ヘルニアを認めない.

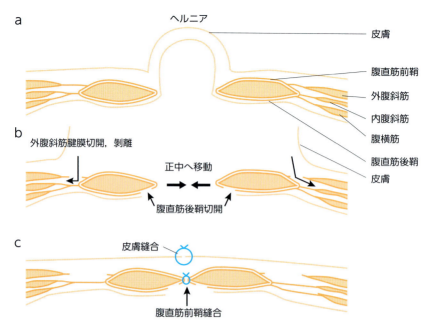

図9 両側のcomponents separation法による正中腹壁瘢痕ヘルニアの閉鎖，縫合
a：術前
b：ヘルニア門切除，外腹斜筋筋膜切開，内腹斜筋との間を剝離，腹直筋後鞘切開を追加し前鞘ごと腹直筋を正中に移動．
c：ヘルニア門閉鎖・縫合．腹直筋前鞘を縫合し閉鎖．

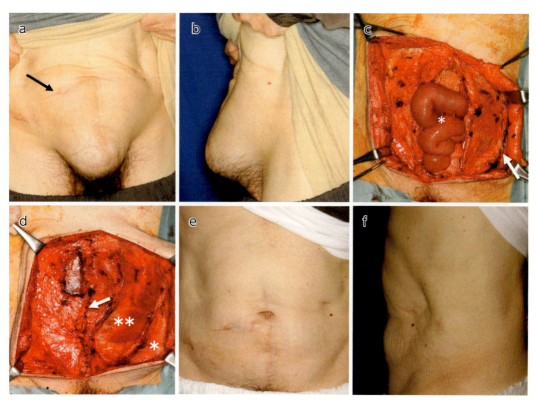

図10　左components separation法による腹壁瘢痕ヘルニア閉鎖

a：術前正面．矢印はストーマ後の瘢痕．
b：側面．
c：露出したヘルニア門（＊）と左外腹斜筋腱膜切開線（矢印）．
d：腱膜切開後左腹直筋前鞘を内側に寄せて前鞘縫合，ヘルニア閉鎖（矢印）．＊後退した外腹斜筋，＊＊内腹斜筋．右ストーマは筋膜パッチで補強．
e：術後8ヵ月正面．
f：術後8ヵ月側面．

2. トラブルの原因と対策

　外科医が最初に習得すべきことは創縫合である．しかし，それがゆえに創縫合は簡単な手技として外科医に軽視されがちで，初心者に任されたり，テーピングで済まされたりすることも多い．しかしこれでは，創治癒にトラブルが起き，その結果，創治癒遅延や傷痕（瘢痕）が目立つことになっても仕方がない．

　創治癒には一次治癒と二次治癒がある．一次治癒とは切開した皮膚の創が癒合して創閉鎖が得られることである．一方，二次治癒とは皮膚欠損が生じ，その創の収縮と周辺からの上皮化によって創閉鎖が得られることである．一次治癒は1～2週間で得られ，細く，目立たない瘢痕となって治るが，二次治癒では創の大きさにもよるが，創閉鎖に1～2ヵ月かかり，瘢痕も目立つものになる．さらに重度の創トラブルでは，二次治癒さえ得られず，デブリードマンと再縫合が必要になることもある．

　手術創の閉鎖においては，常に順調な経過で一次治癒を目指す必要があり，創トラブルを避け，順調な創治癒を得るには，何をすべきか，そして何をしてはいけないのかを知る必要がある[1]．具体的な創トラブルをあげ，そうならないための対策を解説する．

1 創トラブルと対策

a. 創トラブル①　創縁壊死

　創トラブルで最も多いのが創縁壊死である．創縫合時には，特に問題はないようにみえた創縁の皮膚の色調が，徐々に暗紫色に変化してきて，最終的に創縁が壊死するものである（図1a）．当然，創治癒は得られず，壊死部がミイラ化して脱落したあと，最終的に二次治癒の形で創閉鎖となり，目立つ瘢痕が残る（図1b）．

1）原因

　医師のなかには，糸で創縁同士を強く締め上げることで創の癒合が得られると勘違いしている人がいるが，誤りである．創を強く縫い過ぎれば，締めた部分の創縁皮膚の血行が障害され，その結果，創縁壊死となり，癒合することができなくなる．縫合糸痕も皮膚壊死の結果である．

2）対策

　創縫合においては，縫い過ぎ，締め過ぎに注意しなければならない．縫合の間隔を狭くし過ぎないことや，糸を強く締め過ぎないことなどが大切である．適度に糸を締めたつもりでも，術後に創縁では多少の浮腫が起こるので，創縫合時には，術後の浮腫もある程度計算に含めて縫合する必要がある．

　創縁壊死後に二次治癒によって創閉鎖が得られても，目立つ瘢痕になってしまった場合，これを目立たない瘢痕にするには，瘢痕を切除して再縫合を行う手術が必要になる（図1c）．

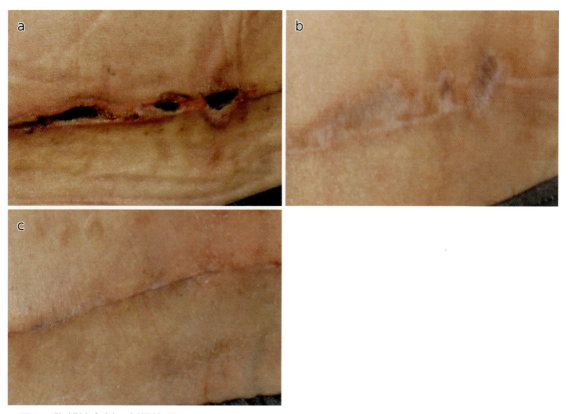

図1　腹部縫合創の創縁壊死
a：縫合間隔を狭めて強く縫合し過ぎたため，部分的に創縁壊死を生じた．
b：壊死部は痂皮化して脱落し，その後に目立つ瘢痕となった．
c：約1年後に瘢痕を切除して，適切な間隔，強さで真皮縫合を行い，表面縫合を行った結果，きれいな瘢痕にすることができた．

b. 創トラブル② 血腫

　術後の創トラブルでしばしばみられるのが血腫である．術後，創部皮下に波動を触知し，皮膚にも紫斑が見られるようになる（図2a）．創を切開すると，皮下に多量の血腫がたまっており，血腫を除去し，洗浄が必要になる．

1）原因

　血腫の主たる原因は，もちろん術中の止血不足であるが，剪刀や電気メスを用いて手術操作を行った場合，術中，それほど多くないと思われた出血が，術後に増加することがある．これは麻酔覚醒後に患者の血圧が上昇するためで，注意が必要である．出血は，わずかであれば自然吸収されるが，多ければ血腫となって長く貯留することになり，感染の原因になることもある．

2）対策

　血腫を防ぐうえで最も大切なのは，創縫合の前に丁寧に止血することである．術後，血圧上昇とともに出血が増加することを考慮して，わずかな出血もこまめに止血しておく必要がある．次に大切なのは，必要に応じてドレーンを留置することである．大きなスペースがある場合は吸引ドレーンチューブの留置が必要で，留置する位置にも注意する必要がある．一方，浅い創からの

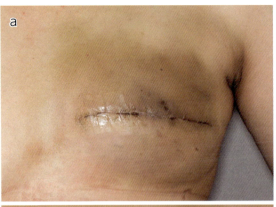
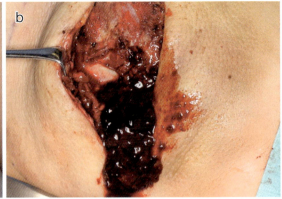
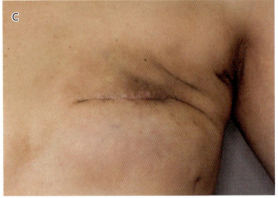

図2 乳房切除後の皮下血腫
a：左乳房全切除して退院後に皮下血腫を認めた．
b：創を切開し，血腫を洗浄除去し，吸引ドレーンチューブを留置して創を閉鎖した．
c：血腫の再発はみられなかったが，血腫のたまっていたスペースは癒着し，引きつれとなった．

出血が想定される場合は，ペンローズドレーンの留置が適している[1]．最後に，創部を軽く圧迫することで，oozingと呼ばれる創縁からの微小な出血を減らすことができ，スペース内の出血を押し出すことにもなる．四肢においては圧迫包帯が有用だが，血行を阻害するほどの強い圧迫にならないように注意する必要がある[2]．

血腫を認めた場合は，18G針と注射器を用いて穿刺吸引によって血腫除去を試みるが，血腫が固まり，吸引できない場合は，再開創して血腫を洗浄除去し(図2b)，止血確認後，ドレーンを留置して創を閉鎖し，圧迫して血腫が再度できるのを防止する(図2c)．

c. 創トラブル③ 創感染

皮膚閉鎖にテープ固定や皮膚用の接着剤が用いられることがあるが，使用が不適切であると，創感染を起こすことがある(図3a)．テープや固着した接着剤を除去すると，創内に膿瘍を形成していることがある(図3b)．

1) 原因

創縁からは必ずoozingと呼ばれる少量の出血がある．この出血は，通常の縫合では，縫合糸の間の創の隙間から排出されるが，その出血が，テープや接着剤で蓋をされた創内に溜ると，小

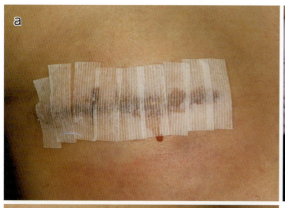
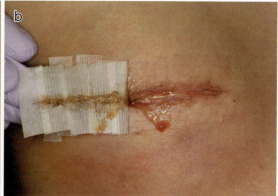
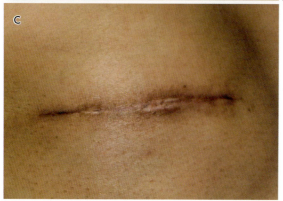

図3 胸部手術創をテープ固定後に生じた化膿創
 a：創表面にステリーストリップ®が貼付されており，隙間から膿汁が漏出している．
 b：テープを除去すると，創が広範に化膿している．
 c：テープを除去後，創は比較的早期に自然閉鎖したが，瘢痕が目立つ．

さな血腫となり，常在菌によって簡単に化膿してしまう．

2）対策

創縁からの血液，滲出液は，創外へ逃がすことが大切であり，安易にテープや接着剤で創を密閉してはならない．また，もし創閉鎖にテープや接着剤を使用した場合は，こまめに創チェックを行い，感染徴候などの異常を発見したときは，すぐにテープや接着剤を除去することが必要である．早めに除去すれば，瘢痕は残るが，早期に創閉鎖が得られる（図3c）．

d. 創トラブル④ 目立つ創瘢痕

創がきれいに縫合されているようにみえ，創縁壊死もなかったにもかかわらず，抜糸後に瘢痕がやや陥凹して広がり，目立つ瘢痕線になることがある（図4a）．

1）原因

創縁が内反した状態で縫合されたり，高さがずれて，段差のある状態で縫合されたりすると，真皮同士がきれいに癒合せず，創瘢痕が広くなりやすく，陥凹した目立つ瘢痕となる．

2）対策

きれいな瘢痕にするには，創縁を正確に合わせて真皮縫合と表面縫合を行うことが大切であ

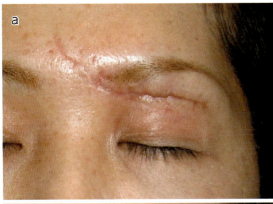
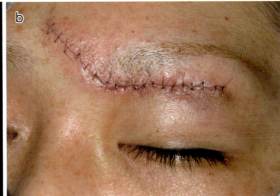
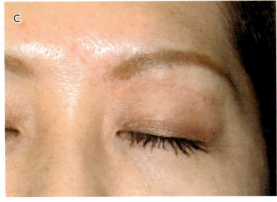

図4 前額部から上眼瞼の目立つ瘢痕
 a：前額部から上眼瞼の裂創を救急病院で縫合され，目立つ瘢痕となった．
 b：瘢痕を切除し，前額部には5-0吸収糸で真皮縫合を加え，眼瞼部には真皮縫合は加えず，表面を6-0黒ナイロンで縫合した．
 c：再縫合6ヵ月後，瘢痕線は幅が細く，目立たない．

る[1]．もし幅の広い，目立つ瘢痕線になった場合は，瘢痕を切除して，再縫合を行う必要がある．眼瞼部など以外では正確な真皮縫合を行い，また眼瞼部では真皮縫合はあまり行わないが，表面をやや細かく，正確に縫合することで（図4b），幅の狭い，美しい瘢痕線にすることが可能である（図4c）．

　創縫合を軽んじてはならない．創の出来不出来は，縫合を行う外科医の心がけ次第である．外科医が丁寧な止血や適切な縫合[1]を行いさえすれば，ほとんどのトラブル，合併症を防ぐことができる．愛情をもって創縫合にあたって欲しい．

文献
1) 梶川明義：一般外科医として知っておきたい小手術と処置―失敗しない創傷処理法．手術 **70**：1137-1143, 2016
2) 梶川明義，上田和毅：縫合の基本手技．手指，足趾の縫合．PEPARS 14：63-68, 2007

3. 瘻孔化，潰瘍化創の部位別治療
1）胸壁

1 縦隔炎，胸骨骨髄炎，肋軟骨炎

（本項で述べる縦隔炎は，胸骨骨髄炎やそこから波及する肋軟骨炎を含むものとする）

a. 臨床背景

開心術後の縦隔炎の発生率は0.36～5％，死亡率は10～40％とされている．
縦隔炎発症の危険因子は，肥満，糖尿病，慢性閉塞性肺疾患，喫煙，心臓手術の既往，再手術，体外循環時間，両側内胸動脈の使用，輸血，下肢感染創の合併などである[1]．

b. 診断

臨床所見としては，発熱や創部の発赤，胸骨動揺，胸骨圧痛などを認める．血液検査所見は，左方偏位を伴った白血球の増加を認め，血液培養の陽性率は57％とされている．
PET，MRIは縦隔炎，胸骨骨髄炎の診断に有用である[2]．CTは骨融解や膿瘍の検出には有用だが，早期の骨髄炎診断には不向きである．
細菌・真菌培養検査も有用であり，黄色ブドウ球菌やコアグラーゼ陰性ブドウ球菌が検出された場合には，胸骨骨髄炎である可能性が高くなる．

c. 全身管理

すでに敗血症となっている症例では，全身状態の改善が必要である．
抗生剤の全身投与は，細菌培養の結果が出るまではグラム陽性球菌とグラム陰性桿菌に対し広範囲にカバーし，培養結果が出次第，速やかに感受性のある抗生剤に変更する．しかし，抗生剤の種類，投与方法に関しては，一定の見解はない．
その他，高気圧酸素療法は外科的治療の補助的手段として有効という報告がある[3]．

d. 外科的処置

診断後早期に創を開放し徹底的なデブリードマンを行う．
創閉鎖のタイミングは，デブリードマンと共に一期的に行うか，wound bed preparation後に二期的に行うかは意見が分かれる．二期的創閉鎖のほうが安全だが，一期的創閉鎖は治療期間の短縮を図ることができる．
wound bed preparationの方法としては，持続洗浄，negative pressure wound therapy（NPWT），創内持続陰圧洗浄療法[4]などがある．

創閉鎖には，保存的治療，植皮術，局所皮弁術，筋皮弁術などの選択肢があり，創部の状態に応じて治療法を決定する．

e. デブリードマン

瘻孔が小さいとしても，感染範囲は広範であることも多いため，大きく開創し，徹底的にデブリードマンを行う．ただし，胸骨をデブリードマンすることで胸郭の動揺性が増し，呼吸機能へ影響することがあるため，切除範囲は必要かつ十分な範囲にとどめる．

実際の方法としては，ピオクタニンで瘻孔，潰瘍内部を染色し，染色された軟部組織は完全に摘出する．創面に露出している胸骨ワイヤー，胸骨ピン，骨蝋等の異物を摘出する．胸骨は良好な出血を認める部分まで切除する．すでに感染している肋軟骨は，肋骨への移行部まで切除するほうが安全である．明らかな感染を認めない肋軟骨の切除範囲に関しては意見が分かれるが，最低でも創部に露出していた部分は切除するべきである．人工血管に感染が及んでいると治療は困難となる．感染創に異物がある場合，除去することが原則だが，除去した場合，人工血管部分を再度再建する必要がある．しかし，再手術の危険性は極めて高い．近年では，持続洗浄とNPWTを合わせた創内持続陰圧洗浄療法を用いることで，人工血管露出例でも人工血管を摘出することなく創を治癒させることができたという報告もある[5]．

f. wound bed preparation

十分なデブリードマン後，感染の沈静化および良好な肉芽を増生させる方法として，単純な洗浄処置，持続洗浄，NPWT，創内持続陰圧洗浄療法などがある．

NPWTは，創部を閉鎖環境とし陰圧を負荷することで，適切な湿潤環境，肉芽形成促進，ポケットの癒着促進などの創傷治癒促進効果がある．縦隔炎に対して，NPWTと持続洗浄，頻回の洗浄処置などの治療法を比較している報告では，NPWTのほうが，死亡率が低い，治癒率が高い，治癒までの期間が短い，再発率が低い，創処置の回数が減ることが報告されており，NPWTは縦隔炎，胸骨骨髄炎治療の第一選択肢となりつつある[6]．ただし，閉鎖環境にするため，感染が比較的制御されている必要があり，十分なデブリードマンの後に行うことが重要である．

創内持続陰圧洗浄療法は，前述のとおり，高度の感染創に対しても適応があるため，今後縦隔炎治療の第一選択となることが期待される．

g. 創閉鎖

前述のとおり，創閉鎖のタイミングは，デブリードマンとともに一期的に行う場合と，wound bed preparation後に二期的に行う場合ある．

一期的に創閉鎖する場合は，欠損が大きいことが多く，感染のコントロールも期待できる血流の豊富な筋皮弁や大網弁が使用されることが多い．筋皮弁としては，大胸筋皮弁，腹直筋皮弁，広背筋皮弁が主に用いられる．

二期的に創閉鎖する場合は，良好な肉芽が形成され，感染もコントロールされていることが多

いため，欠損の大きさに応じて保存的治療，植皮術，皮弁移植術を施行する．二期的な創閉鎖は，細菌培養陰性化後に施行する．

　いずれの場合も死腔をつくらないように創閉鎖することが重要である．

h. 症例（図1〜3）

81歳，女性．

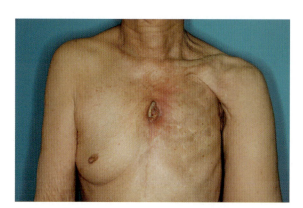

図1　術前

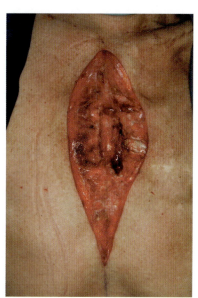

図2　デブリードマン後

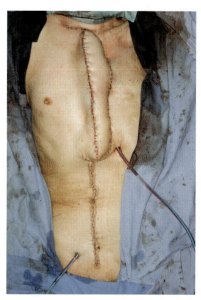

図3　皮弁移植を施行

38歳時，左乳癌に対して，大胸筋合併乳房切除術施行．術後放射線照射（線量不明）施行．79歳時，大動脈弁狭窄症に対し，胸骨正中切開による大動脈弁置換術を施行された．81歳時に胸部正中に瘻孔，胸骨骨髄炎を認めたため，胸骨ワイヤー抜去やNPWTを施行したが治癒しないため当科コンサルトとなり，手術を行うこととなった．

　瘻孔周囲の皮膚，軟部組織を切除した．直下に胸骨骨髄炎を認めたため，良好な出血を認める部分まで腐骨を切除した．第2, 3肋軟骨の明らかな感染は認めなかったが，創部に露出した部分から1cm程度深部まで切除した．感染組織の完全切除が果たされたと判断し，一期的閉鎖の適応とした．supercharged vertical rectus abdominis musclocutaneous flapによる欠損部の充填を行った．その後，感染の再燃を認めず，創閉鎖が可能であった．

2 人工物露出

　胸壁には，CIED（cardiac implantable electrophysiological devices），抗癌剤などの動注ポート，乳房用シリコンインプラント，人工血管等の種々の人工物が埋入される．本項では，症例数も多く，露出した際，治療に難渋するCIEDに焦点を絞り言及する．

a. 臨床背景

　CIEDが露出する原因には，物理的刺激などによる皮膚障害や感染がある．CIED埋入患者のうち，本体，リード感染する割合は0.5〜1.7％程度と報告されている[7, 8]．主な起因菌は黄色ブドウ球菌やコアグラーゼ陰性ブドウ球菌である．感染までの期間は数日〜数年と幅広い．感染の危険因子は，腎不全，本体挿入時の血腫発生，複数本のリード，デバイスの入れ替えなどがある．

b. 感染の有無の判断

　診断材料としては，局所所見，血液検査，創部培養，血液培養があり，CIED露出を認めた際は必ずこれらの検査を施行し，総合的に感染の有無を判断する．

　感染症例の70％程度は，デバイス埋入部の発赤，疼痛，腫脹，排膿，皮膚潰瘍が認められるが，5〜11％では局所所見を認めない．発熱等の全身症状が認められる場合，本体のみではなく，リードも感染している可能性が高くなる．

　デバイス感染症例のうち，血液培養陽性率は33〜40％程度であり，複数セットの検体で陽性であれば，その他の所見を認めずとも，デバイス感染を疑う．

　経食道心エコーにて，リードの疣贅を認めても感染の確定診断とはならないが，疣腫径とリード抜去時の肺塞栓などのリスクには相関関係があるため，抜去方法の決定に有用である．

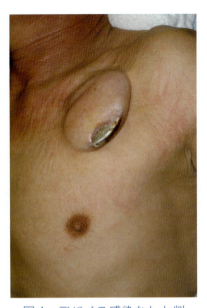

図4　デバイス感染なしと判断した症例の外観
本体の露出を認めるが，局所感染所見は乏しい

c. 治療

1) 感染なし（物理的刺激などによる露出）と判断した場合

　血液検査が正常範囲内，創部培養，血液培養が陰性であり，局所所見に乏しい場合（図4），リードを温存し，本体を大胸筋下へ埋入，骨膜に強固に固定することで露出再発を防げる可能性がある．

　ただし，本体のポケット部を切開した際，ゼリー状物質，皮下組織の菲薄化，被膜形成が乏しいなどの所見を認める場合は，デバイス感染が疑われるためリードも含めた全抜去を検討する．

　また，デバイス周囲組織による培養は61〜81％と感度が高いため，手術中に検体を採取し，陽性となった際はデバイスの全抜去を検討する．

2) 感染ありと判断した場合（局所所見，図5, 6）

　デバイス感染に対する治療の基本は，抗菌薬投与，デバイス除去，感染組織のデブリードマン，新たなデバイスの再挿入である．詳細は，2010年にAmerican Heart Associationが発表したCIED感染におけるガイドライン[9]に譲る．

　システム全抜去の際，リード抜去はときとして困難を伴い，施設の状況に応じて，開心術，各種シースによる抜去を選択する．

文献

1) Ridderstolpe L et al：Superficial and deep sternal wound complications：incidence, risk factors and mortality. Eur J Cardiothorac Surg **20**：1168-1175, 2001

2) Termaat MF et al：The accuracy of diagnostic imaging for the assessment of chronic osteomyelitis：a systematic review and meta-analysis. J Bone Joint Surg Am **87**：2464-2471, 2005

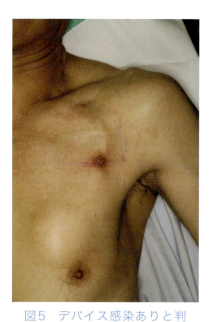 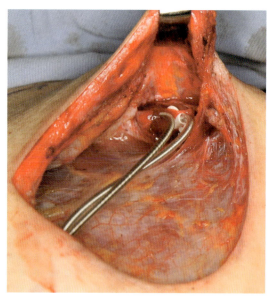

図5 デバイス感染ありと判断した症例の外観
本体の露出は認めないが，不良肉芽を認める

図6 デバイス感染ありと判断した症例の創内所見
リード周囲に不良肉芽を認める

3) Mills C et al：The role of hyperbaric oxygen therapy in the treatment of sternal wound infection. Eur J Cardiothorac Surg **30**：153-159, 2006
4) Kiyokawa K et al：New continuous negative-pressure and irrigation treatment for infected wounds and intractable ulcers. Plast Reconstr Surg **120**：1257-1265, 2007
5) Morinaga K et al：Results of intra-wound continuous negative pressure irrigation treatment for mediastinitis. J Plast Surg Hand Surg **47**：297-302, 2013
6) Raja SG et al：Should vacuum-assisted closure therapy be routinely used for management of deep sternal wound infection after cardiac surgery? Interact Cardiovasc Thorac Surg **6**：523-527, 2007
7) Prutkin JM et al：Rates of and factors associated with infection in 200909 Medicare implantable cardioverter-defibrillator implants：results from the national cardiovascular data registry. Circulation **130**：1037-1043, 2014
8) Johansen JB et al：Infection after pacemaker implantation：infection rates and risk factors associated with infection in a population-based cohort study of 46299 consecutive patients. Eur Heart J **32**：991-998, 2011
9) Baddour LM et al：Update on cardiovascular implantable electronic device infections and their management：a scientific statement from the American Heart Association. Circulation **121**：458-477, 2010
10) Nielsen JC et al：Infected cardiac-implantable electronic devices：prevention, diagnosis, and treatment. Eur Heart J **36**：2484-2490, 2015

3. 瘻孔化，潰瘍化創の部位別治療
2）腹壁，会陰部

1 腹壁

　腹部手術，特に消化管手術や産科婦人科手術において手術部位感染はある程度避けられない．この部位の感染原因は臓器腹腔に起因する場合とそうでない場合に分けられる．ここでは腹腔外部分での感染対応に関して解説する．

　初期段階で感染を発見したときにはまず感染を制御できるまで創開放のうえで壊死組織の除去と創部の洗浄を継続する．腹壁および腸管は血流がよく，消化管穿孔などがない限り，こまめに洗浄処置を繰り返すことで早期に良好な肉芽組織形成が期待できる．抗生剤投与は，感染が局所にとどまる場合は必ずしも必要ではなく，創状態が改善すれば早期に離脱する．

　創収縮を期待して局所陰圧閉鎖療法を導入する場合，適応に禁忌警告事項があるために注意が必要である．消化管瘻などがある創傷や壊死組織を除去していない創傷に使用することは禁忌であり，臨床的感染を有する場合は感染を軽快させてから使用しなければならない．また，局所陰圧閉鎖療法に用いるフォーム材が直接消化管や大血管に接触した状態で使用することは穿孔する危険性があるので禁忌事項であり，これらの臓器が露出している場合は自家組織等により被覆保護したうえで使用する．すなわち，局所陰圧閉鎖療法の導入時期は壊死組織が除去され感染が制御され，またもしも腹壁が離開している場合は腹腔内臓器が自家組織で被覆されるか肉芽組織で覆われている状態であることが前提となる．消化管や大血管が露出している場合は肉芽組織で覆われているとしても，フォーム材による穿孔の危険性を避けるため，導入時は非固着性創傷被覆材を敷いた上に非固着性フォーム材を選択し使用するほうが安全である．吸引圧も弱めの設定とする．臨床経過をみながら吸引圧を強めていき，非固着性フォーム材のみの使用，さらに肉芽形成促進と創縁収縮を期待できるのであれば固着性フォーム材への変更を検討する．導入後初期には，感染制御や肉芽形成の正確な評価は難しいので，滲出液の性状や量，吸引圧が全体に効いているかなどこまめに創部観察が必要で，状況に応じて交換間隔も短くする．腹圧による腹壁離開拡大を防止し創収縮を期待してシューレース法を用いることもある[1]．シューレース法は，創縁周囲皮膚にスキンステープラーを刺入しゴム製血管テープや輪ゴムを引っかけて靴ひも状に創を引き寄せる方法である．

　感染が遷延し創縮小が期待できない場合，植皮や皮弁を用いた早期の閉鎖を考慮する．薄目分層植皮は創面の感染がある程度抑えられていれば感染創においても生着するため有効な手段である[2]．肝実質や肝を覆う肉芽組織から胆汁の滲み出しがみられても植皮の生着は期待できる．ただし，軟骨膜で覆われていない肋軟骨，白色の筋膜などは植皮を生着させる能力はなく，放射線照射されている部位では植皮の生着がよくないことに留意しなければならない．なお，必ずしもすべての創面を植皮で覆う必要はなく，滲出液が植皮下に貯留しないようにむしろ隙間をつくり網目状や切手状に植皮を行うほうが植皮の生着率はよい．植皮の隙間は生着した植皮からの上皮化が進む．また，もしも植皮の一部が生着しなくても創面を減少させることはできるので，繰り返し植皮を行うことで創の上皮化を積極的に進められる．

腹壁離開創を保存的に治癒させたり植皮術を行って閉鎖したりした場合は，腹壁瘢痕ヘルニアになることを容認する必要がある．その場合，腹帯などによる腹壁の保護を指導する．特に症状がない場合は無治療のこともあるが，ヘルニア拡大傾向や腹圧がかけにくいなどの症状がある場合は，感染が否定でき栄養状態が安定し瘢痕や植皮が成熟し硬さがとれた創閉鎖後6〜12ヵ月をめどに腹壁閉鎖術を検討する．

2 会陰部

会陰部は，肛門，尿道口，外性器が存在し，入り組んだ構造を持った複雑な形態を有する[3]．股関節を中心とした下肢の運動の起点になる部位でもある．創治療においては，排尿と排便の処理や創部安静の確保の難しさなど会陰部特有の問題が存在する．ベッドサイドではしっかりした体位を取ることも容易でなく十分な診察や処置をすることは難しい．保存的治療で改善が得られない場合は外科的治療による創閉鎖を検討する必要性が出てくる．その場合，植皮や皮弁を用い

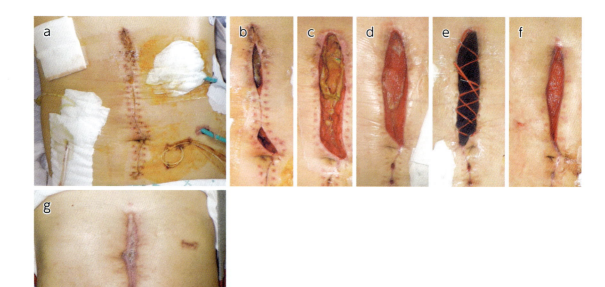

図1　症例1
　a：術後7日，腹部創部発赤．
　b：術後7日，一部創開放，筋膜一部融解．
　c：術後9日，腹壁離開，消化管露出．
　d：創開放後2週間，良好な肉芽組織形成．
　e：創開放後2週間，陰圧閉鎖療法，シューレース法．
　f：創開放後4週間，創収縮良好．
　g：創開放後2ヵ月，創閉鎖．

た形成術が考えられるが，植皮では術後数週間は創部安静が強いられるが，皮弁の場合はそれほど厳重な安静は要しない．これらの特徴を理解したうえで状況に応じた手術法の選択をする．より深部の直腸腟瘻などにおいても粘膜弁を用いた閉鎖法が有効であり治癒可能である．

3 症例

症例1

63歳，男性．

十二指腸乳頭部癌に対して膵頭十二指腸切除術を施行した．術後7日，腹部創部が発赤し一部創開放にて黄土色の膿汁の流出があり，筋膜の一部が融解しており，創部洗浄処置を開始した．術後9日，腹壁が離開しており消化管が露出した．創開放後2週間，良好な肉芽組織の形成を認め，局所陰圧閉鎖療法とシューレース法を併用した．創開放後4週間，創収縮が良好で保存的処置とした(図1)．

症例2

37歳，男性．

交通外傷で小腸破裂，結腸穿孔，膵被膜損傷を受傷した．緊急手術にて小腸，結腸，膵被膜を

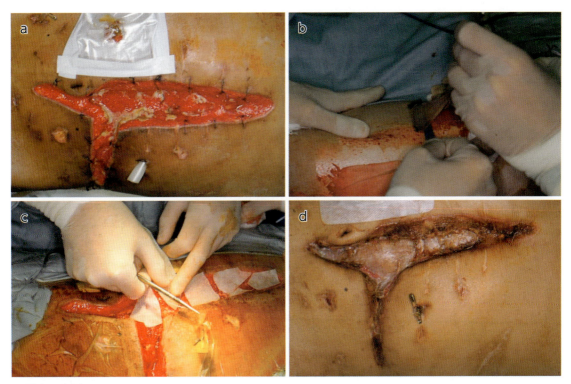

図2　症例2
　a：植皮前の状態．
　b：大腿部より採皮．
　c：切手状薄目分層植皮．
　d：植皮後1ヵ月，創閉鎖．

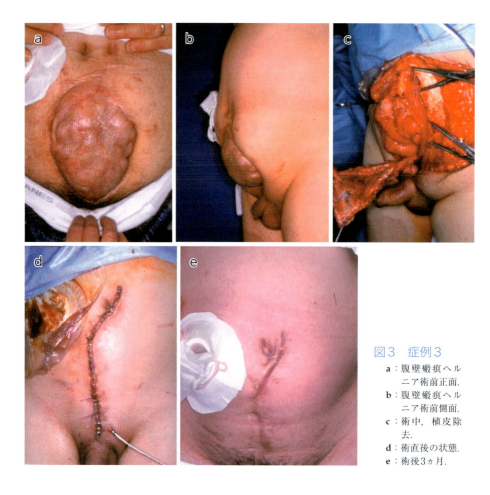

図3 症例3
a：腹壁瘢痕ヘルニア術前正面.
b：腹壁瘢痕ヘルニア術前側面.
c：術中，植皮除去.
d：術直後の状態.
e：術後3ヵ月.

縫合閉鎖した．術後，膵液瘻と膵尾脾周囲にカンジダ性膿瘍を認めた．35病日，膵尾脾合併切除と膿瘍腔掻爬術を施行した．42病日，MRSA感染により筋膜融解と腹壁離開があり結腸穿孔を併発した．緊急手術で人工肛門を造設し腹壁は開放とした．洗浄処置で肉芽組織の形成を待ち，55病日に，薄目分層植皮を行った．植皮は生着した(図2)．

症例3

　55歳，男性．

　膀胱尿道癌にて膀胱尿道全摘術と回腸導管造設術を施行した．術後1週間，創がMRSA感染により腹壁が離解し腸管が露出した．腹壁離開後1ヵ月，腸管漿膜上に薄目分層植皮術を2回施行し，創閉鎖した．創閉鎖後10ヵ月，植皮部の腹壁瘢痕ヘルニアに対して植皮を除去し腹壁閉鎖術を施行した(図3)．

症例4

　78歳，女性．

　外陰部癌(扁平上皮癌，stage Ⅲb)に対して術前化学療法と放射線治療を行った．放射線照射は計72Gyであった．外陰部拡大切除を行った．欠損部位は縫縮できる部分は縫縮し，できない部分は植皮術を行った．放射線治療の影響により創治癒が悪く創が離開し植皮の一部が脱落した．保存的治療を継続するが難治性潰瘍化した．術後4ヵ月，薄筋皮弁による外陰部形成術を

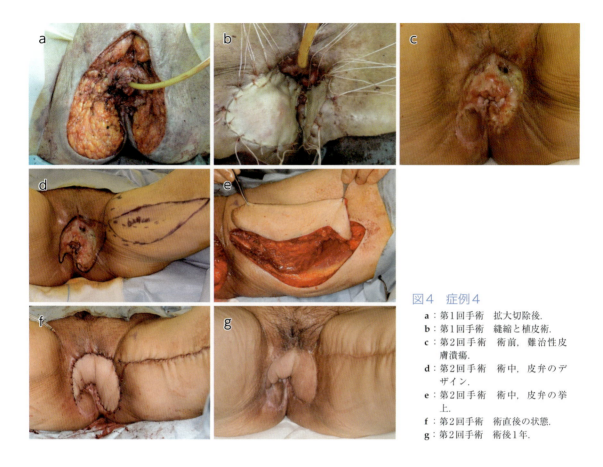

図4　症例4
a：第1回手術　拡大切除後.
b：第1回手術　縫縮と植皮術.
c：第2回手術　術前，難治性皮膚潰瘍.
d：第2回手術　術中，皮弁のデザイン.
e：第2回手術　術中，皮弁の挙上.
f：第2回手術　術直後の状態.
g：第2回手術　術後1年.

行った．術後良好で創閉鎖した（図4）．

文献

1) 松村　一ほか：難治性潰瘍に対するVacuum Assisted Shoelace Technique (VAST) の有用性．日形会誌 25：828-832, 2005
2) 波利井清紀（監修）：TEXT形成外科学，第2版，南山堂，p88-93, 2004
3) 波利井清紀（監修）：臀部・会陰部の再建と褥瘡の治療—最近の進歩，第2版，克誠堂出版，p3-14, 2009

3. 瘻孔化，潰瘍化創の部位別治療
3）頭頸部

1 頭頸部の瘻孔

　瘻孔とは，2つの器官の間，もしくはある器官と体表との間に生じた異常な交通と定義される[1]．頭頸部における代表的な瘻孔は，癌の切除手術後に生じる咽頭皮膚瘻と口腔皮膚瘻である．
　前者は，喉頭全摘後や，咽喉食摘後の再建（遊離空腸や遊離皮弁などによる再建）後の合併症として生じることがある．また，頸部食道癌切除後の挙上胃管の部分壊死により，頸部から胸部にかけて瘻孔を生じる症例もある．さらに，喉頭部分切除を行い，最初から二次閉鎖を目的として，喉頭瘻を作製するケースもある．
　後者は，口腔内再建（主に有茎皮弁や遊離皮弁での再建）後の合併症として術後早期に生じる場合のほか，治療終了から時間が経過した後に生じるものとして，放射線性骨壊死（上顎骨や下顎骨の壊死）や，下顎再建に用いた再建プレートの感染・露出に起因するものがある．
　なお，頭頸部に生じた瘻孔は，難治となることが少なくない．その理由としては，①一度生じた瘻孔は，絶えず唾液にさらされ，その通り道となりやすい，②創部に放射線が照射されていることが多い，③癌患者のため高齢者が多い，ことなどがあげられる．

2 治療の基本方針

　頭頸部の瘻孔でも，ごく小さな瘻孔であれば，保存的治療で改善することもある．たとえば，口腔内再建後の皮弁縫着部の離開などによるごく限局した瘻孔であれば，洗浄やガーゼパッキングなどの処置が有効である[2]．
　さらに最近では，咽頭皮膚瘻の創管理として，局所陰圧閉鎖療法の使用なども報告されている[3]．
　しかし，これらの処置でも改善が見られない場合は，外科手術が必要となる．ただし，外科手術を行うにあたっては，頻回の洗浄による局所の感染のコントロールや全身栄養状態の改善などの事前準備が必要となる．
　手術方法としては，ある程度限局したサイズの瘻孔であれば，局所皮弁（局所反転皮弁で内腔面を形成し，頸部の回転皮弁などで外表を覆うなど）が用いられる．基本的には，血流のある組織での再建が第一選択となるが，最近では，PAT graft（perifascial areolar tissue graft：大腿や鼠径部より採取した疎性結合組織）のようなnon-vascularized tissueも小さな瘻孔閉鎖には有用との報告もある[4, 5]．
　さらに大きな瘻孔が形成された場合や，デブリにより壊死組織の広範な除去を伴う症例では，有茎筋皮弁（大胸筋皮弁など）や遊離組織（腹直筋皮弁，腓骨皮弁，肩甲骨皮弁など）の移植が必要となる[6]．
　有茎筋皮弁のなかで，容量を必要としない場合は有茎胸鎖乳突筋皮弁を用いるとの報告もあ

る[7]が，本筋皮弁はやや皮膚への血流が不安定であり，さらに下方茎の場合は生着が不確実であるので，著者はほとんど用いていない．

　これに対し，遊離組織移植術は最も血流の豊富な組織の移植であり，血管吻合に適した移植床血管さえ存在すれば最も確実な方法といえるが，手術時間も長く侵襲のかかる術式であるので，患者の全身状態を把握して適応を判断しなければならない．

　なお，頭頸部の（特に頸部につながる）瘻孔を発見すれば，基本方針として，できるだけ瘻孔を限局化させ（外瘻形成を行い），唾液が頸部に広く流入しないようにすることが肝要である．しかし，広範な壊死組織や死腔形成のために，頸動脈に炎症が波及すると判断される場合には，できるだけ速やかに再建手術を行い，動脈破裂による致命的な合併症を回避するように努める．

3 代表的症例

症例1

　喉頭瘻：59歳，男性（図1）．

　喉頭部分切除後の喉頭瘻に対し，二次的閉鎖術を施行した．瘻孔周囲の皮膚を反転して内腔面を形成し，頸部の局所回転皮弁で外表面を被覆した．

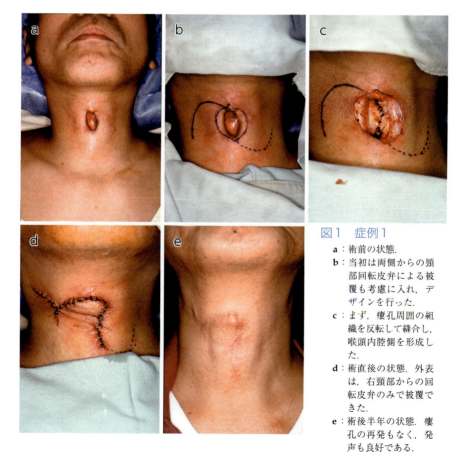

図1　症例1
- **a**：術前の状態．
- **b**：当初は両側からの頸部回転皮弁による被覆も考慮に入れ，デザインを行った．
- **c**：まず，瘻孔周囲の組織を反転して縫合し，喉頭内腔側を形成した．
- **d**：術直後の状態．外表は，右頸部からの回転皮弁のみで被覆できた．
- **e**：術後半年の状態．瘻孔の再発もなく，発声も良好である．

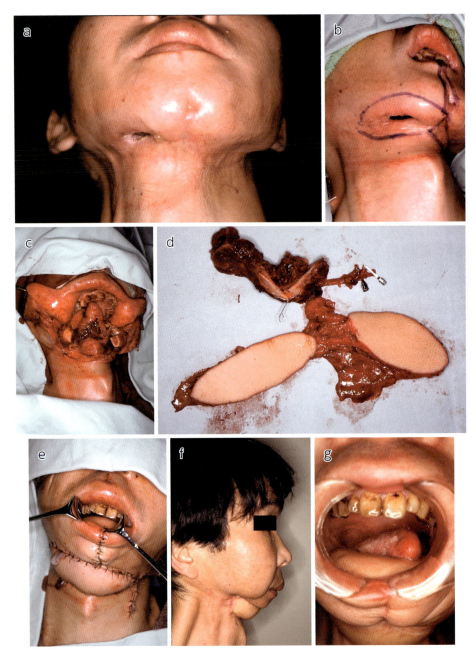

図2 症例2

a：術前の状態．右側下顎縁に沿った中等度の瘻孔形成があり，排膿を認めた．
b：手術時のデザイン．瘻孔周囲の組織も可及的に切除するようにした．
c：不良組織（壊死した下顎骨を含む）を切除した状態．
d：採取した肩甲骨皮弁（皮弁は2皮島とし，肩甲骨は下顎骨の欠損形態に合わせて成形した）．
e：術直後の状態．
f：術後1年の側貌．瘻孔の再発はみられない．
g：術後1年の口腔内の状態．

頸部の創治癒も順調で，術後半年の時点で誤嚥もなく良好な発声を獲得している．

症例2

放射線性下顎骨壊死：34歳，男性（図2）．

他院で2年前に，舌癌で下顎骨正中離断，舌半切術（一期的縫縮）が施行され，術後に放射線64.5Gyを受けた．その後，創部周辺に炎症を認め，保存的治療が困難とのことで紹介された．初診時，右側上頸部に口腔内に通じる瘻孔を認め，下顎骨縁が露見していた．放射線性下顎骨壊死と診断し，壊死部および不良組織の完全切除を行った．頸部皮膚，口腔内粘膜及び下顎骨正中部を含む広範囲欠損となり，2皮島の肩甲骨付き皮弁による再建を行った．

術後，頸部に移植した皮島の末梢部が表皮壊死に陥ったが保存的に治癒し，術後1年の時点で，瘻孔の再発もなく順調な経過をたどっている．

頭頸部の瘻孔は，一般に癌治療に伴い出現するものであり，治療に難渋することが多く，また大血管が近傍に存在するため，早期発見と，速やかで適切な対応が求められる．

本項では，頭頸部の瘻孔に対する治療の原則を述べるとともに代表的症例を供覧した．

文献

1) Mathes SJ：Plastic Surgery, 2nd Ed, Saunders, Philadelphia, volume 1, p922-923, 2006
2) Olasz L et al：Surgical closures of oropharyngocutaneous fistulas. Plast Reconstr Surg 106：1577-1581, 2000
3) 齋藤大輔ほか：喉頭全摘術後の咽頭皮膚瘻に対する創管理の工夫．頭頸部外科 23：231-234, 2013
4) Koizumi T et al：The versatile perifascial areolar tissue graft：Adaptability to a variety of defects. J．Plast Surg Hand Surg 47：276-280, 2013
5) 物部寛子ほか：喉頭部分切除，喉頭全摘術後瘻孔に対する perifascial areolar tissue（PAT）の使用経験．日気食会報 66：262-266, 2015
6) Nakatsuka T et al：Surgical treatment of mandibular osteoradionecrosis：versatility of the scapular osteocutaneous flap. Scand J Plast Reconstr Surg Hand Surg 30：291-298, 1996
7) Kierner AC et al：The sternocleidomastoid flap—its indications and limitations. Laryngoscope 111：2201-2204, 2001

3. 瘻孔化，潰瘍化創の部位別治療
4）頭蓋

1 頭蓋の解剖（図1）

　頭蓋は医学・解剖学用語では'トウガイ'と読み，頭部の骨格を指す．硬性組織である頭蓋骨は前頭骨，頭頂骨，側頭骨，後頭骨，蝶形骨から構成され，外板，板間層，内板の3層からなり，厚く頑丈で，脳を保護する重要な役割を果たす．頭蓋骨を覆う皮膚軟部組織は，皮膚（Skin），皮下組織（subCutaneous tissue），帽状腱膜（galea Aponeurosis），疎性結合組織（Loose areolar tissue），骨膜（Periosteum）[1]の5層構造を呈しており，その頭文字をとってSCALP（頭皮）とすると記憶しやすい．頭皮は厚く，毛包脂腺系に富むとともに，滑車上動脈，眼窩上動脈，浅側頭動脈，後耳介動脈，後頭動脈とその伴走静脈が帽状腱膜上で複雑に張り巡らされ，血管ネットワークが発達した部位である．帽状腱膜は頭頂部から前頭筋膜，後頭筋膜，側頭筋膜に連続する結合組織であり，弾性に乏しい．帽状腱膜と骨膜の間は疎性結合組織によって緩く結合しており，用手的に容易に剝離できる．頭部全体を覆うこの特殊な構造により頭皮は可動性を有する．

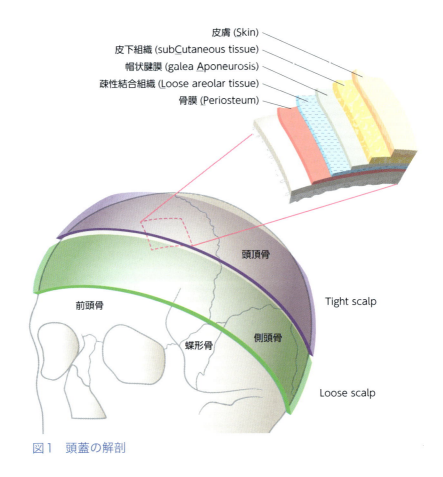

図1　頭蓋の解剖

局所皮弁を作製する際には，通常この層で剝離，挙上する．頭頂部皮膚は可動性に乏しい（tight scalp）が，帽状腱膜が前後左右で筋膜に移行する部位では頭皮は可動性に富むという特徴を持つ（loose scalp）[2]．

2 術後の瘻孔化，潰瘍化の原因

前述のごとく，頭皮は付属器と血行に富み，創傷治癒の観点において比較的条件のよい部位といえる．したがって，術後に遷延する潰瘍が生じた場合，次にあげるような重大な原因の存在を考えなければならない．

a. 頭皮血行障害

脳神経外科における脳血行再建術には，浅側頭動脈-中大脳動脈吻合術（STA-MCA anastomosis）に代表される直接バイパス術や，骨膜・帽状腱膜を脳表に移行する間接バイパス術，それらを同時に行う複合バイパス術があるが，いずれも頭皮の血流を犠牲にする術式である．これらの術後に頭皮の血行が大きく低下し，ときに広範な皮膚壊死に至ることがある．

b. 放射線障害

脳腫瘍術後の放射線照射によって正常な創傷治癒が傷害され，慢性潰瘍を呈することがある．

c. 感染（異物，腐骨）

開頭術において用いられた異物が感染の原因となることがある．骨弁の固定に用いたプレートや頭蓋骨欠損に対する頭蓋再建において用いた人工骨などの異物がある場合，一度感染が生じると慢性化しやすく，進行すれば皮下・硬膜外膿瘍を形成し，縫合創が自壊して潰瘍を呈する．また，オートクレーブで滅菌処理をした骨弁も感染の原因となりやすい．異物あるいは血行を失い腐骨化した骨弁が存在する場合，保存的治療によって感染の治癒を得ることは困難であり，それらの除去が必須となる．

また，上記は同時に存在することもあるために入念な精査が必要である．

3 治療（図2，表1）

感染したプレートや人工骨，腐骨化した骨弁など，感染の原因となっているものは，躊躇なくすべて除去する必要がある．これらを残したまま保存的治療で治癒を得ることはほとんど期待できない．これと同時に壊死した皮膚や皮下組織があればデブリードマンを行う．

異物や活性のない組織の除去を確実に行ったのち，皮下ドレーンを留置して閉創する．このと

Ⅱ章 急性創傷治療の実際

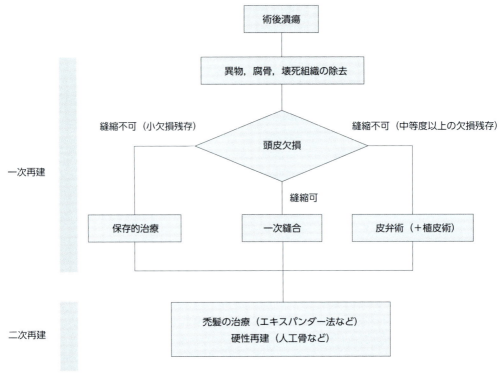

図2　頭蓋における瘻孔化・潰瘍化に対する治療アルゴリズム

表1　再建方法の利点と欠点

再建方法	利点	欠点
保存的治療	犠牲がない	瘢痕禿髪を残す 治癒までに長期間を要す
一次縫合	手技が容易 禿髪が生じにくい	小さな潰瘍に限られる
植皮	手技が比較的容易 腫瘍の再発を発見しやすい	移植床に血行が必要 欠損部に禿髪が生じる ドナーの犠牲
局所皮弁	有毛皮膚による一期的再建が可能	植皮を要することが多い（禿髪） 毛流の歪みが生じうる
遊離皮弁	骨露出を伴う広範囲な欠損に有効	欠損部に禿髪が生じる 手技が難しい ドナーの犠牲
エキスパンダー	禿髪の改善に優れた方法	複数回の手術が必要 感染のリスク（一次再建には用いない）

き，頭皮の欠損量が大きく，緊張が強いため一次縫合が困難な場合は，保存的治療または皮弁術による一次再建のいずれかの選択となる．

a. 保存的治療

　小範囲の硬膜が露出した程度であれば，外用剤・創傷被覆剤を用いて，保存的治療で上皮化を図ることが可能である．またnegative pressure wound therapy（NPWT，局所陰圧閉鎖治療）は，滲出液のコントロール，創傷治癒の促進に優れ，頭頸部の様々な難治性潰瘍に対しても有効である．しかし，頭皮に使用する場合には，頭髪の処理などが必要となる．

b. 一次再建（図3a〜c）

　術後に瘻孔化・潰瘍化をきたした創傷は，比較的広範な皮膚欠損になることが多く，一次縫合が困難となることが多い．そのような場合は，有毛皮膚による一期的再建が可能な局所皮弁（transposition flapやrotation flapなど）が有効である．皮弁挙上の際には帽状腱膜下で剝離し，

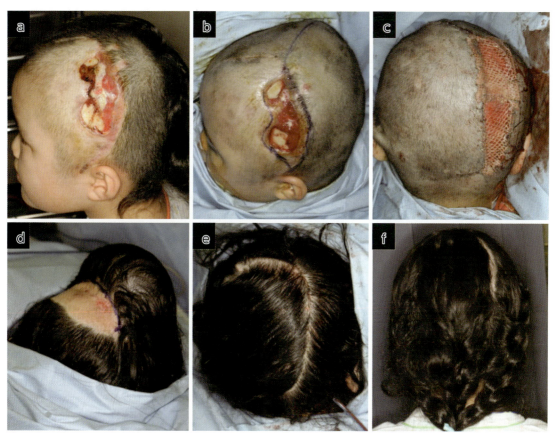

図3 7歳，女児．もやもや病に対する直接バイパス術と間接バイパス術の複合手術が行われた後の頭皮壊死，骨髄炎

- a：初診時
- b：初回デブリードマン時．頭頂部から後頭部にかけて局所皮弁をデザインした．
- c：初回デブリードマン術直後．局所皮弁を移行し，生じた二次欠損部へ皮膚移植を行った．
- d：禿髪に対してエキスパンダーでの二次再建を行った．拡張したエキスパンダーが挿入されている．
- e：エキスパンダーを除去し，瘢痕禿髪を切除し，創部を閉鎖した所見
- f：術後1年9ヵ月の所見

骨膜は残す．しかしながら，局所皮弁で閉鎖できる欠損サイズにも限界があり，多くの場合は，皮弁挙上部位あるいは減張切開による欠損（二次欠損）が生じ，植皮を要する．局所皮弁や植皮では被覆できない骨露出を伴う広範囲な欠損に対しては遊離皮弁が有効である．しかしながら，欠損部に禿髪が生じる，手術時間がかかるなどのデメリットがある．

c. 二次再建（図3d〜f）

禿頭に対する頭皮の再建として，頭皮は可能なかぎり頭皮で再建するべきである．再建に適した毛髪を有する，頭皮に代わる組織は他部位には存在しない．それゆえ，植皮などによって生じた禿頭をエキスパンダーで除去することが最良の選択である．なお，複数個のエキスパンダーを用いたとしても，エキスパンダーによる伸展には限度がある．よって，そのような場合は頭髪以外からの組織移植を検討する必要がある．

頭蓋内の保護と，陥凹変形に対する整容的改善目的に硬性再建を行う．

人工骨，チタンメッシュなどを用いる．近年は，カスタムメイドの精密な患部適合性を有する人工骨が使用可能であり，手術時間の短縮につながる．

文献

1) Tolhurst DE et al：The surgical anatomy of the scalp．Plast Reconstr Surg **87**：603-614, 1991
2) Leedy JR et al：Reconstruction of acquired scalp defects：an algorithmic approach．Plast Reconstr Surg **116**：54e-72e, 2005

C. 手術創

3. 瘻孔化，潰瘍化創の部位別治療
5）四肢関節部

　四肢関節部は，治療方針を誤ると著しい機能障害を生じ，機能回復が困難となるため，整形外科医との十分な検討を行ったうえで治療方針を選択していく必要がある．

　術後の瘻孔や潰瘍化は急性創傷に分類されるが，創傷治癒機転が正常に働かないことで生じているいわゆる慢性創傷となっていることがある．wound bed preparationは，TIME理論で評価を行うことが有効である[1]．

　創傷閉鎖方法の選択には，reconstruction ladderが有用である．改良が重ねられており，最良の再建法を選択するための手助けになる[2]（図1）．

1 reconstruction ladderの概要[2]

a. 単純創閉鎖

　縫合して，創部を閉鎖する．shoe lace techniqueは，徐々に創縁に緊張をかけて閉鎖していく方法であり，単純創閉鎖を可能とする方法である[3]．

症例1（図2）

　左下腿皮膚欠損のshoe lace technique.

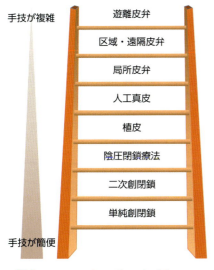

図1　reconstruction ladder

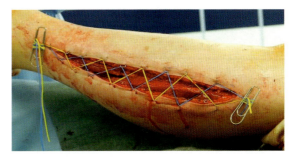

図2　症例1
shoe lace technique

193

b. 二次創閉鎖

創面に隙間が残る創傷は，保存的加療で治癒が見込めることがある．湿潤療法を行うことで，創傷の底部や側面から肉芽組織が形成されて癒合が起き，創部が閉鎖される．

c. 局所陰圧閉鎖療法

骨や腱などの深部組織が露出している創部では，局所陰圧閉鎖療法が有効である．
Leeらは，骨や腱が露出した足部から足関節領域の皮膚欠損創で，16症例中15症例で陰圧閉鎖療法後に骨や腱の上に肉芽形成を認めたと報告している．植皮などによる創部閉鎖が可能となる[4]．

d. 植皮

血流のよい創部に行う．骨膜欠損部では生着が期待できず，また腱露出部上の植皮は，その薄さのため植皮が安定しないこともある．関節部やその周囲へ植皮を行うと皮膚性拘縮を生じることがある．局所陰圧閉鎖療法後や，人工真皮使用後に植皮が可能となることがある[2]．

症例2（図3）

右肘部開放性骨折（Gustilo Ⅲ b）の診断で，デブリードマンと局所陰圧閉鎖療法施行．関節包上に肉芽形成を認めた．植皮術は皮弁に比較して薄く，直接関節包上に植皮を行うことになり，皮膚性拘縮や結合組織性拘縮を生じる可能性があったため，厚みのある遊離前外側大腿皮弁での被覆を行った．皮弁術後10日目から可動域訓練を開始し，可動域は屈曲100°伸展−10°である．

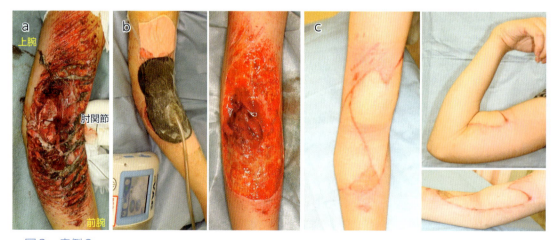

図3　症例2
　a：術前
　b：局所陰圧閉鎖療法
　c：遊離皮弁術後

e. 人工真皮

コラーゲンが主成分であり，数週間で移植床から血管新生が得られ，真皮様組織に置き換わる．骨膜欠損部，パラテノン欠損部，そして軟骨膜欠損部など，血流が乏しい創部に使用すると，創周囲から血管新生を生じ，植皮などが可能となる[2]．

f. 局所皮弁

皮膚欠損部に隣接する部位から皮弁を移動して，欠損部を被覆する．

創部周囲組織の損傷が軽度であれば，局所皮弁がよい適応となる．Bipedicled flap や Romboid flap，そして局所穿通枝皮弁などがよく用いられる．

症例3（図4）

左母趾基節骨骨折術後，皮膚壊死を生じ，VY前進皮弁で被覆した．

g. 区域・遠隔皮弁

筋皮弁，筋膜弁，穿通枝皮弁などがある．皮膚潰瘍や瘻孔周囲は，外傷や手術による軟部組織損傷（zone of injury）を生じていることがある．そこで，皮膚欠損部から正常皮膚を越えたところで作製したものを，区域皮弁という．ただし，軟部組織損傷の範囲を判断することは容易ではない．

そこで，術前検査として，MDCTA，超音波ドプラ検査，そして超音波エコー検査などを施行し，術中はICG血管造影法を用いるなどして，皮弁血行を確認する必要がある[5, 8]．

症例4（図5）

術前MDCTAで確認できた足背動脈穿通枝（赤丸）を茎とし，皮弁を180°反転し被覆した．

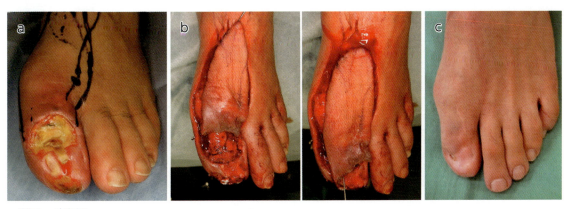

図4　症例3
a：術前
b：術中
c：術後

h. 遊離皮弁

　軟部組織損傷が広範囲である場合，区域皮弁であっても，外傷後の血流障害などから皮弁の壊死を生じる危険性が高くなる．そのため，骨損傷が重度である場合は，遊離皮弁の適応となる．ただし，受傷後から1週間以上経過すると，受傷部位周囲の線維化が生じてくるため，血管吻合部位の決定には，軟部組織損傷が及んでいない（zone of injury外）部位を選択するべきである．reconstruction Ladderの最高位であり，技術的には複雑である[5]．

症例5（図6）

　左下腿開放性骨折術後に皮膚壊死から骨露出を認めた．術前MDCTAでは，外傷による影響

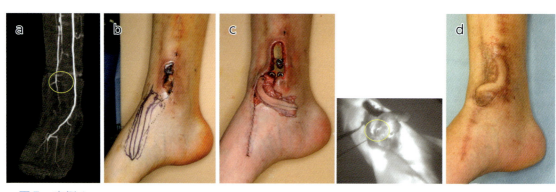

図5　症例4
- a：術前MDCTA
- b：術前
- c：術中
- d：術後

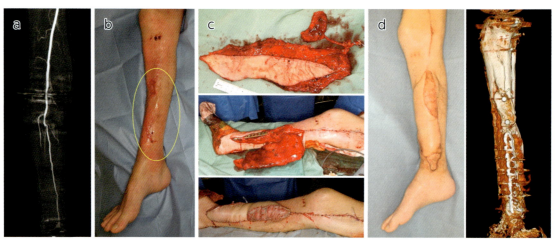

図6　症例5
- a：術前MDCTA
- b：術前
- c：術中
- d：術後

で，下腿の血流障害を認めていた．肩甲骨付き遊離広背筋皮弁を，胸背動脈に大伏在静脈をグラフトとして使用し，軟部組織損傷の影響が及んでいない（zone of injury外）大腿動脈に端側吻合を行い，移植した．

2 リハビリテーションの重要性について—関節拘縮と関節強直の観点から[6,7]

外傷後の手術創などでは，拘縮と強直が術後の機能障害の原因となるため，早期のリハビリテーション介入と，良肢位での固定が重要である．

関節拘縮は，関節包外の軟部組織の萎縮や癒着で生じる可動域制限で，先天性や後天性による分類，原因による分類などがある．

関節強直は，関節の構生体である関節包内の骨・軟骨が原因で生じた可動域制限で，先天性と後天性による分類，癒着の程度による分類などがある．

関節拘縮と関節強直は明確に区別できない際には，関節硬着という．

解剖学的に正しい骨の整復固定，そして適切な治療方法による被覆により，リハビリテーションを受傷早期から開始することが重要である．患肢の固定が必要な場合は，日常生活に最も支障が生じにくい良肢位を保つようにする[6,7]．

文献

1) Falanga V：Classifications for wound bed preparation and stimulation of chronic wounds. Wound Repair Regen **8**：347-352, 2000
2) Janis JE et al：The new reconstructive ladder：modifications to the traditional model. Plast Reconstr Surg **127**（Suppl 1）：205S-212S, 2011
3) Asgari MM et al：The vessel loop shoelace technique for closure of fasciotomy wounds. Ann Plast Surg **2**：44：225-229, 2000
4) Lee HJ et al：Negative pressure wound therapy for soft tissue injuries around the foot and ankle. J Orthop Surg Res **4**：14, 2009
5) Pollak AN et al：Short-term wound complications after application of flaps for coverage of traumatic soft-tissue defects about the tibia. The Lower Extremity Assessment Project（LEAP）Study Group. J Bone Joint Surg Am 2；**82-A**：1681-1691, 2000
6) Hoppenfeld S, Zeide MS：Orthopaedic Dictionary, J. B. Lippincott, Philadelphia, 1994
7) Salter RB：Textbook of Disorders and Injuries of the Musculoskeletal System, 3rd Ed, Williams & Wilkins, Baltimore, p.29-49, 1999
8) Watanabe T et al：Pre-and Intraoperative identification of perforator vessels using MRA/MDCTA, Doppler Sonography, and ICG Fluorescence angiography. ICG Fluorescence imaging and Navigation surgery, Springer：（22）253-260

3. 瘻孔化，潰瘍化創の部位別治療
6）リンパ浮腫

1 背景

　四肢に浮腫を生じる疾患には様々なものがあるが，そのひとつであるリンパ浮腫とは「リンパ系の機能不全」が原因となるものを指す．その原因となる先行疾患や外傷の有無により続発性と原発性とに分類されるが，いずれも2016年現在において確実な治療方法の確立には至っていない．一方，無治療，無処置のままでは浮腫は進行し，皮膚は象皮症を呈してくるため生活の質（QOL）は低下する．またわが国を含む先進諸国においては続発性四肢リンパ浮腫の原疾患の大部分が悪性腫瘍であり，浮腫の継続や存在自体が精神的な面に影響を与えうると考えられる[1]．20013年に発行された「リンパ浮腫診断治療指針」（リンパ浮腫療法士認定機構，以下診断治療指針）によれば，癌関連リンパ浮腫患者は日本において10万人以上と推測されており，悪性腫瘍の治療法進歩による生存率の向上に伴って，今後さらに増えることが予想される．
　以上の観点から，四肢リンパ浮腫の治療についてある程度の知識を身につけ，理解しておくことは重要であると考えられる．

2 診断

　リンパ浮腫診断で最も重要なのは病歴と身体所見であるとされるが，明確な診断基準はない．実際日本では2016年4月現在において，国際リンパ学会で推奨されているリンパシンチグラフィーや，悪性黒色腫あるいは乳癌におけるセンチネルリンパ節生検の際に使用される蛍光リンパ管造影はいずれも保険収載されていない．
　続発性リンパ浮腫については，先行する手術歴や外傷の病歴，放射線照射歴などがあれば片側性についての診断は容易と考えられる．
　原発性リンパ浮腫の診断については，リンパ浮腫の診断に加えて続発性である可能性を否定する必要性がある．家族性・遺伝性のリンパ浮腫もあるため，家族歴の聴取も重要である．

a. 重症度の評価

　評価方法としては下記のものがあげられるが，いずれも初診時を含め臨床経過を通じて定期的あるいはイベントごと（新たな保存治療開始や弾性着衣の変更，手術治療など）に評価し直すことが必要と考える．特に，治療開始前の状態との比較が，治療効果の評価という観点から重要である．
1）病期分類
　リンパ浮腫の病期分類は国によって異なるとされているが（2014年版リンパ浮腫診療ガイドライン，以下診療ガイドライン），日本では国際リンパ学会分類がよく用いられる（表1）．

表1　リンパ浮腫病期分類　国際リンパ学会2009

0期	リンパ液が障害されているが，浮腫が明確でない無症候状態
Ⅰ期	可逆的蛋白成分の多い組織間液の貯留．四肢の挙上で回復．圧痕が認められることあり
Ⅱ期	四肢の挙上のみでは腫脹が改善しなくなり，圧痕が明瞭になる
Ⅱ期後期	組織の線維化が認められ，圧痕が認められなくなる
Ⅲ期	圧痕が認められないリンパうっ滞性の象皮症．表皮肥厚や脂肪沈着などの皮膚変化

表2　重症度評価にかかわる身体所見

浮腫の性状	皮膚乾燥所見	水疱形成有無
乳頭腫瘍変化	皮膚硬化	蜂窩織炎頻度

　重症度の分類もいくつかの方法があり，片側性の四肢リンパ浮腫に対しては体積比から評価する国際リンパ学会の評価方法がある．しかし，上肢リンパ浮腫においてもまれに両側性があり常に適用できるものではない．むしろ別表に掲げるような臨床所見が治療方法の選択や治療効果の評価に有効と思われる（表2）．

2）周径測定/身体計測

　非侵襲的，かつ簡便な方法であり外来診療での有用性は高い．2014年版リンパ浮腫診療ガイドライン（日本リンパ浮腫研究会編，以下ガイドライン）では，上肢については以下の4ヵ所が提唱されている．①MP関節部，②尺側外踝-手関節，③肘窩より末梢5cm，④肘窩より中枢側10cm．体重の増減を考慮して，対側も同部位で計測するとよい．できれば一定の時刻測定が望ましい（図1）．

　下肢については，①第1～5中足骨遠位側（足弓の遠位側）を通る周囲，②足関節周囲，③膝下関節より5cm末梢側，④膝関節より10cm中枢側，⑤大腿根部を掲載している．解剖学的なランドマークを基準に毎回同じ位置で計測することが重要である．

　また，上肢リンパ浮腫については，肥満がリンパ浮腫の発症因子であると示唆する文献と体重管理がリンパ浮腫軽減に寄与するとする高いエビデンスレベルの文献が認められる[2,3]．このことから，周径測定時に体重を測定することも評価の一環になると考えられる．

3）皮膚所見

　リンパ浮腫も初期では圧痕が残るが，進行すると圧痕を残さない典型的な所見をきたす．また重症化すると，乾燥や過角化，リンパ漏などの皮膚症状や障害が生じる．これにより皮膚のバリア機能が障害され，蜂窩織炎を生じやすくなる．蜂窩織炎はリンパ機能の低下を招来するので，特に上記所見が得られた重度のリンパ浮腫では後述するスキンケアの導入を行う．

b. 画像診断

1）超音波

　現在，種々のモダリティが存在するが，簡便で低侵襲である超音波検査は「浮腫の存在の有無」や「ほかの疾患との鑑別」の点で有用性が高い．浮腫のエコー所見としては，①表皮，真皮層の不明瞭化，②皮下組織層の輝度上昇，③皮下脂肪組織の敷石状配列などがある．

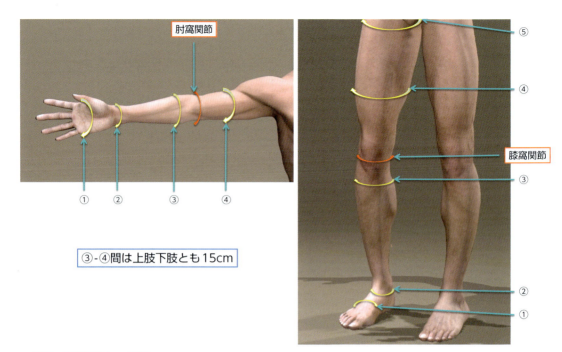

図1 周径測定の部位
上肢，下肢とも左右での計測が望ましい．

　また，ドプラ法を併用することで，特に静脈性疾患合併有無の確認ができる．下肢の浮腫においては深部静脈血栓症の合併有無の確認が必要であるが，圧迫によりつぶれない静脈や血流が途絶している静脈は血栓の存在が示唆される．

2）リンパシンチグラフィー

　リンパシンチグラフィーは国際リンパ学会が推奨するリンパ浮腫診断の有用な画像診断法である．主として^{99m}Tcで標識されたヒトアルブミンあるいはスズコロイドを皮下注射し，一定時間経過後に，シンチカメラで放射性同位元素（RI）から放射される放射線を撮影する．リンパ浮腫の認められる四肢ではいずれかの部位にリンパの皮膚への逆流現象（dermal backflow：DBF）が認められる．また，進行したリンパ浮腫では鼠径ないし鎖骨周囲のリンパ節が描出されなくなる．近年，より情報量の多いsingle photon emission computed tomography-CT（SPECT-CT）が導入されるようになり，得られる情報が3次元となって格段に利便性が上昇した．その一方で，放射線被曝が生じるという短所も存在する．

3）インドシアニングリーン（ICG）を用いた蛍光リンパ管造影

　ICGを生体の皮下に注射すると，アルブミンと結合してリンパ管に取り込まれる．一方，ICGは760nmの励起光を照射すると840nmの蛍光を発する性質がある．上記性質を利用し，皮下注射されたICGに対して励起光を照射しながら，発せられる蛍光を，赤外線観察カメラを用いて追跡することによりリンパの動きを同定する方法である．放射線被曝もなく低侵襲で，リンパの動態をリアルタイムに確認できる．リンパシンチと同様にDBFも確認できるためリンパ浮腫の診断については利点が多い．他方，皮膚表面から深さ2cm前後が観察の限界であるため，高度浮腫や肥満者の大腿や上腕では観察がしにくい．また，特にリンパ浮腫の患者にはICGの停滞

も生じるため，短期間の反復検査ができないという短所がある．

3 治療

　上肢，下肢によらず，現時点でリンパ浮腫に対する治療方法はphysical treatment（いわゆる理学療法）とsurgical therapy（手術）に大別される．内服治療や外用，注射薬による治療方法として推奨されているものは認められない．evidence based medicineを考慮すると，2014年版のガイドラインでは外科的治療方法はおしなべてエビデンスレベルが低いとしている．同様に，2013年版診断治療指針においても，有用な可能性が高いとするレベルにとどまっている．他方，保存的治療に関しては2014年版のガイドラインで推奨レベルの高いものが存在する．

a. 保存的治療

1）用手的リンパドレナージ（manual lymph drainage：MLD）
　患部に貯留したリンパ液を施術者のマッサージにより残存した正常リンパ系へ誘導し，障害を受けていない体の別部位へと誘導するという原理の治療方法である．
　2014年版のガイドラインでは，現時点では続発性リンパ浮腫の「予防」方法として推奨されるレベルのエビデンスには乏しく，標準治療方法としても下肢についてはグレードの低い文献が認められるのみとしている[4]．

2）簡易リンパドレナージ（simple lymph drainage：SLD）
　MLDを基盤として内容を簡略化し，患者自身あるいはその家族が自宅で施術できるようにしたものを指す．
　続発性リンパ浮腫発症予防の効果としてはSLD単独の文献は上肢下肢ともなく，推奨されていない．また，MLDと同様に標準治療方法としても，高い推奨グレードを裏づける文献は少ない[4]．

3）弾性包帯/多層包帯法（multi-layer lymphedema bandage：MLLB）
　国際リンパ学会の病期分類でⅡ期以後の患者の治療導入期に用いられ，また維持期の増悪予防にも用いられる．通常，リンパ浮腫専用の弾性包帯を使用し，一日中の装着が勧められているが，治療開始時は浮腫の軽減が生じることによる緩みが生じるため，巻き直しが必要になる．
　特にMLLBにおいては種類の異なる複数の包帯を重ねて巻き，圧迫圧低下を防止しつつ圧迫圧の均等化を図っている．できるだけ引っ張る強さと重なりが等しくなるような巻き方が必要とされるが，巻いた際の圧迫圧が不明であるため，正しい巻き方の習得が重要である．
　本治療方法は上肢，下肢ともリンパ浮腫に対する浮腫軽減効果が示されたエビデンスレベルの高い論文が認められ，2014年版ガイドラインでも推奨度評価は高い[5, 6]．しかしながら，末梢動脈疾患のある下肢への適用には十分に注意が必要と考えられる．

4）弾性着衣（図2）
　上肢リンパ浮腫に対してはスリーブとグローブが，下肢についてはストッキングタイプのものが存在する．スリーブとグローブは一体型のものが存在するが，分離型のものではグローブを着用しないと手指の浮腫が増悪する．ストッキングは通常，下腿までのハイソックスタイプ，大腿

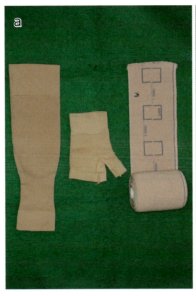 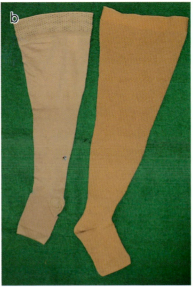

図2　各種弾性着衣と弾性包帯
　a：左から上肢用スリーブ，グローブ，圧迫用弾性包帯．
　b：下肢用弾性ストッキング．左は丸編み，右は平編み．平編みは形状の自由度が高いことが確認できる．

までの片脚ストッキングタイプ，パンストタイプなど様々な形態がある．片脚ストッキングタイプは一般的には装着しやすく安価であるもののずり落ちやすいという欠点がある．

　圧迫圧により規格が4段階に分かれているため，リンパ浮腫の重症度や左右差の有無などによってオーダーメイドとする必要性が生じる．

　圧迫療法としては，弾性着衣による単独のものよりも後述する複合理学療法の一環として用いられることが多い．治療維持期では生活パターンに合わせて装用時間を調整することもある．また，特に上肢については片腕で装用するため，高齢者や関節機能障害がある患者にとっては装着困難となりうる．

　続発性上肢リンパ浮腫についてはエビデンスレベルの高い文献が認められる一方，続発性下肢リンパ浮腫については根拠を示す文献が少ないとされるが，日常診療では一般的治療方法である．

5) スキンケア

　先述したとおり，リンパ浮腫が進行すると皮膚のバリア機能が障害され，細菌感染症が生じやすくなる．これによりさらにリンパ浮腫は増悪するとされているため，スキンケアも後述する複合的治療の一環とみなされている．

　皮膚の観察と保清，保湿が基本であるが，具体的な材料や方法については統一された基準はない．また，文献としてもスキンケア単独でリンパ浮腫治療としての有効性を検討した報告は少ないため，複合的治療の一環として捉えるのが妥当と考えられる．

6) 複合的理学療法（combined physical therapy：CPT）

　圧迫療法，用手的リンパドレナージ，スキンケア，運動療法を含んだ治療方法のことであり，近年ではこれに生活指導を加えた「複合的治療」が推奨されている．

リンパ浮腫の診断がなされた場合は原発性，続発性にかかわらず本治療法適用が妥当とされる．導入時期が明確に提示されているわけではないが，リンパ機能の障害が少ないと推定される発症早期に開始するのが望ましいと考えられる．ただし，うっ血性心不全や急性下肢静脈疾患，蜂窩織炎の合併症例に対しては禁忌であり，また悪性疾患の，特に末期状態の患者に対しての適用は検討が必要である．

b. 外科的治療法

リンパ浮腫に対する外科的治療は，歴史的には様々なものが認められた．現在では，一般的に施行されている術式を大別すると，①リンパ管静脈吻合術，②リンパ節移植術，③皮下組織切除・吸引術の3種類に分けられる．これらはそれぞれにおいてさらに細かく術式バリエーションが報告されているが，手術器械の進歩などにより今後もさらに変化していくことが予想される．その一方で適応や禁忌について統一した見解も認められないのが現状である．

1) リンパ管静脈吻合術

以前は直径1mm以上の太さの静脈レベルでの吻合が行われてきたが，術式の改良や手術器械の進歩などにより，直径0.5mm前後の静脈，リンパ管の吻合が行われるようになってきた．本術式にも吻合の方法や部位により様々な研究や治療成績評価がなされて報告されてきているが，有効性については吻合部の開存率の低さなども含めて否定的な論文も認められる[7,8]．また，通常の診療現場では本治療方法の前後で圧迫療法が行われるため，手術単独の有効性を評価するのは困難である．しかし，侵襲度としては極めて低い手術であり，予想される合併症も少ないため，施設ごとに適応を決めるのであれば一定の治療成績は得られると推定される．

2) リンパ節移植術

リンパ節郭清術などにより失われた所属リンパ節の機能を他部位からの血管柄付きで移植して再建するという概念の治療法．移植片と既存の周囲組織との間にリンパ管新生が起こり，移植片に取り込まれたリンパ液がそのリンパ節に流入することが前提となる．2006年以後，様々な術者が結果良好とする報告をしてきたが，一方でドナーサイトの合併症も種々報告されてきた．腹腔内にドナーを求める術式の報告も近年報告されているが，手術適応には判断の余地があると考えられている[9]．

3) 脂肪吸引術

ほかの上記2つの術式と同様，現段階ではエビデンスレベルの低い治療法とされている．一般的には適応基準として，①保存的治療に抵抗性である，②体積差が600mL以上，③活動性の悪性腫瘍や開放創がない，④血液抗凝固薬を使用していない，⑤感染症がないとされているが，さらに重要な基準として，⑥術後に圧迫療法が継続できることがあげられている[10〜12]．

文献

1) Moffatt C J et al：Lymphoedema：an underestimated health problem．QJM 96：731-738, 2003
2) Kwan M L et al：Risk factors for lymphedema in a prospective breast cancer survivorship study：the Pathways Study．Arch Surg 145：1055-1063, 2010
3) Shaw C et al：A randomized controlled trial of weight reduction as a treatment for breast cancer-related lymphedema．Cancer 110：1868-1874, 2007
4) Szuba A et al：Decongestive lymphatic therapy for patients with cancer-related or primary lymphedema．Am J Med 109：296-300, 2000

5) Badger C M et al：A randomized, controlled, parallel-group clinical trial comparing multilayer bandaging followed by hosiery versus hosiery alone in the treatment of patients with lymphedema of the limb. Cancer 88：2832-2837, 2000
6) Lasinski B B et al：A systematic review of the evidence for complete decongestive therapy in the treatment of lymphedema from 2004 to 2011. PM & R：the journal of injury, function, and rehabilitation 4：580-601, 2012
7) Damstra R J et al：Lymphatic venous anastomosis (LVA) for treatment of secondary arm lymphedema. A prospective study of 11 LVA procedures in 10 patients with breast cancer related lymphedema and a critical review of the literature. Breast Cancer Res Treat 113：199-206, 2009
8) Maegawa J et al：Outcomes of lymphaticovenous side-to-end anastomosis in peripheral lymphedema. Journal of vascular surgery：official publication, the Society for Vascular Surgery [and] International Society for Cardiovascular Surgery, North American Chapter 55：753-760, 2012
9) Ciudad P et al：Robotic Harvest of a Right Gastroepiploic Lymph Node Flap. Arch Plast Surg 43：210-212, 2016
10) Brorson H et al：Controlled compression and liposuction treatment for lower extremity lymphedema. Lymphology 41：52-63, 2008
11) Damstra R J et al：Circumferential suction-assisted lipectomy for lymphoedema after surgery for breast cancer. Br J Surg 96：859-864, 2009
12) Schaverien M V et al：Liposuction for chronic lymphoedema of the upper limb：5 years of experience. J Plast Reconstr Aesthet Surg 65：935-942, 2012

D. 急性感染症

　皮膚および皮下組織の急性細菌性感染症には様々な病態があるが，一般的な全身感染症との大きな違いは，その治療において切開排膿やデブリードマンなどの外科的処置が重要な役割を果たし，ときに生命予後をも左右することである．
　また，細菌性毒素による皮膚および皮下組織の壊死や治療のための外科的処置によって組織欠損が生じることがあるため，各種の外用薬や創傷被覆材の適用，局所陰圧閉鎖療法，植皮術なども行われることがある．

1 皮膚および皮下組織の急性細菌性感染症

a. 全身性感染症

　壊死性筋膜炎，ガス壊疽，フルニエ壊疽，劇症型A群溶血性連鎖球菌感染症，トキシックショック症候群などがある．
　細菌性毒素による組織壊死や全身症状をきたし，死に至る場合もあるため，治療にあたっては十分量の抗生剤投与に加えて，広範囲に及ぶ切開排膿やデブリードマンなどの外科的処置を要する．

b. 急性膿皮症（局所皮膚感染症）

　蜂窩織炎，丹毒，毛包炎（毛嚢炎，癤，癰），感染性粉瘤，細菌性爪囲炎（瘭疽，陥入爪）などがある．
　一般的な局所感染症であり，通常量の抗生剤投与，切開排膿，軟膏処置などで治癒する．

2 壊死性筋膜炎

　壊死性筋膜炎は，急速に拡大する皮膚，皮下組織，浅および深筋膜の壊死をきたす重症感染症である（図1a〜c）．播種性血管内凝固症候群（DIC）から多臓器不全となり死に至ることもある[1]．
　起炎菌はA群溶血性連鎖球菌が最も多いが，黄色ブドウ球菌やグラム陰性桿菌（ビブリビブリオ・ブルニフィカス，エロモナス・ハイドロフィラなど），嫌気性菌などの単独あるいは混合感染も報告されている．
　中高年の四肢や陰部に好発するが顔面，頸部，体幹にも発生する．ガス産生菌によるものはガ

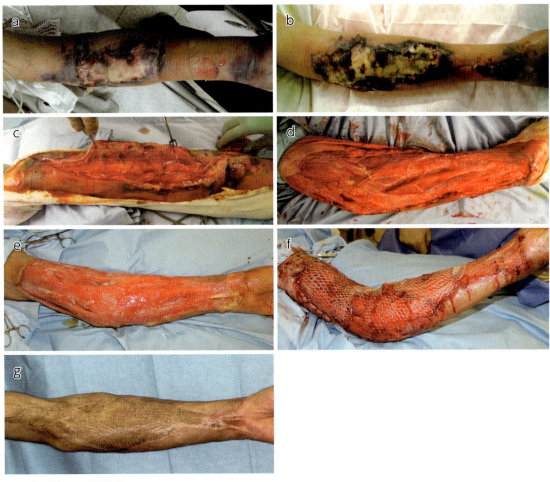

図1 壊死性筋膜炎
 a：初療時
 b：4時間後
 c：皮下の壊死組織
 d：デブリードマン終了時
 e：肉芽形成後
 f：網状植皮
 g：上皮化完了時

ス壊疽と呼ばれ，会陰部に発生したものはフルニエ壊疽と呼ばれる．

全身症状として悪寒，発熱，頻脈，意識障害，頻脈，胃腸症状，ショック，DIC，肝障害，腎障害があり，局所所見には発赤，腫脹，疼痛，皮膚の壊死に伴う変色などである．

早期診断による迅速な治療が重要で，CRP（15以上で4点），WBC（15,000以上で1点，25,000以上で2点），Hb（13.5以下で1点，11以下で2点），Na（135未満で2点），Cre（1.59以上で2点），Glu（180を超えると1点）の値から算出される LRINEC score（The Laboratory Risk Indicator for Necrotizing Fasciitis）score[2]が6点以上で壊死性筋膜炎疑い，8点以上でその可能性が非常に高い．試験切開時に用手的に皮下組織の状態を確認するフィンガーテストによって，皮下組織と筋膜が容易に剝離されれば壊死に陥っているとされ，CTによる皮下のガス像の描出が所見として

有用であるといわれている．

治療は，原因菌の分離同定を待たずに早期に広範囲のスペクトラムの抗生物質を充分量投与し，切開排膿，デブリードマンなどの外科的処置も迅速に行う（図1d）．治癒後の皮膚欠損は対しては，健康な肉芽形成を待って植皮術などを行う（図1e〜g）．四肢においては切断術が適応となる場合もある．

3 ガス壊疽

ガス産生菌による壊死性軟部組織感染症であり，起炎菌からクロストリジウム性と非クロストリジウム性に分類される．クロストリジウム性ガス壊疽は，嫌気性グラム陽性桿菌のクロストリジウム属からの外毒素の放出による筋壊死を伴う感染症である．

外傷，手術，褥瘡などか発症し，糖尿病や閉塞性血管障害が危険因子となる．潜伏期は数時間から3日で，激痛，腫脹，ガス産生による皮下組織の握雪感や捻髪音，皮膚変色（褐色化），紅斑，水泡などを伴う感染創が急速に進展，拡大する．画像検査で羽毛状の単純X線像を呈する．

非クロストリジウム性ガス壊疽は外傷とは無関係に易感染性宿主に発生する皮下組織の混合感染である．

治療は壊死性筋膜炎とほぼ同様であるが，皮膚および筋膜切開によって開放創とし，デブリードマン，ペニシリン系抗生剤投与，高圧酸素療法を迅速に行う．クロストリジウム性に対して行われる高圧酸素療法は非クロスリジウム性にも有効とされる．免疫グロブリンも有効とされる．

4 フルニエ壊疽

壊死性筋膜炎やガス壊疽が会陰部および周辺に発生したものを指す（図2a〜c）．

診断および治療方針は同様であるが，便汚染をきたしやすい部位であるので，人工肛門増設などの排便のコントロールが必要となる場合がある．

また，広範囲のデブリードマンによって，排尿，排便，生殖機能の障害もきたしうる．

5 劇症型A群溶血性連鎖球菌感染症（streptococcal toxic shock like syndrome：STSS）

A群β溶血性連鎖球菌（化膿レンサ球菌）によって浅層筋膜を含む皮下組織に急速な壊死をきたす重症感染症で，四肢に発生することが多い．

高熱と皮膚の紅斑をきたし，発症後数十時間以内にショック，軟部組織壊死，急性腎不全，急性呼吸窮迫症候群，DICが進行し，多臓器不全に至る重症感染症である．

その症状や経過が後述の黄色ブドウ球菌によるトキシックショック症候群と類似した症状を示すが，全身性の紅斑様発疹に加え軟部組織壊死を呈することが特徴である．

診断すれば保健所への届け出が必要である．

ペニシリン系抗生剤とクリンダマイシンの併用，免疫グロブリン投与，ショックに対する治療，壊死組織のデブリードマン，原因となった異物の除去を速やかに行う．

6 トキシックショックシンドローム（toxic shock syndrome：TSS）

ブドウ球菌毒素性ショック症候群とも呼ばれ，黄色ブドウ球菌の外毒素がT細胞を活性化し，サイトカインが過剰に産生されることによって発熱，血圧低下，全身の紅斑，多臓器不全をきたす[3]．

熱傷創などへの感染や壊死性軟部組織感染症などが契機となり（図3a），発症が疑われれば，壊死組織のデブリードマンや膿瘍の切開，起炎菌に応じた抗生剤投与，ショックに対する治療を速やかに行う．治癒後に手掌や足底に落屑を認める（図3b）．

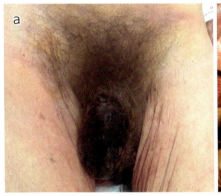
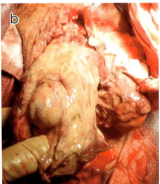
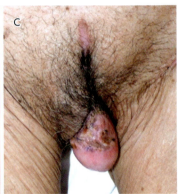

図2　フルニエ壊疽
　a：初療時
　b：皮下の壊死組織
　c：上皮化完了時

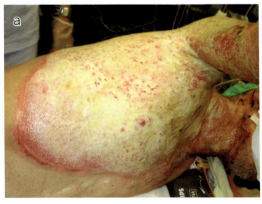
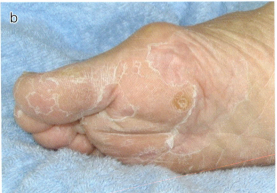

図3　トキシックショック症候群
　a：原因となったⅢ度熱傷創
　b：治癒後の足底の落屑

7 蜂窩織炎

真皮深層から皮下組織の感染症であり，糖尿病やリンパ浮腫などの患者に起こりやすい．境界不鮮明な発赤，腫脹にときに疼痛，悪寒，発熱，WBC増加，CRP高度上昇を伴う（図4）．

原因菌としてはA群溶血性連鎖球菌の頻度が高いが，黄色ブドウ球菌，緑膿菌のほか，犬咬症，猫咬症・掻傷によるパスツレラ感染症もあり，水疱やびらんなどの開放創がある場合は細菌培養が有用である．

前述の壊死性筋膜炎や深部膿瘍，リンパ節炎などとの鑑別は重要であり，造影CTやMRIは有用とされる．

A群溶血性連鎖球菌にはペニシリン系抗生物質を投与し，重症例ではクリンダマイシンやマクロライド系への変更または追加を行う．黄色ブドウ球菌に対しては第1または第3世代のセフェム系を投与する．

8 丹毒

真皮を中心とする細菌感染症で，皮膚の表面から真皮に侵入したA群溶血性連鎖球菌によるものが多いが，まれにB，C，G群や黄色ブドウ球菌も起炎菌となりうる．

高齢者や免疫力の低下した人に発症しやすいとされるが，外傷や手術，浮腫なども契機となる．

突然，悪寒，発熱を伴って，主として顔，四肢（特に下腿）に，急速に拡大する圧痛，熱感を伴う境界明瞭な発赤が特徴で，時にリンパ節腫脹もきたす．水疱形成，びらん，皮膚壊死がみられることもある．

繰り返し生じるものは習慣性丹毒と呼ばれる．

適切な抗生剤投与によって数日で解熱し，1週間前後で表皮が脱落して治癒する．習慣性の場合には，1ヵ月ほど抗生剤の内服を続ける．

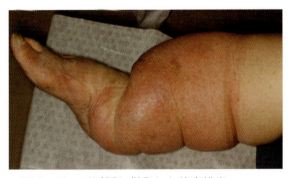

図4 リンパ浮腫に併発した蜂窩織炎

9 毛包炎（毛囊炎）など

　毛包の浅層に限局した細菌感染症であり，紅斑を伴う小膿疱を生じる．病状が進行すると癤や癰に発展する[4]．

　治療は抗菌薬の外用や内服，スキンケアで．尋常性痤瘡（いわゆる"にきび"）も毛包炎の一種である．

　癤は，毛包に対する黄色ブドウ球菌またはA群溶血性連鎖球菌の感染症である．感受性のある抗生剤な内服で治癒する．

　癰は，感染が隣接した複数の毛包に及んで広範囲に浸潤したものであり，ときに切開排膿を要する．

　感染性粉瘤は粉瘤（表皮嚢腫）の内腔の粥状物への細菌感染であり，抗生剤投与とともに切開排膿が考慮される．

10 細菌性爪周囲炎など

　爪周囲の小外傷が契機となる爪周囲の皮下組織の急性感染症であり，黄色ブドウ球菌，連鎖球菌，緑膿菌，大腸菌などが起因菌となる．

　膿瘍の切開排膿と抗生剤の投与を行うが，爪下膿瘍に対しては抜爪を，陥入爪に対しては側爪郭へ陥入した爪甲の切除を行う．

文献

1) 大慈弥裕之ほか：感染創診療ガイドライン．形成外科診療ガイドライン2：急性創傷/瘢痕ケロイド，第1版，日本形成外科学会・日本創傷外科学会・日本顎顔面外科学会（編），金原出版，東京，p65-123, 2015
2) Wong CH et al：The LRINEC（Laboratory Risk Indicator for Necrotizing Fasciitis）score：a tool for distinguishing necrotizing fasciitis from other soft tissue infections. Crit Care Med 32：1535-1541, 2004
3) 笠井正志ほか：トキシックショック症候群，トキシックショック様症候群．【感染症診療update】（II章）主要な臓器感染症　皮膚軟部組織感染症，日本医師会雑誌143特別II，S198-S201, 2014
4) 岡崎　睦：炎症性疾患，その他．標準形成外科学，第6版，平林慎一，鈴木茂彦（編），医学書院，東京，p195-198, 2011

III章　慢性創傷治療の実際

A. 褥瘡
―診断と治療のエッセンス

1. 褥瘡の成因と予防法

1 褥瘡の成因

　以前，褥瘡は圧迫による阻血が原因で「圧迫×時間」により組織障害が生じて発生すると考えられていた．しかし近年，褥瘡の発生には圧迫のほかにずれ力や，剪断応力，引張り応力などの応力も関与していることが証明され，「応力×時間」により組織障害が生じると考えられるようになった[1~3]．また最近では持続的な圧迫よりも圧迫と解除を繰り返したほうが組織の障害が大きいことが報告され，「応力×時間×頻度」によって組織障害が生じると考えられている．さらには外力のほかに，回避能力低下や組織耐久性の変化も関係しており，現在ではこのような様々な要因が複雑に関与して発生すると考えられている．

a. 褥瘡発生に関与する因子

　褥瘡発生には外力（応力）負荷，基礎疾患に基づく回避能力低下，組織耐久性の変化の3つが関与している．
1）外力（応力）負荷
　組織にかかる力には外力と応力がある[2]（図1）．外力は外部から体表面にかかる圧（pressure）であり，この外力が身体の軟部組織に入ると3次元的な応力（stress）となる．外力には体表面に

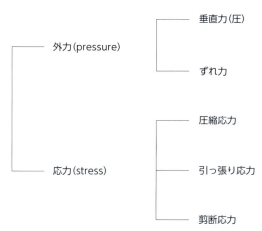

図1　軟部組織における外力と応力
（文献1より引用改変）

向かって垂直方向にかかる垂直外力（圧力）と水平方向に力がかかる水平外力（ずれ力）がある．単純に圧力がかかるのに比し，ずれ力が加わった場合に組織障害が大きくなる．

一方，応力（stress）には圧縮応力，引っ張り応力，剪断応力の3つが存在し，組織内ではこれらが単独ではなく複合的に存在する．骨直下などで直接圧力がかかる部分では圧縮応力が大きく，周囲に離れるにつれて小さくなる．また，外力によって生じる組織内での歪みや変形は引張り応力や剪断応力をもたらす．剪断応力は生じる組織の深さによって異なる症状をもたらす[3]（図2）．近年，応力によるストレスが骨周囲の深部組織で高く，深部から組織障害が生じ，初期には皮膚のダメージが少ない褥瘡があることがわかってきた．これはdeep tissue injury（DTI）と呼ばれその病態が注目されている．また，病的骨突出や関節拘縮がある場合には外力（応力）負荷による影響が顕著に増大するため更なる注意が必要となる．

2）基礎疾患に基づく回避能力低下

通常，応力によって阻血が生じると，これを痛みとして感知し回避行動をとるが，何らかの基礎疾患によってこの回避行動がとれない場合には褥瘡発生の高リスクとなる．回避行動がとれない場合には痛みを感知できない知覚障害や，麻痺などによる自立体位変換能力低下，認知症などがある．褥瘡発生の危険因子となる基礎疾患として日本褥瘡学会の褥瘡予防・管理ガイドライン（第4版）（以下ガイドライン）[4]にはうっ血性心不全，骨盤骨折，脊髄損傷，糖尿病，脳血管疾

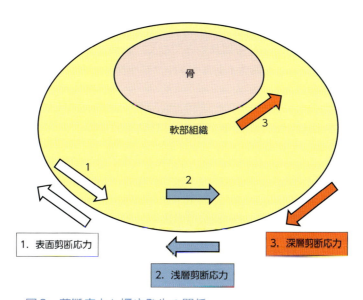

図2　剪断応力と褥瘡発生の関係

身体内部では軟部組織の質や構造によって異なる．
垂直外力は一定と仮定すると以下のようになる．
1. 表層剪断応力
   ステージⅡの臨床症状：発赤，びらん，浅い潰瘍，水疱（表皮層，真皮層）
2. 浅層剪断応力
   ステージⅢの臨床症状：深い潰瘍，ポケット形成（脂肪層，筋膜，腱膜）
3. 深層剪断応力
   ステージⅣの臨床症状：非常に深い潰瘍，ポケット形成（筋膜，腱膜，骨膜上）

（文献2より引用改変）

患，慢性閉塞性肺疾患があげられており，このような患者では褥瘡予防にいっそうの注意が必要である．

3) 組織耐久性の低下

組織耐久性の低下は褥瘡発生に関与する．全身的要因には低栄養による浮腫，高齢による皮膚の菲薄化・脆弱化などがある．このような皮膚はずれ力などによって容易に表皮剥離を生じたり，潰瘍に進行したりするため体位変換などにおいても細心の注意が必要である．また，局所的要因には皮膚湿潤がある．多汗や失禁などで皮膚が湿潤すると衣類と皮膚との摩擦力が高くなりずれ力が増大する．また，湿潤した皮膚はバリア機能が低下しびらんや感染を生じやすい状態となっている．

b. 組織障害を生じる機序

組織障害を生じる機序としては以下の4つがあり，これらの因子が複合して組織障害に関与していると考えられている[5, 6]（図3）．

1) 阻血性障害

阻血が生じると組織へのグルコースと酸素の供給不足が生じる．組織では酸素不足によって嫌気性代謝が亢進し，産生された乳酸の蓄積による組織のpHの低下が阻血性障害の主因と考えられている．

2) 再灌流障害

組織の障害は阻血によって生じる壊死のみでなく，再灌流によっても生じることが明らかとなってきた．阻血部位には炎症性サイトカインやフリーラジカルなどの有害物質が蓄積されてい

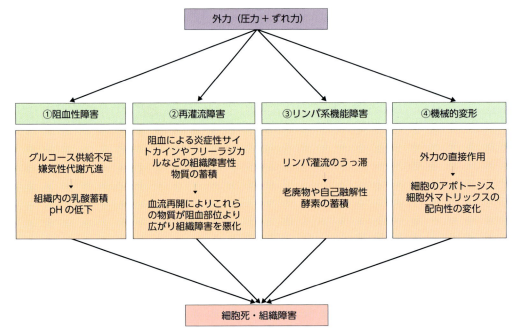

図3 組織障害を生じる機序
（文献6より引用改変）

る．ここに再灌流が起こるとこれらの有害物質が周囲組織に波及し，血管内皮細胞や血管近傍組織の新たな組織障害を生じるとされている．

3) リンパ系機能障害

　以前より外力によりリンパ流が障害されることが知られている．リンパ灌流のうっ滞により組織内に老廃物や自己分解性酵素が蓄積し，これが組織障害を引き起こすと考えられている．

4) 機械的変形

　近年，外力の直接影響としての細胞への機械的変形の影響が注目されつつある．外力による機械的変形が細胞のアポトーシスや細胞外マトリックスの配向性の変化を誘導すると考えられている．

c. 褥瘡発生の概念図

　日本褥瘡学会学術教育員会は褥瘡発生要因を患者個々の状態を示す個体要因と患者を取り巻く人的・状況的環境である環境・ケア要因とに分類した褥瘡発生の概念図を作成した[7]（図4）．これらの要因のなかで厚労省長寿科学総合研究班は「自立体位変換，病的骨突出，浮腫，関節拘縮，栄養状態，皮膚湿潤」の6項目が特に褥瘡発生に関連性が高いことを示し，これをもとに厚生労働省の危険因子評価票（別紙様式3）が作成された．

d. 褥瘡の好発部位

　褥瘡の好発部位は体位によって異なる（図5）．いずれも外力（応力）を受けやすい部位であり，ポジショニングの際にはこれらの部位の体圧分散を重点的に行うとよい．

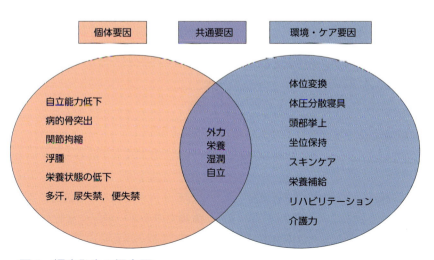

図4　褥瘡発生の概念図
（文献7より引用改変）

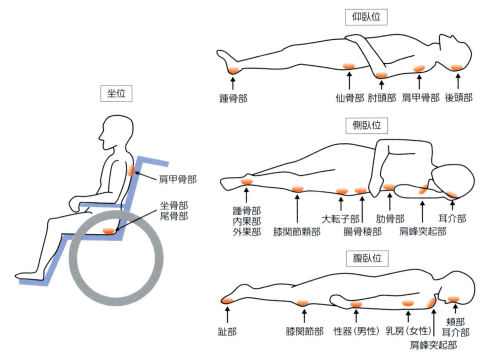

図5　褥瘡の好発部位

2 褥瘡の予防法

　褥瘡の発生を予防するためには対象者にどのようなリスクが存在するかを正しく評価し，それに対して適切な対策を行うことが必要である．このような手順を示したものがガイドラインの「褥瘡予防・管理のアルゴリズム」[5,6]（図6）である．まず対象者の全身状態や基礎疾患を評価したうえでリスクアセスメントを行う．褥瘡発生リスクがある場合には局所観察を行って，褥瘡がある場合には治療と発生後ケアなどを行い，褥瘡がない場合には予防ケア，全身管理を行う．

a. リスクアセスメント

　現在様々な褥瘡リスクアセスメントツールが存在し，それぞれに特徴がある．対象者や施設に適したアセスメントツールを選択する必要があり，ガイドライン中にこれに対応した複数のCQが設けられている[6]．一般的にはブレーデンスケールが推奨度Bで勧められている．ブレーデンスケールでは「知覚の認知，湿潤，活動性，可動性，栄養状態，摩擦とずれ」の6項目を段階的に評価し，合計点は6〜23点で点数が低くなるほど高リスクとなる．看護力によりカットオフ値が異なり比較的看護力の大きい病院では14点，看護力の小さい病院や施設などでは17点を目安にするのが妥当とされている．高齢者に対してはOHスケールとK式スケールがそれぞれ推奨度C1で推奨されている．OHスケールでは「自立体位変換能力，病的骨突出，浮腫，関節拘縮」の4項目を段階的に評価した合計点数で3段階にレベル分けされる．それぞれのレベルで褥瘡発

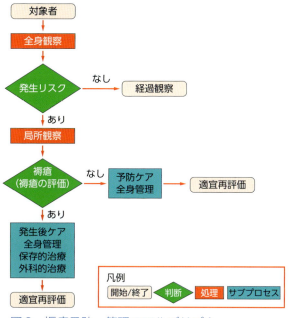

図6 褥瘡予防・管理のアルゴリズム
(文献6より引用改変)

生確率や平均治癒期間が示されているほか，リスクに応じた体圧分散マットレスの適応についても示されていることが特徴である．K式スケールでは対象者が長期間もとより持っている前段階要因である「自立体位変換不可，骨突出あり，栄養状態悪い」の3項目と，状態の変化を表す引き金要因として「体圧，湿潤，ずれ」の3項目，計6項目を評価する．また，同じく高齢者の質的評価として厚生労働省の褥瘡発生危険因子も推奨度C1で推奨されており，日常生活自立度B1〜C2の対象者を「基本的動作能力，病的骨突出，関節拘縮，栄養状態低下，皮膚湿潤，浮腫」の6項目で評価する．これらのうち1つでも「あり」となれば看護計画を立案し実施することとなるが，リスクの程度は評価できないため，別途リスク評価が必要である．

b. 全身管理

ガイドラインにおいて発生予防全身管理アルゴリズム[5, 6] (図7) が示されており，栄養管理と基礎疾患の管理が記載されている．

1) 栄養管理

栄養状態の評価方法としてガイドラインでは，血清アルブミン値，体重減少率，食事摂取率（摂取量），主観的包括的栄養評価subjective global assessment (SGA)，mini nutritional assessment (MNA®)，controlling nutritional status (CONUT) などが推奨度C1で推奨されている．血清アルブミン値が低値の場合，特に3.5g/dL以下では褥瘡発生率が高くなることが知られている．ただし，炎症や脱水，肝疾患，腎疾患などにより血清アルブミン値は偽値を示すことがあるため注意が必要である．体重は栄養状態を示す最も簡便な指標であり，体重減少があると褥瘡発生リスクが高くなる．体重減少率が1週間に3％以上，1ヵ月に5％以上，6ヵ月に10％以上

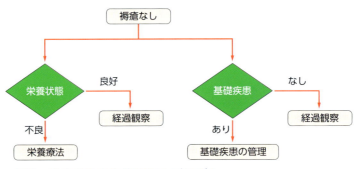

図7　発生予防全身管理アルゴリズム
（文献6より引用改変）

表1　Harris-Benedictの式

総エネルギー量：TEE（kcal）＝基礎エネルギー消費量：BEE（kcal）×活動計数×ストレス係数
男性 BEE＝66.47＋13.75×現体重（Kg）＋5.0×身長（m）－6.76×年齢（歳）
女性 BEE＝665.1＋9.56×現体重（Kg）＋1.85×身長（m）－4.68×年齢（歳）

であった場合には栄養状態の低下が示唆される．食事摂取率も栄養状態の指標として用いられており，摂取率が普段の半分以下で数日継続すると低栄養状態の可能性がある．複数の項目で総合的に評価するツールとしてはSGA，MNA®，CONUTなどがある．SGAは比較的精度の高い栄養評価ツールとして一般的に広く使用されている．診察や聞き取りで簡単に作成できるが，主観的評価のみであるため生化学検査などのほかの項目と合わせて評価することが勧められている．MNA®は65歳以上の高齢者に用いられる栄養状態スクリーニングツールであり，高齢者における褥瘡発生リスク評価での有用性が証明されている．CONUTは日常良く計測されるアルブミン，コレステロール，リンパ球数の3項目の値をもとに栄養状態のスクリーニングを行うツールである．

　栄養評価にて低栄養と評価された場合には栄養療法を開始する．低栄養患者の褥瘡予防のために必要なエネルギー量の算出方法は様々な方法があり，代表的なものとしてHarris-Benedictの式（表1）がある．総エネルギー必要量total energy expenditure（TEE）は基礎エネルギー消費量basal energy expenditure（BEE）と活動係数，ストレス係数から算出されるが，日本人ではやや多めに出る傾向がある．またNPUAP/EPUAPガイドライン[8]によると褥瘡予防の場合には少なくとも25～30kcal/kg/日のエネルギー摂取が必要とされており，必要蛋白質量は1.25～1.5g/kg/日，必要水分量は少なくとも1mL/kcal/日が推奨されている．いずれもこれを目安として栄養状態をモニタリングしながら適宜増減する必要がある．このような栄養管理には管理栄養士や栄養サポートチームnutritional support team（NST）に介入してもらうことが勧められる．

2）基礎疾患の管理

　ガイドラインでは褥瘡発生の危険因子となる基礎疾患としてうっ血性心不全，骨盤骨折，脊髄損傷，糖尿病，脳血管疾患，慢性閉塞性肺疾患などがあげられており，これら基礎疾患の治療，

管理を十分に行うことで褥瘡発生リスク軽減が可能である．

c. 局所管理

ガイドラインの予防ケアのアルゴリズム[5, 6]（図8）では「自力体位変換能力，皮膚の脆弱性，筋萎縮，関節拘縮」を評価し，必要に応じてそれぞれの対処法が示してある．「自力体位変換能力」が不十分な場合にはマットレスの選択，体位変換，ポジショニングなどの体圧分散で対処する．「皮膚の脆弱性」がある場合にはスキンケアで，「筋萎縮」がある場合には物理療法で，「関節拘縮」がある場合には運動療法で対処する．

1) 体圧分散

褥瘡の発生を予防するためには外力を減少させる方法と，持続時間を短縮する方法がある．外力を減少する手段としては，応力・ずれ力の排除を目的とした体圧分散が行われる．体圧分散の方法には体圧分散マットレスやクッション，ポジショニング（シーティング）などがある．一方外力の持続時間を短縮する方法としては体位変換や，圧切替式マットレスなどがある．

①体圧分散マットレスの選択

体圧分散マットレスは体をマットレスに沈め，マットレス自身が身体に合わせて変形し身体を包み込むことによって身体との接触面積を増やして圧を分散する．また，圧切替式マットレスでは周期的にエアセルが膨張したり収縮したりして接触部分が変化することで圧再分配が行われる．

体圧分散マットレスの素材にはフォーム，ゲル，ゴム，エア，ウォーターなどのほかにこれらを組み合わせたハイブリッドがある．フォーム，ゲル，ゴムは動力を必要とせず簡便に使用でき，効果が一定である点が利点であるが，フオームでは経時的なへたりが生じるため注意が必要である．エア，ウォーターは圧調整が可能なため適切な圧管理がしやすいが，電動式マットレスでは正確に作動していないと体圧分散効果が発揮できないので定期的なチェックが必要である．

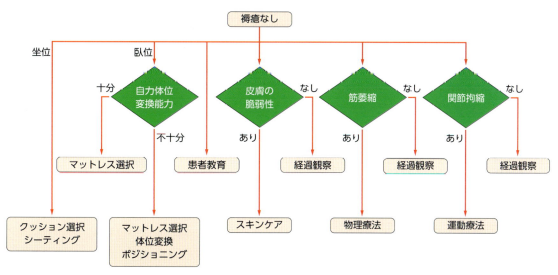

図8　予防ケアのアルゴリズム
（文献6より引用改変）

機能としては加圧と減圧を周期的に繰り返す圧切替機能，患者を側方へ回転させるローリング機能，皮膚温と湿潤管理のため空気を流動させるローエアロス機能などがある．対象者の褥瘡発生リスクに合わせて適切な体圧分散マットレスを選択する必要があり，OHスケールが参考になる．

車いす乗車の際の坐骨部・尾骨部褥瘡予防には体圧分散クッションの使用が有用である．体圧分散クッションには箱状のブロックタイプと殿部の形状に合うようになっているコンタータイプがある．ブロックタイプは汎用性が高く使いやすいが，へたりやエア不足による底付きのチェックが必要である．コンタータイプは正しく座れば安定性が高く効果的だが，正しく座らなければ逆効果となる場合がある．最近では一定間隔で自動的に座圧の調整を行ったり，底付きを自動検知したりできるダイナミック型クッションも登場しその有用性が明らかとなってきておりハイリスクの対象者には選択肢となるであろう．

②体位変換

臥位の場合，ガイドラインでは通常ベッドであれば2時間以内，粘弾性フォームマットレスであれば4時間以内の体位変換がそれぞれ推奨度Bで，上敷き二層式エアマットレスでは4時間ごとの体位変換が推奨度C1で「おこなってもよい」とされている．近年体位変換時のずれや体位変換後のずれ力の残存が褥瘡の発生や悪化に影響していることが明らかになっている．体位変換の際には介助者の力によってずれを生じないように十分に注意して行う必要がある．体位変換時のずれ力を極力軽減するためにスライディングシーツやポジショニンググローブを使用するとともに，体位変換後の残存ずれ力の解除が必要である．

ベッドのヘッドアップは30°以内が推奨されている．ヘッドアップ後には背部，仙骨部，尾骨部などにずれが生じるため必ず背抜き，足抜きを行うことが重要である．さらにヘッドダウンした際にも再びずれが生じるので再度背抜きを要する．

坐位にて自分で姿勢変換ができる場合には15分ごとの姿勢変換が推奨度C1で推奨されている．姿勢変換の方法としてはプッシュアップ，前傾姿勢，側傾姿勢などがあり，これらを組み合わせて施行してもよい．自分で姿勢変換ができない場合にはチルト機構付き車いすを用いたり，介助者が姿勢変換を介助したりする工夫が必要である．

③ポジショニング（シーティング）

体圧分散のために体圧分散マットレスが有効であるが，それと同時にポジショニングもまた重要である．仰臥位以外ではガイドラインにおいて30°側臥位，90°側臥位が推奨度Bで推奨されている．しかし，患者の体型や骨突出の状態，関節拘縮などによって柔軟な対応が必要である．ポジショニングピローやクッションなどを用いて，個々の対象者に合わせたオーダーメイドのポジショニングを行うことが重要である．また，ローリング機能付きマットレスを用いた体位変換も推奨度C1で推奨されており，看護スタッフの負担軽減にも効果的である．

車いす坐位ではまず対象者に合ったサイズの車いすを選択することが必要である．そのうえで坐位姿勢のアライメントやバランスなどを考慮してシーティングを行う．この際には骨盤の位置，傾き，坐位姿勢の保持能力などに応じてシーティングに精通した理学療法士などをまじえて設定していくことが推奨される．高齢者では坐位保持能力に応じてシーティングを行って，ずり落ち（仙骨坐り）の予防や横方向への傾きの矯正を行う．脊髄損傷患者では個人専用の車いすを使用していることが多い．しかし，体圧分散クッションを変更した際などには厚さが異なる場合があり，再度シーティングを行う必要がある．

2) スキンケア

　褥瘡発生予防におけるスキンケアでは皮膚湿潤の予防と，摩擦力・ずれ力の排除の2つが重要である．

　皮膚の湿潤は浸軟の前段階であるが，浸軟まで進行すると摩擦力が5倍に上昇するとされており褥瘡発生のリスクが上昇する．皮膚の湿潤は失禁や発汗，おむつによるむれなどにより発生する．これに対して洗浄剤による洗浄と皮膚保護クリーム等の塗布が有効である．

　骨突出部や体位変換の際にずれが生じやすい部位には，これを軽減するために滑りのよい素材を貼付することが有用である．ガイドラインでは高齢者の骨突出部にポリウレタンフィルムドレッシング材，すべり機能付きドレッシング材，ポリウレタンフォーム・ソフトシリコンドレッシング材の貼布が推奨されている．

3) 物理療法

　筋萎縮は病的骨突出の原因でもあり，褥瘡予防のためには改善が望まれる．自動運動が不可能な場合には電気刺激療法が有効でありガイドラインでも推奨度C1で推奨されている．電気刺激療法施行時には波形，周波数，刺激強度，刺激時間を適宜設定して行う．

4) 運動療法

　関節拘縮がある場合には運動療法が効果的でありガイドラインでは他動運動が推奨度C1で推奨されている．ポジショニングの支障となっている関節を中心に疼痛が生じない範囲での他動運動が推奨されている．

文献

1) 大浦紀彦ほか：褥瘡発生のメカニズム．PEPARS 79：1-8, 2013
2) 高橋　誠：予防管理のエビデンス　褥瘡の発症機序―力学的発症機序のエビデンス．EBMジャーナル 8：624-626, 2007
3) 大浦武彦：生体力学から見た褥瘡発生のメカニズムと創傷治癒．褥瘡会誌 18：1-6, 2016
4) 日本褥瘡学会（編）：褥瘡予防・管理ガイドライン，第4版．褥瘡会誌 17：487-557, 2015
5) Berlowitz DR et al：Are all pressure ulcers the result of deep tissue injury? A review of the literature. Ostomy Wound Manag 53：35-38, 2007
6) 日本褥瘡学会（編）：褥瘡ガイドブック，第2版．昭林社，東京，p viii-18, 2015
7) 日本褥瘡学会学術教育委員会：褥瘡発生の要因の抽出とその評価．褥瘡会誌 5：136-149, 2003
8) National Pressure Ulcer Advisory Panel and European Pressure Ulcer Advisory Panel：Prevention and treatment of pressure ulcers：clinical practice guideline. National Pressure Ulcer Advisory Panel, Washington DC, 2009

2. 褥瘡の局所治療

　褥瘡は，ほとんどが慢性創傷であり，保存的治療が第一選択となるのが特徴である．
　局所治療の目的は，創治癒を阻害する要因を取り除き，創治癒に有利な環境をもたらすことに尽きる．
　創治癒を阻害する局所要因としては，主に圧迫・感染・乾燥の3つがあげられ，これらを取り除くことが重要である．
　これらの要因を取り除き，正常な肉芽形成，創収縮，上皮伸展により瘢痕治癒させることが目的となる．
　本項では褥瘡の局所処置の実際について述べるが，最も重要なのは褥瘡の最大の原因である患部の圧迫を体位変換，ポジショニング，体圧分散式寝具などを用いて取り除くことであり，これをおろそかにしてはいかなる局所処置をもってしても褥瘡を治癒に向かわせることは困難であることを忘れてはならない．

1 局所治療の実際

a. デブリードマン

　褥瘡の診察の際，最初に確認すべきは壊死組織の有無である．壊死組織は感染源となり，治癒を遅延させるため，可及的速やかにデブリードマンを行うべきである．
　感染のない状態であれば，外用剤と併用し壊死組織を軟化させつつ複数回に分けて徐々にデブリードマンを進めてもよい（図1）が，周囲に明らかな炎症（発赤・熱感・硬結）を伴う場合には感染の制御のため早急に外科的デブリードマンが必要となる（図2）．

・手技の実際

　有鈎摂子と曲剪刀を用いて壊死した皮膚から切除していく．壊死組織には知覚がないので局所麻酔は必要ない．切除後にまだ明らかに色調の悪い脂肪組織や筋膜組織，筋体がみられれば切開，切除を進め，出血がみられた時点でデブリードマンをいったん終了する．
　拍動性の動脈出血は焼灼止血が望ましいが，滲出性の出血であればアルギン酸を貼付し圧迫固定することで止血できるため有用である．体幹後面の皮膚は厚く，圧迫された真皮は白色にみえるため，浅い褥瘡では壊死組織と紛らわしいが，切り込むと患者が疼痛を訴え，出血もみられるので，過剰なデブリードマンとならないよう注意が必要である．
　壊死組織を伴った創では湿潤環境を保っていくと，壊死組織と健常組織の境界で自己融解が進み，容易に剪刀が入っていくようになる．壊死組織が完全に取り除かれるまで，これを繰り返し行う．

b. ポケット切除・切開

　ポケットを有する創は，そのままではなかなか治癒が進行しない．ポケットの深部は洗浄しに

A. 褥瘡—診断と治療のエッセンス

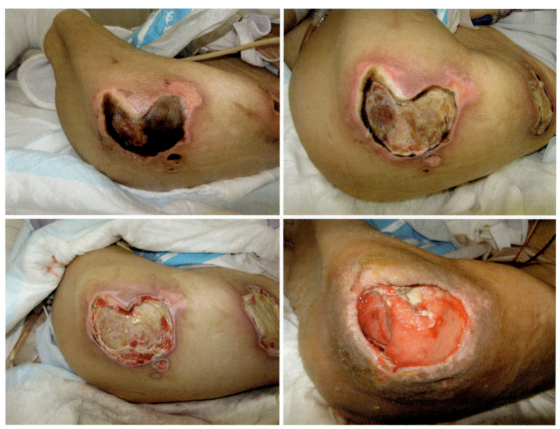

図1　感染のない壊死組織を伴った褥瘡
　　ベッドサイドにて複数回に分けて外科的デブリードマンを行った.

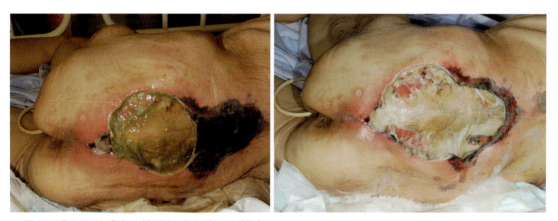

図2　明らかな感染,壊死組織を伴った褥瘡
　　即座にベッドサイドで外科的デブリードマン,洗浄を行った.

くくドレナージが確保しにくいため感染源となりやすく,ずれ応力にさらされる状態ではポケットの癒合は期待できないためポケットの切除,あるいは切開が必要となる.
　ポケットを切除することでポケットの天井に相当するぶんの創面積を減少させ,創縁からの上

223

皮伸展および創収縮を促進することができる．切除が困難な場合には，切開だけでもドレナージの確保と，切開した創縁からの上皮伸展，創収縮が期待できる．
・手技の実際

　ベッドサイドで行う際には，持ち運び可能な電波メス（商品名：サージトロン　ellman社）があると一台で切開，止血とも行うことができて便利である．ポケット範囲をマーキングしたのち，1％アドレナリン加リドカインで局所麻酔を行い混合切開モードでポケットを形成している皮膚および軟部組織を切除していく．切開の際は細い電極を用いるとエネルギー密度が高くよく切れる．この際，ポケットよりもわずかに広い範囲で皮膚切開を行い，創底から創縁に向かったすり鉢状の形状に仕上げるのが処置後のポケット再形成のリスクを減少させるコツである（図3）．ポケット切開のみの場合は最低でも3方向程度切開し，洗浄の際に創底全体が露出できるようにしなければならない．1ないし2方向だけの切開ではポケットをめくり上げることが困難でドレナージが不十分になりやすい（図4）．切開・切除後は球型電極に交換し，凝固モードで焼灼止血を行う．洗浄後ドレッシングを行うが，アルギン酸を用いると後出血の心配が少ない．自施設での外科的デブリードマンが困難な場合，創傷外科学会専門医に紹介すればよい．

c. 洗浄

　創面の細菌数を減少させる目的で連日洗浄を行う．洗浄に用いる液体は水道水で必要十分であり，消毒薬は組織傷害のデメリットのほうが大きいため用いない．汚染が明らかな場合には石鹸を泡立てて併用するのも効果的である．全身状態不良例を除き入浴，シャワー浴は制限すべきではない．ただし，感染が伴う場合，他患へ感染が波及しないよう配慮が必要である．

d. ドレッシング方法の選択

　創を洗浄したあとは，創の状態に応じたドレッシングを行う．優先順位としては概ね，感染の制御→壊死組織の除去→肉芽形成の促進となる．ドレッシング材料には多種の軟膏，創傷被覆材が選択可能であるが，褥瘡は慢性創傷であり，患者の全身状態が不良である例も多く，治癒までには長い期間を要する．創傷被覆材は保険診療においては原則最大3週間までと使用期間が制限されているため，軟膏の使用を軸としたなかで，効率よく計画的に使用する必要がある．

1）感染制御を目的とするもの
　①wet-to-dry法
　軽く絞った生食ガーゼを創内に充塡し，数時間後に乾燥したガーゼとともに繊維の間に巻き込まれた壊死組織を除去していく方法である．交換頻度を高めると，非常に創の清浄作用は高い．交換頻度が低いとかえって感染を助長するので，最低でも1日2回以上は交換が必要である．
　②スルファジアジン銀クリーム
　広い抗菌スペクトラムをもち，浸透力も強い．デブリードマンが不十分で創面がまだ壊死組織に覆われている創に適応となる．抗生剤含有軟膏と異なり，耐性菌は生じにくいが，組織傷害性が極めて強いため，壊死組織が除去され，感染が沈静化した時点で使用を中止すべきである．
　③ヨウ素軟膏
　カデキソマー，白糖，マクロゴールなどの基剤の違いにより複数の製品があるが，共通する特

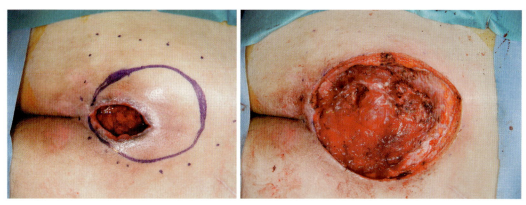

図3　ポケット切除の前後
創縁がすり鉢状になるようにしておくと，ずれによるポケット再形成をきたしにくい．

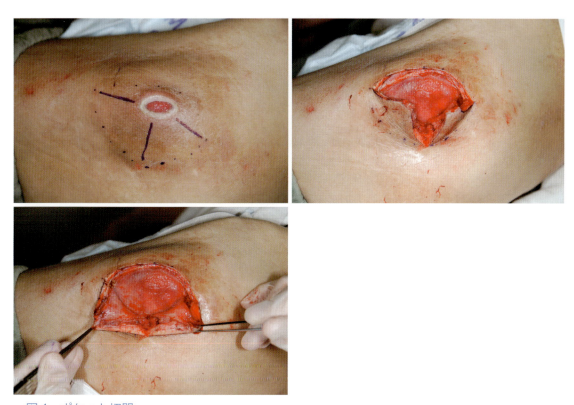

図4　ポケット切開
ポケット切開の際は，ポケット内全体が洗浄しやすくなるよう，放射状に複数の切開を行う．

徴として高い吸水性がある．滲出液の多い創に対して適応となり，陥凹した創内に充填して用いる．滲出液のコントロールに有用であるが，ヨウ素による組織傷害性がある点，周囲の健常な皮膚に接触性皮膚炎を来しやすい点に注意が必要である．水分の吸収とともに脱色されて白色調となる．翌日の処置の際にも茶色の領域が多く残存するようになった時点で他剤への変更を検討するとよい．

2) 感染のない壊死組織が残存する創
　　①白色ワセリン
　油脂性軟膏基剤である．壊死組織を伴う創面を十分量で覆い，フィルムドレッシングなどと併用して湿潤環境に保つことで壊死組織と健常組織の境界で自己融解が進み，壊死組織が除去しやすくなる．密閉したまま放置すると自己融解は進むが，感染に移行しやすい（図5）ため，連日洗浄，ドレッシング交換が必要である．抗生剤含有軟膏は耐性菌を生み出すため積極的には用いない．壊死組織の除去が完了した褥瘡であれば外用剤は白色ワセリンのみでも褥瘡は治癒する（図6）．

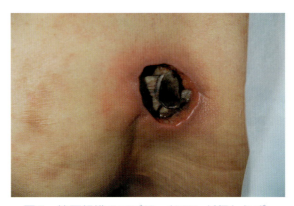

図5　壊死組織のデブリードマンが行われず，湿潤環境の保持のみ長期行われた症例
壊死した皮膚は自己融解により孤立し，茸状になっている．周囲に発赤を伴っており，感染が疑われる．

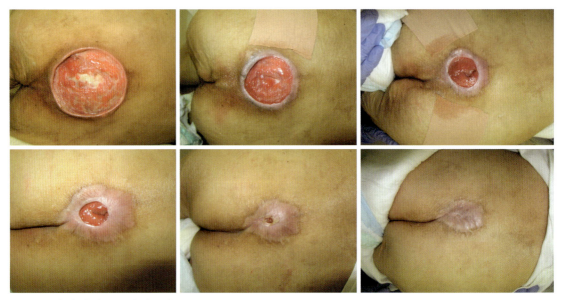

図6　保存治療での治癒過程
デブリードマンが終了し，局所処置を継続した経過を示す．処置に用いた外用剤は白色ワセリンのみであるが，順調に上皮化し，治癒した．

②ブロメライン
　　主剤は蛋白分解酵素であり，壊死組織の融解作用が強い一方，局所刺激も強いため，白色ワセリンなどで周囲皮膚を保護する必要がある．
3）壊死組織が除去された創
　①プロスタグランジンE1
　　局所血流を増加させ，創傷治癒を促進させる．油脂性基剤ではあるが，白色ワセリンよりやや固い．
　②トラフェルミン
　　遺伝子組み換えにより作製された線維芽細胞増殖因子製剤である．非常に強い肉芽形成作用を持ち，また，剤形がスプレーであるため，ほかの軟膏，創傷被覆材と併用しやすい．
　③局所陰圧閉鎖療法（NPWT）
　　陰圧により余剰滲出液を排除しつつ，組織に刺激を与え，肉芽形成，創収縮を促進する方法である．保険診療で使用できる期間は最大4週間であるが，質のよい肉芽形成が期待できる．
4）十分に肉芽が増生し，創収縮が始まった創
　①ブクラデシンナトリウム
　　局所血流改善作用を持ち，上皮化を促進する．マクロゴール基剤でやや創面を乾燥に向かわせるため，角質の成熟には都合がよい．冷所保管を必要とする．
　②ベタメタゾン（ステロイド）
　　肉芽が過剰に増生し，もとの創縁を越えて盛り上がってしまった場合に用いるとよい．

　以上多くの材料が選択可能であるが，褥瘡専門病院でもない限り，すべての材料が使用可能なわけではない．長期療養型病床などで，使用可能な材料が限られる場合には，①白色ワセリン，②ヨウ素軟膏の2種があれば保存的局所処置は可能である．薬剤の効用に頼りきるのではなく，入念に創を観察，評価し，創傷治癒に有利な環境を作ることこそが重要である．

3. 褥瘡の手術治療

1 手術治療の適応

　褥瘡は患者の全身的要因や社会的背景が複合して発症する病態である．本症に対する手術治療は決して絶対的治療ではなく，あくまで局所治療の一法に過ぎない．手術適応は褥瘡対策チームで多角的に精査したうえで慎重に判断する必要がある．保存的治療で治癒しないもの，もしくは，手術治療のほうが明らかに早期治癒の得られるものに対してはじめて手術適応が検討される．褥瘡発生早期に手術を適応することはない．そして，次に述べる褥瘡患者に特有の状態を十分に把握して安全確実な手術計画を立てる必要がある．

2 患者選択

　慢性・難治化創傷である褥瘡は，患者の活動性を著しく障害する中枢性・全身性の基礎疾患を背景に持つ場合が多い．さらに，低下した活動性をケアする社会生活環境にも配慮する必要がある．全身状態が手術侵襲に耐えて術後創治癒過程を維持できるか，意思疎通が困難な認知症や精神意識障害がないか，除圧ベッドや術後体位などの周手術期創管理を適切に行いうるか，術後転院先や在宅介護などの再発を予防できる環境にあるか，などを多職種の観点から十分に検討する．それに加えて，褥瘡の局所評価，すなわち，周径，深達度，皮下ポケット，細菌感染，骨髄炎・関節炎の評価を経時的に行う．手術に先立ち，局所陰圧閉鎖療法などの保存治療やポケット切開など補助的外科治療により，wound bed preparationを行うことが重要である．preparationにより慢性かつ難治化した創に創傷治癒機転が惹起していることを見極めたうえで手術を適応する．

3 褥瘡創の特徴

　褥瘡においては，皮膚・皮下組織の欠損のみならず，深部組織の損傷も生じている．必ず術前にCTやMRIで，潰瘍周囲の骨髄炎や関節腔との交通の有無を画像評価し，必要により保存的治療や補助的外科治療を行う．一方で，慢性皮膚潰瘍を取り囲む周囲組織の血行が増強する[1]という特徴も存在する．術前に超音波ドプラ聴診やMDCTによるCT血管造影像により，潰瘍周囲に増生する皮膚穿通枝マッピングを行い，皮弁のデザインの根拠とする[2]．

4 手術術式

　褥瘡の手術とは，潰瘍腔の切除（ブルゼクトミー）と骨突出部の平坦化（図1），ならびに組織欠損を充填・閉鎖する手術から成る．潰瘍腔の切除においては，潰瘍壁を覆う感染性不良組織を

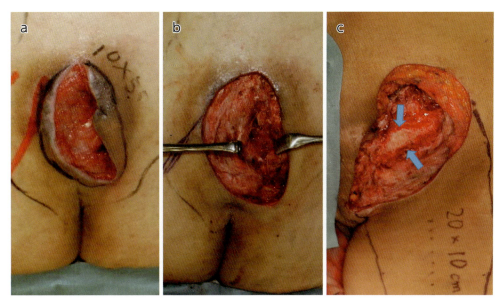

図1　潰瘍切除（ブルゼクトミー）
　a：前
　b：後
　c：骨突出面（矢印）の削除・平坦化

その外周の瘢痕組織とともに除去し，なるべく健常な組織層が露出するまで十分な切除を行う．殺菌作用のあるピオクタニン色素・過酸化水素水混合液により発泡圧をかけて潰瘍内腔をまんべんなく染色しておくと，取り残しのないブルゼクトミーが行いやすい．また，底面に接する骨は腐骨を除去するだけでなく，骨突出面をノミや骨ヤスリで削除，平坦化し，褥瘡の再発防止を図る．死腔のないなだらかな陥凹創を作製するのがコツである．創の閉鎖法には，単純縫縮，植皮，皮弁があげられる．特に皮弁術は臀部・骨盤部の褥瘡治療において格段の進歩を遂げたものであり，本項では皮弁術を中心に述べる．

a. 皮弁の考え方—利用する組織

　皮弁再建手術には近隣の近似した組織を用いるという原則がある．特に臀・骨盤・大腿部は身体の荷重部であり，強靱な皮膚・皮下脂肪筋膜組織で構成されている．したがって，同部の再建には隣接部からの有茎皮弁を用いるのが第一選択となる．従来は，筋肉によるクッション効果を期待してなるべく多くの筋層を含む筋皮弁が用いられた．しかし，筋肉の厚みにより死腔を一次充填できるという効用はあるものの，筋組織は荷重圧迫に対して意外に虚弱であることが知られるようになった．特に仙骨・坐骨部などでは筋肉を含まない筋膜皮弁や穿通枝皮弁が推奨されている[3,4]．これらの皮弁では，術後機能障害をきたすことがほとんどないことも過度な手術侵襲を避けるという点で重要である．

b. 皮弁血管茎の選択

臀・骨盤・大腿部は，大血管が体腔内から腔外に出る部位である．また，大関節である股関節が両側に存在し，身体中最大の大臀筋が存在する可動部である．このため，内・外腸骨血管系の骨盤内分枝と大腿・深大腿血管系の分枝が相互吻合して密な血管網を形成し，血管の豊富な部位である．また，坐骨神経や大腿神経の皮枝に伴行する血管系も存在する．このなかで皮弁の血管茎に利用できるものとして，上・下殿動脈，外側仙骨動脈，貫通動脈（深大腿動脈），下殿動脈下行枝（後大腿皮神経伴行血管）などの皮枝・皮膚穿通枝があげられる[3, 4]．褥瘡の占拠部位ではこれらの血管は欠損するが，周囲の血管が血流を代償するために拡張して血流を増強している．このような周囲血管による血流代償効果は臀・骨盤・大腿部以外の部位においても認められる．皮弁を計画する際には，超音波ドプラ聴診やMDCTで拡張した穿通枝を確認し，これらの血管を含むように，皮弁をデザインする[2]．

c. 皮弁のデザイン

褥瘡の隣接部から移行する皮弁デザインには以下のものが多用される．皮弁基部の皮膚を切離しない皮膚茎付きのデザインとして，単葉皮弁，双葉皮弁などがある．後者は，欠損を被覆する主葉と主葉採取部を補塡する副葉の2葉を持つ（図2）．皮弁基部の皮膚を切離して島状皮弁とするものでは，V-Y前進皮弁のデザインが容易で使いやすい．近年では穿通枝皮弁の概念が進み，血管茎を中心に皮弁をプロペラのように回転して欠損部に移行する'プロペラ皮弁'の有用性が認識されている（図3）．この穿通枝皮弁のデザインは，島状の単葉皮弁（ときに双葉皮弁も用いられる）が一般的である．血管茎から最も離れた欠損部遠位に皮弁先端が余裕をもって到達するようにデザインする．

d. 皮弁の固定

褥瘡の成因には，骨突出部での組織圧迫による循環障害だけでなく，骨面と表層組織の動揺やズレも影響する．したがって，皮弁は褥瘡によって生じた組織欠損を充塡するのみでなく，潰瘍底部の骨突出面に堅固に固定して被覆することが重要である．このためには，皮弁底面の筋膜を平坦化した骨面に密着させ，骨全周の骨膜や靱帯，必要により骨に孔を開けて強固に縫合固定する必要がある．3-0モノフィラメント吸収糸で10針前後は縫合する．縫着後に皮弁を揺り動かして，骨面との間に動揺のないことを確認する．そして，潰瘍底部から浅層に向けて死腔を生じないように，皮下脂肪深層，脂肪真皮層，真皮，皮膚表面を3～4層に縫合する．吸引ドレーンチューブを最深部に最低1本，浅層にも1～2本留置する．最深部のドレーンチューブは術後の感染の再燃を検知する情報チューブとしても活用する．

e. 術後合併症

皮弁血行障害が最大の合併症であり，皮弁部分壊死，脂肪溶解，細菌感染，創治癒遅延，縫合創の哆開，死腔・潰瘍の再発などを連鎖的に引き起こす．この原因は，皮膚縫合面の過度な緊

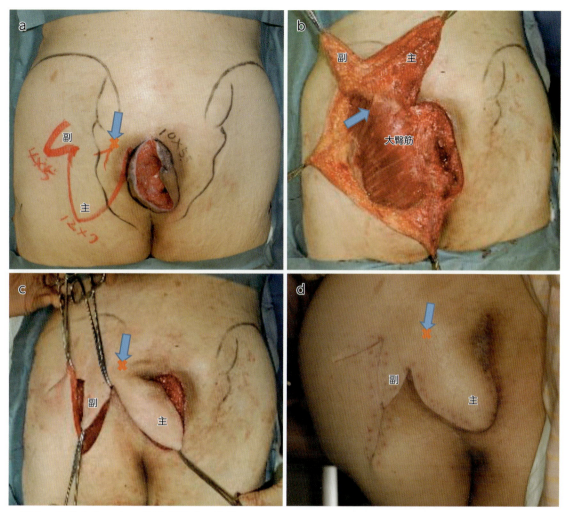

図2 双葉皮弁による仙骨部褥瘡の修復
 a：褥瘡よりも2割程度大きい主葉（主）と副葉（副）を外側仙骨動脈穿通枝（×矢印）を血管茎としてデザイン．
 b：大臀筋膜を含めて皮弁挙上，血管茎を確認．
 c：約60°回転して，主葉を欠損部遠位まで覆うように移行．副葉で主葉採取部を閉鎖．
 d：術後1ヵ月．皮弁血行，創治癒良好．

張，血管茎の捻じれや圧迫によるものである．対処法としては，まず，皮弁デザインにおいて，褥瘡の皮膚欠損よりも2割程度大きな皮島を設定すること，欠損部への皮弁の移行が無理なく行えること，移行した皮弁の縫合線が荷重部に一致しないことを十分に確認しておく必要がある．特にV-Y前進皮弁では，皮弁先端縫合線が骨突出面に一致しやすいので注意を要する（図4）．また術中には，血管茎に圧迫や緊張がかからないように皮弁の授動を十分に行うこと，皮弁脂肪の厚みを適宜減量することなどを常に念頭に置くことが有用である．

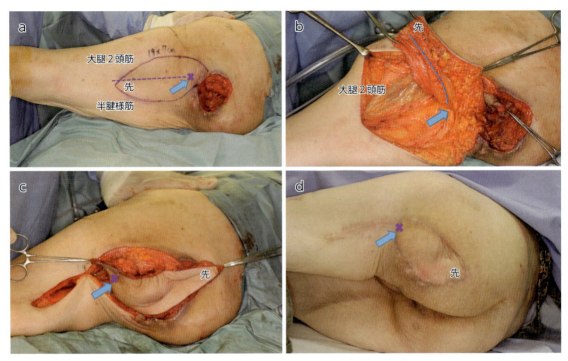

図3　後大腿穿通枝を利用したプロペラ皮弁による右坐骨部褥瘡の修復

a：ブルゼクトミー後に後大腿穿通枝（下臀動脈下行枝）をドプラ聴診（×矢印）し，大腿二頭筋と半腱様筋間の下行枝が皮弁先端（先）を通るようにデザイン．
b：皮弁挙上時に，皮弁茎の穿通枝と連続する下行枝を筋膜下に確認．
c：穿通枝をピボットにして皮弁を約150°回転．皮弁先端は余裕をもって欠損部頭側端まで到達．
d：術後13ヵ月．皮弁面の軽度発赤部で荷重を受けている．

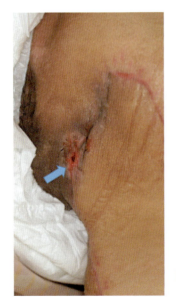

図4　V-Y前進皮弁の先端縫合線上に再発した皮膚潰瘍

5 術後管理

　術部の免荷と排便などによる創汚染の予防が重要である[5]．免荷には，褥瘡対策用の体圧分散マットレスや圧切替型マットレスが有用である．術後創部に荷重しないように体位を維持し，適宜体位交換が可能な患者では，創部に綿やウレタンスポンジを伸縮テープで圧迫固定するドレッシングにより管理する．肛門周囲にフィルムドレッシングを貼付するのも有効である．排便は低残渣食，整腸剤，摘便などで制御する．肛門内留置型排便管理チューブも有効である．創部汚染時には，適宜ドレッシングを交換する．ドレーンからの排液が十分に減量したらチューブを抜去する．荷重はチューブ抜去後から徐々に開始し，歩行可能患者では立位練習から歩行器での歩行へとリハビリテーションを進める．術後体位の維持が難しい患者には，空気流動型ベッドを用いる．患者は準浮遊状態にあるためクッション性のドレッシングは行わず，透明のフィルムドレッシングにより皮弁表面が直接観察できるようにする．ドレーン管理は同様に行い，ドレーン抜去後から圧切換型，体圧分散マットレスへと移行していく．

6 褥瘡再発時の再手術

　褥瘡患者は退院後管理の状況により，同じ部位やほかの部位に褥瘡を再発する可能性がある．活動性の高い車いす使用患者の坐骨部褥瘡は特に再発率が高い．したがって，初回手術で皮弁をデザインする際には常に再手術を予測して次の皮弁採取部の選択肢を残すように配慮する．

　褥瘡の手術療法は依然として需要があるが，一方，ピットフォールも多い両刃の剣である．画期的に進歩した局所陰圧閉鎖療法や成長因子製剤などの薬剤治療との連係のなかで，慎重に適応することが望まれる．

文献

1) 三鍋俊春：皮膚微小循環における血行形態変化の新しい解釈―choke血管から穿通枝まで．形成外科 **56**：811-817, 2013
2) 三鍋俊春ほか：慢性皮膚潰瘍修復手術におけるMDCTの応用．PEPARS **73**：79-85, 2013
3) 三鍋俊春：特殊な概念の皮弁術・新しい力　拡大大殿筋皮弁．使える皮弁術，百束比古ほか(編)，全日本病院出版協会，東京，下巻，p183-189, 2010
4) 三鍋俊春：仙骨・坐骨部の再建：筋皮弁による再建．殿部・会陰部の再建と褥瘡の治療　最近の進歩，第2版，野崎幹弘(編)，克誠堂，東京，p127-138, 2009
5) 日本形成外科学会ほか(編)，形成外科診療ガイドライン7，体幹・四肢疾患　第Ⅶ編　殿部・外陰部再建，第1版，金原出版，東京，p147-149, 2015

B. 下腿潰瘍
―診断と治療のエッセンス

1. 下腿潰瘍の分類

　かつて慢性創傷の三大疾患は，褥瘡，静脈うっ滞性潰瘍，糖尿病性足潰瘍といわれていた．近年それは変わりつつある．褥瘡に関しては，1998年の日本褥瘡学会設立以来，多職種（医師，看護師，薬剤師，栄養士，理学療法士，作業療法士，医用工学など）が一同に集合し，産官学が一体となりケア・治療・予防などが急速に発展し褥瘡の発症が減少した．ところが，ほかの慢性創傷である静脈うっ滞性潰瘍や糖尿病性足潰瘍，さらに重症下肢虚血（critical limb ischemia：CLI）を呈するに至る末梢動脈疾患（peripheral arterial disease：PAD）については，同様に多職種でのアプローチが必要であるのにもかかわらず，いまだチーム医療に至っていないのが現状である．褥瘡を除けば，慢性創傷の残る主疾患のほとんどが下肢に発症するため，医療，医学のみならず医療経済を含めて産官学が一体となり取り組むべきこれからの課題が下腿潰瘍である．

1 疫学と現状

　下腿潰瘍の疫学は少ない．日本における糖尿病人口はすでに1,000万人を超え，さらに増加中である．ある小規模の統計で糖尿病の1.6％に足潰瘍があったことから類推すれば，日本では糖尿病患者が足に潰瘍を有する人数は少なくとも20万人である．この数字は不確定であり大規模な統計が今後必要である．また現在，日本では透析患者数は約32万人を超え，これも糖尿病人口増加と相まって増加している．日本には足病医を育成する足病学部がない．つまり，糖尿病性足病変に対する医学教育や看護教育がないため，同症への理解がいまだ足りないのが現状である．チーム医療で取り組むべき同疾患に対する各科独自の治療では，潰瘍の予防どころか治癒せしめることも困難である．

　一方，進行すればCLIとなるPADの罹患数も不明であるが，日本では400万人と類推されている．欧米のようにそのうちの1〜3％がCLIであるとすれば，日本では5万〜10万人のCLI患者が存在すると予想される．日本では，透析患者が多いことから純粋な糖尿病性足潰瘍にPADを伴う症例が多い．しかし，CLIを単に糖尿病性足潰瘍と診断したり，外用剤塗布のみで経過観察したり，壊疽を簡単にデブリードマンや足切断し予後を悪化させてしまうような事例が後を絶たない．

　また，静脈うっ滞性潰瘍の罹患数もまったく不明である．適切な下肢静脈の病態アセスメントが施行されず，糖尿病性足潰瘍や虚血性潰瘍同様に，いたずらにただ外用剤塗布のみの治療で治癒に至らない症例を多く認める．

2 下腿潰瘍の分類

下腿潰瘍は下記のように分類できる.
a. 神経障害性潰瘍
b. 血行障害性潰瘍
c. 膠原病性潰瘍
d. その他

a. 神経障害性潰瘍

1) 糖尿病性足潰瘍

　神経障害性潰瘍の代表は,糖尿病性足潰瘍である.その病態は,本来は後天性の神経障害性潰瘍である.末梢血管障害を主体とする虚血性潰瘍とは全く病態が異なるが,残念ながら両者が合併しやすいところに同症の病態把握が困難なところがある.糖尿病による末梢神経障害は,糖尿病の三大合併症のなかでも最も多いことが知られている.末梢神経には知覚神経,自律神経,運動神経があるが,それぞれの神経障害が創傷治癒遅延因子となる[1].知覚神経障害による熱傷などの外傷,自律神経障害による発汗減少,Charcot関節症(図1),運動神経障害による足趾のハンマートゥやクロウトゥ変形などが潰瘍発症の原因としてあげられる.

2) 二分脊椎

　先天性のため発症年齢が若く,活動性が高いため罹患頻度は比較的高い.二分脊椎患者における生涯の足の創傷発生率は85%という統計もある.10,000人出生に対して3人の罹患数なので,日本では約30,000人以上の二分脊椎患者が足部に神経障害性潰瘍を経験していると推定される

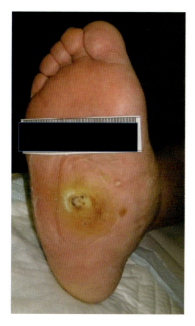

図1　糖尿病性末梢神経(自律神経)障害によるCharcot関節症
足底土踏まずの圧が高く潰瘍が形成されている.フットウェアによる除圧を要す.

（図2）．糖尿病と異なりPADの合併は少ないと考えられるが，知覚鈍麻ではなく先天性の知覚麻痺なので知覚がないことを理解することが困難である．したがって，継続的な患者教育と適したフットウェアの装着は欠かせない[2]．

3) ハンセン病

近年減少傾向にあるハンセン病も高率に神経障害性潰瘍を生じる．日本はハンセン病そのものをすでに克服しているが，元患者の多くは現在でも神経障害性の四肢潰瘍に悩まされている（図3）．これはらい菌が末梢神経に寄生することによる神経障害が原因である[3]．現在施設に入所している方が1,600人ほどであり，多くの方は高齢者であるため年々その数は減少している．

b. 血行障害性潰瘍

1) 虚血性潰瘍（重症下肢虚血CLI）

前述したようにPADの末期病態がCLIである．動脈硬化性病変により末梢に動脈血が行き届かなくなることにより生じる潰瘍やミイラ化を呈す．糖尿病性足潰瘍そのものは本来は神経障害性潰瘍であるが，PADを合併しやすいため糖尿病でありながら虚血性潰瘍を持つ患者は多い．末梢血行再建術を最優先させることが重要である．虚血性潰瘍ではその他にBuerger病があげられる．機序は動脈硬化ではなく血管炎による虚血が主体である．近年その罹患患者は減少している．20～40歳代の男性に発症しやすい．喫煙との因果関係が強く，不衛生による口腔内細菌の免疫複合体の末梢血管炎が主原因と説明されている．

2) 静脈うっ滞性潰瘍

静脈の還流障害が原因で主として下腿に生じる有痛性潰瘍である．本来，ヒトは歩行することで筋肉のポンプ作用により下腿の静脈への圧迫がかかり下肢から心臓へ静脈血を送り届けている．しかし，妊娠などを契機に静脈弁の障害を招き静脈血の逆流現象により下腿静脈圧上昇から循環障害に陥り，その結果下腿に潰瘍性病変を生じる．下腿下1/3に病変があるときに最も疑うべき疾患である．潰瘍周囲には，長年の血液の血管外漏出の結果，ヘモジデリン沈着があり診断

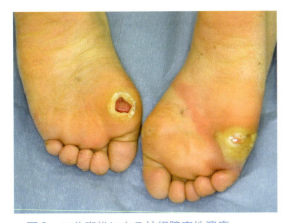

図2 二分脊椎による神経障害性潰瘍
右側が内反で外側に胼胝下潰瘍があり，左側が外反で内側に潰瘍がある．また，右側は化膿性リンパ管炎を併発している．

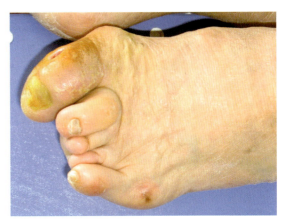

図3 ハンセン病による末梢神経障害の足変形
第1足趾内側には靴擦れによる潰瘍がある．

は容易である．静脈エコー検査が必須で，予防的にも治療的にも弾性ストッキング装着は欠かせない．

c. 膠原病性潰瘍

1）リウマチ

膠原病のなかで下腿潰瘍を生じる最も多い原因がリウマチである．リウマチ患者に生じる下腿潰瘍には3とおりある．1つ目は下腿に生じ，関節可動域の制限やステロイド内服が悪化要因である．2つ目は，PADの併発例が比較的あり足趾末端に虚血性潰瘍を呈する（図4）．通常のCLIに比べて治療に難渋する傾向にある．3つ目は，足底前荷重部の踏み返し部位に中足骨遠位端の圧迫によって生じる潰瘍である．足趾のハンマートゥやクロウトゥ変形と関節可動域制限がその要因である（図4）．

2）強皮症

足趾末端の潰瘍は難治性である．内科的治療が優先され，局所治療を長期間要する傾向にある．潰瘍そのものは虚血性である（図5）．局所の血流が不十分な段階でのデブリードマンは禁忌である．ステロイドや免疫抑制薬が治療の主体であるが，これらの薬剤は，コラーゲン合成を抑え創傷治癒を遅延させるため両刃の剣でもある．ときに皮膚や皮下の石灰化病変も潰瘍治癒遷延の原因となる．近年，ボセンタンなどの肺高血圧の治療薬が，潰瘍治療に有効であることが示されてきている．

3）SLE，壊疽性膿皮症，皮膚筋炎

これらの膠原病疾患も時に下腿潰瘍を生じる．免疫内科医との密な連携が必要である．

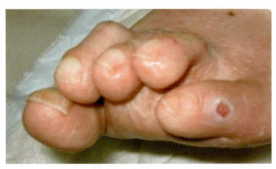

図4　リウマチにPADを併発した症例
クロウトゥ変形も目立つ．第5足趾先端に潰瘍がある．

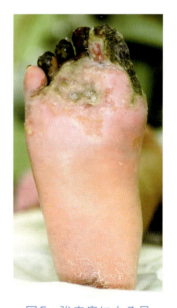

図5　強皮症による足趾壊疽
最終的に下腿切断となった．

d. その他

　開放性下腿骨折は，外傷後ではあるが骨や関節の露出を伴い難治性となる．整形外科医と形成外科医の連携があって治癒せしめる下腿潰瘍である．

　古い瘢痕があれば，数十年を経て潰瘍が形成されることがあり難治性となる．それは，時に癌性である可能性を考慮する必要がある．下腿の慢性創傷に瘢痕癌（図6）は常に念頭に置いておく必要がある．

3 歩行維持と予後について

　下肢の切断を余儀なくされる場合，歩行機能が問題となってくる．主な下肢切断術は，末梢より足趾切断術（関節離断術），趾列切断術，横断的中足骨切断術（transmetatarsal amputaion：TMA），Lisfran関節離断術，Chopart関節離断術，サイム切断術，下腿切断術，大腿切断術，股関節離断術である．下肢切断レベルを足趾レベル，TMA，Chopart関節レベル，下腿レベル，大腿レベルの5段階に分類すると，重症下肢虚血患者に対して，切断後も歩行可能であった症例の割合（歩行維持率）は，足趾レベルで98％，TMAで86％，Chopart関節レベルで50％，下腿レベルで33％，大腿レベルで0％である[4]．下肢大切断では立位維持や歩行に費やすエネルギー量が大きく，高齢者，糖尿病，動脈硬化症や透析患者においては歩行維持困難であることがわかる．下肢大切断患者において，65歳未満で約50％，65歳以上において約20％の歩行維持率である．これに対して部分切断患者において，65歳未満でも以上でも90％以上の歩行維持率であることから，部分切断では高齢者においても自力歩行が可能となる[5]．もともとCLI患者の予後は悪く，診断1年後には死亡率が25％を超える．しかも死亡原因の75％は心血管イベントである．心臓リハビリテーション，糖尿病の運動療法が心血管イベントを減少させることを考慮すると，治癒後に自力歩行が可能であることが重要であることがわかる．救肢を目指すのではなく，歩行機能維持を目指すことにより生命予後が改善されることが期待される．

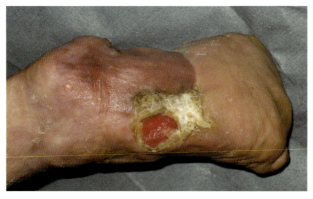

図6　30年以上前の事故による瘢痕内の難治性潰瘍
生検にて瘢痕癌と診断され，足の部分切断となった．

文献
1) 寺師浩人：第2章 糖尿病性足潰瘍の病因．糖尿病性足潰瘍の100例，寺師浩人（編），克誠堂出版，東京，p6-9, 2016
2) 寺師浩人ほか：二分脊椎症患者の足部褥瘡．日本褥瘡会誌 7：195-1981, 2005
3) 辻 依子ほか：神経原性足潰瘍．PEPARS 39：74-82, 2010
4) 辻 依子ほか：重症下肢虚血患者における下肢切断レベルによる歩行機能への影響．日形会誌 30：670-677, 2010
5) 辻 依子：小切断手術方法と術後歩行機能．PEPARS 85：52-58, 2014

2. 虚血性足潰瘍

1 原因と分類

　末梢動脈疾患（peripheral arterial disease：PAD）は，下肢の閉塞性動脈硬化症（arterio-sclerosis obterans：ASO）と閉塞性血栓血管炎（Buerger病，thromboangitis obliterans：TAO）に分けられるが，ASOの頻度が圧倒的に高く，狭義にはASOを指すことが多い．虚血が関与する足潰瘍にはほかにblue toe syndromeや動静脈奇形（瘻）によるものがあるが，ここではASOによる虚血性潰瘍を対象とする．

　PADの重症度分類にはFontaine分類とRutherford分類が用いられる（表1）．PADによって安静時疼痛，潰瘍や壊疽を生じた患者，すなわちFontaine分類のⅢ，Ⅳ，Rutherford分類の4～6にあてはまるものが重症下肢虚血（critical limb ischemia：CLI）とされる．PADには無症候性の症例が多く存在し，特に糖尿病を合併する場合には神経障害を伴うことがあり，前駆症状がなく初発症状として潰瘍を生じることがあるので注意が必要である．したがって，Rutherford分類1～3の間欠性跛行のない患者でも，糖尿病や透析などのCLIのリスクがあれば，急激に足潰瘍を発症することを念頭に入れて，下記の検査を定期的に行うことが必要である．

2 臨床的特徴

　虚血性足潰瘍は足趾などの末梢部や圧力がかかる踵などに生じることが多い（図1）．一般的には強い疼痛を伴うことが特徴であるが，神経障害のため自覚症状がないこともある．足趾では，感染がない場合には乾燥し末梢部から黒色壊死となる．踵部の虚血性潰瘍は褥瘡との鑑別が，また糖尿病を合併している症例の虚血性潰瘍は神経障害性潰瘍との鑑別が視診のみでは困難であり，次項に示す種々の検査が必要である．

　虚血性足潰瘍の発生部位とその治療について近年angiosomeが重要視されている．angiosomeとは，「1本の支配血管から栄養される皮膚・皮下組織，筋肉，骨などを含む立体的な組織塊」のことであり[1]，2006年にはAttingerらによって足の詳細なangiosomeが報告された[2]．足部では6つのangiosomeを有している．前脛骨動脈は足背部に大きなangiosomeを持ち（図2），腓骨

表1　PADの重症度分類

Fontaine分類		Rutherford分類		
grade	臨床所見	grade	group	臨床所見
Ⅰ	無症候	0	0	無症候
Ⅱa	間欠性跛行（軽度）	Ⅰ	1	間欠性跛行（軽度）
Ⅱb	間欠性跛行（中等～重度）	Ⅰ	2	間欠性跛行（中等度）
		Ⅰ	3	間欠性跛行（重度）
Ⅲ	安静時疼痛	Ⅱ	4	安静時疼痛
Ⅳ	潰瘍や壊疽	Ⅲ	5	小さな組織欠損
		Ⅲ	6	大きな組織欠損

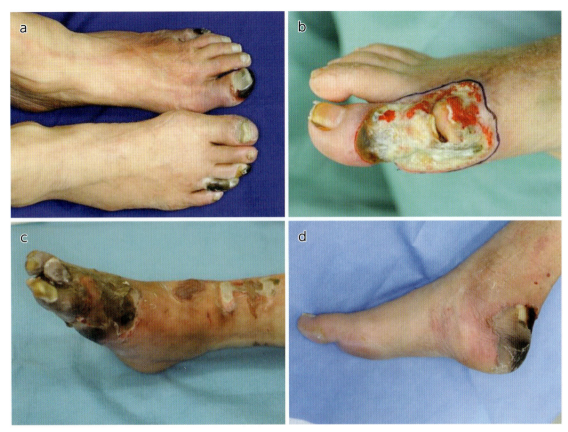

図1 重症下肢虚血における種々の臨床症状
a：虚血による足趾先端の壊死がみられる．
b：虚血に神経障害が合併しているため関節に及ぶ潰瘍となった糖尿病患者．
c：虚血に感染症状が合併した足潰瘍．
d：踵部に虚血性壊死がみられる．

動脈は足外側部から足底外側部に2つのangiosomeを持つ（図3, 図4）．また，後脛骨動脈は主に足底に3つのangiosomeを有する（図4）．潰瘍形成部位のangiosome支配血管は閉塞していることが多く，その支配血管を考慮して血行再建を行うことが必要である[3]．

3 検査と診断

　動脈の触診は外来で行える簡便かつ特異度の高い検査であるため足潰瘍を診る場合にまず行うべきであり，同時に皮膚温，湿潤，浮腫の程度を確認する．動脈拍動を触れない，あるいは触れにくい場合には超音波ドプラで動脈音が聴取できるかを確認しておく．血流低下を疑う場合，足関節・上腕血圧比（ankle brachial pressure index：ABI）もしくは足趾・上腕血圧比（toe brachial pressure index：TBI）検査を行う．ABIは最も普及している血流評価法のひとつであり，スクリーニングとして有用な検査である．正常値は0.91＜ABI＜1.3〜1.4であり，ABI 1.3以上は石灰化病変の可能性を示唆し，ABI 0.9未満はPADの可能性があると診断される．またTBIは，

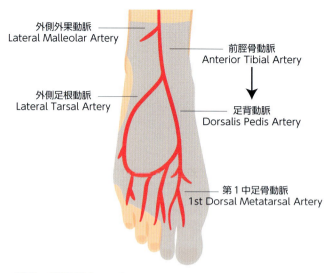

図2　足背部のangiosome
主に前脛骨動脈—足背動脈の血行が支配する．
（寺師浩人：第1章　総論（2）足の治療に必要な正常解剖．足の創傷をいかに治すか，市岡滋ほか編著，克誠堂出版，東京，p5-11, 2009より引用）

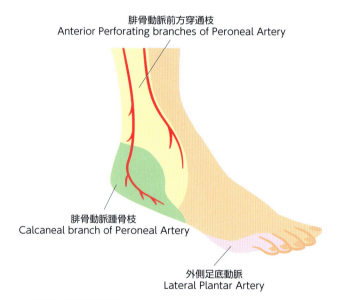

図3　足外側部のangiosome
腓骨動脈からの2つの分枝の血行がみられる．
（寺師浩人：第1章　総論（2）足の治療に必要な正常解剖．足の創傷をいかに治すか，市岡滋ほか編著，克誠堂出版，東京，p5-11, 2009より引用）

ABIの異常高値等，血管の石灰化を示唆する症例に対して有用であり，正常値は0.5〜0.7である．
皮膚灌流圧（skin perfusion pressure：SPP）はABIほど普及率が高くはないものの，PAD診断の感度が高く，さらに局所の創傷に対する治癒予測に非常に有用なツールである．40mmHg以

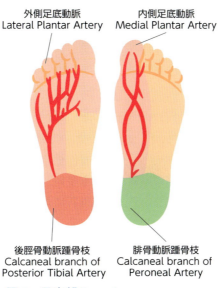

図4 足底部のangiosome
足底は後脛骨動脈からの3つの分枝と腓骨動脈からの1つの分枝の血行を受けている．
（寺師浩人：第1章 総論（2）足の治療に必要な正常解剖．足の創傷をいかに治すか，市岡滋ほか編著，克誠堂出版，東京，p5-11, 2009より引用）

上であれば創傷治癒が見込まれるが，40mmHg未満では血流不足により創傷治癒が見込まれないため，血行再建を先行させる必要がある．また，経皮的酸素分圧測定（transcutaneous pressure of oxygen：TcPO$_2$）は血管の石灰化や糖尿病の有無に影響を受けずに血行動態を評価でき，40mmHg以下では創傷治癒を阻害する低酸素状態と判断される．

　PADに対する画像検査として血管造影は確立した診断手技として広く普及しているが，合併症リスクを伴う点が欠点となり，近年では超音波検査やCT angiography（CTA），MR angiography（MRA）といった非侵襲的画像検査が血管造影に代わるスタンダードとなってきている．超音波検査は非侵襲的であり血流速度が評価できる点やリアルタイム性がほかの検査よりも優れているが，検者の技術によって精度や時間に差が生じることが欠点である．CTAは超音波検査よりも診断精度に優れており，さらに血管内外の情報が得られることが利点である．しかし，造影剤が必要であることや石灰化の影響を受けやすいこと，放射線被曝を生じることが問題となる．造影MRAはCTAよりも診断精度に優れ，末梢動脈においても血管造影に匹敵する結果が得られる．造影剤を使用しない非造影MRAは精度においては造影MRAに劣るが，腎機能障害などで造影剤が使用できない症例に対して有用な検査となる．

4 治療

　動脈病変の程度による治療方針の分類にはTASC（Trans-Atlantic Inter-Society Consensus）分類がある．2007年に改訂されたTASC II[4]では，大動脈腸骨動脈領域と大腿膝下動脈領域の狭窄

閉塞病変について，A型（単独狭窄・閉塞）からD型（慢性・びまん性閉塞）まで重症度で分類されている．このなかでは血管内治療（percutaneous transluminal angioplasty：PTA）はA型病変に対する第一選択治療法であり，バイパス術はD型病変に対する第一選択治療であるとされ，B，C型病変には患者の併存症などを考慮し治療法を選択する必要があるとされている[4]．近年ではPTAの適応が拡大してきており，2011年に発表されたEuropean Society of Cardiology（ESC）ガイドラインではA，B，C型病変に対してPTAが第一選択とされている[5]．血行再建において特に問題となるのが膝下動脈病変であり，2010年に報告されたBASILトライアルでは膝下病変におけるPTAの長期成績は不良であった[6]．長期開存性を考慮するとバイパス術が優れているが実際には全身状態不良などにより適応が困難な症例も多い．各施設の医師の配置状況などもあり，血行再建の適応は，血管外科，循環器内科，形成外科によるチーム医療で総合的な判断を行うことが重要となる．

　血流が不足した状態でデブリードマンを行うとさらに壊死が拡大してしまうため，血流改善が得られるまでは積極的なデブリードマンは行わず，感染の予防に努める．血流が改善したあとは壊死組織のデブリードマンを行い可能な限り組織を温存しTIME理論に基づいた創傷管理，wound bed preparationを行う．TIME理論とは壊死組織（Tissue），感染（Infection/Inflammation），湿潤のアンバランス（Moisture imbalance），創縁（Edge of wound）の項目について，ひとつひとつを考察し是正していくことで創傷治癒に最適な環境を整えるという考え方である[7]．初期段階だけではなく継続的に評価し，その都度治療方針を見直していくことが重要ある．具体的な治療としては，壊死組織のデブリードマン，感染に対する洗浄処置や抗生剤投与，湿潤維持にための創傷被覆材の選択，過角化した創縁の切除などがあげられる．局所陰圧閉鎖療法は湿潤環境の維持や過剰な滲出液のドレナージ，吸引圧による創傷治癒促進効果により局所補助療法として有効であるが，創傷治癒に必要な血流が得られていることと壊死組織の除去がなされていることが必要である．マゴット療法は医療用に飼育されたマゴット（蛆）を用いて，潰瘍面の壊死組織を選択的に捕食することで壊死組織を除去する方法であり，虚血に陥った状態であっても創面の清浄化，細菌数の減少が期待できる．

　CLIに感染を合併している症例では，血流不足により局所の免疫機能が低下しており，さらに抗生剤を投与しても局所への移行が不十分となりやすいため感染が重症化しやすい．血行再建が行えるまでの間は，敗血症予防のため切開排膿，デブリードマンなどの侵襲的な治療を最小限の範囲で行い，洗浄処置，スルファジアジン銀やヨウ素含有軟膏の外用，患肢の安静，抗生剤による治療を行う．しかし血行再建の適応とならない場合や感染の進行が食い止められない場合には切断術の適応となる．

　切断部位には，足部切断として足趾切断，中足骨切断，Lisfranc関節切断，Chopart関節，さらに近位では，Syme切断，下腿切断，膝関節離断，大腿切断，股関節離断がある．切断高位を決定するための血流評価としては局所のSPPが有効な指標となり，40mmHg以上であれば創傷治癒が見込まれるため同部位での切断が可能と判断できる．下肢長が温存されるほど歩行機能が温存されるといわれており，創傷治癒が見込まれる範囲で可能な限り下肢長を温存することが望ましい[8, 9]．

文献

1) Taylor GI et al：The vascular territories（angiosomes）of the body：experimental study and clinical applications. Br J Plast Surg **40**：113-141, 1987
2) Attinger CE et al：Angiosomes of the foot and ankle and clinical implications for limb salvage：reconstruction, incisions, and revascularization. Plast Reconstr Surg **117**：261S-293S, 2006
3) 大澤沙由理ほか：重症下肢虚血においてAngiosomeの観点からみた創傷の部位および治癒の検討．日本下肢救済・足病学会誌 **4**：163-168, 2012
4) TASC Ⅱ Working Group：下肢閉塞性動脈硬化症の診断・治療指針Ⅱ．第1版．日本脈管学会（編），メディカルトリビューン，東京，2007
5) European Stroke Organization：ESC Guidelines on the diagnosis and treatment of peripheral artery diseases：Document covering atherosclerotic disease of extracranial carotid and vertebral, mesenteric, renal, upper and lower extremity arteries：the Task Force on the Diagnosis and Treatment of Peripheral Artery Diseases of the European Society of Cardiology（ESC）．Eur Heart J **32**：2851-2906, 2011
6) Bradbury AW et al：Bypass versus Angioplasty in Severe Ischaemia of the Leg（BASIL）trial：A description of the severity and extent of disease using the Bollinger angiogram scoring method and the TransAtlantic Inter-Society Consensus Ⅱ classification. J Vasc Surg **51**：32S-42S, 2010
7) 大浦紀彦，波利井清紀：慢性創傷．治療 **91**：237-242, 2009
8) 辻　依子ほか：重症下肢虚血患者における下肢切断レベルによる歩行機能への影響．日形会誌 **30**：670-677, 2010
9) 寺師浩人ほか：Modified transmetatarsal amputation 40患肢の検討．日形会誌 **30**：678-684, 2010

3. 糖尿病性足潰瘍

1 糖尿病性足病変の発症因子

　糖尿病性足病変が発症する三大要因は，神経障害，血流障害，そして感染症である．糖尿病性足病変は，糖尿病患者において神経障害を基に種々の血管病変を伴い発症する．糖尿病性潰瘍は，ほとんどは胼胝や靴擦れなどの軽微な外傷（図1）・熱傷（低温熱傷），足・爪白癬，陥入爪（図2）などの感染症を誘引にして生じることが多い[1]．その潰瘍や壊疽の治療が不十分で，重篤な細菌感染を併発すると糖尿病性足病変が大切断に至る[2]（図3）．壊疽や潰瘍に至る前の段階で，病態を診断し早期に治療を開始することが下肢救済のポイントである．糖尿病患者の足病変は，知覚神経障害もない無症状な状態から知覚神経障害のみの足病変，進行して自律神経障害による乾燥と運動神経障害による足の変形の状態，そして潰瘍の既往や足趾切断のある状態，そして潰瘍治療中まで多彩である．

2 糖尿病性足病変の神経障害の特徴

　神経障害には，知覚神経障害と運動神経障害と自律神経障害の3つがある．知覚神経障害では，足部の感覚消失により靴のなかの異物がわからず傷となり，靴ずれも痛くないため深い傷の要因となる[3]．運動神経障害では，足部の骨間筋が萎縮し，ハンマートゥ，クロートゥ（図4）などの足趾の変形となる．自律神経障害では，発汗障害により皮膚の乾燥，亀裂の要因となり，皮膚が

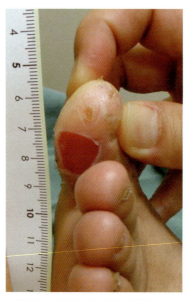

図1　母趾に生じた靴擦れ

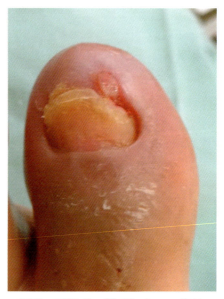

図2　母趾爪の深爪によって生じた創傷

乾燥すると胼胝はますます硬くなる（図5）．また自律神経が支配する動静脈シャントが開大するために，足全体は温かいが，皮膚毛細血管の血流低下がおこる．動静脈シャントが進行すると骨の血流が増し，日常の歩行や運動などの軽微な負荷で足部の関節破壊を呈してCharcot足変形となる．Charcot足変形となると荷重面が変化して通常みられない中足部の胼胝形成や潰瘍発症の原因となる（図6）．通常，神経障害は，まず知覚神経障害から起こり，その症状もしびれやビリビリ感から始まり，徐々に知覚脱出と進行してくる．次に自律神経障害が起こり，最後に運動神経障害が発症する[4]．よって，糖尿病患者で，両足にハンマートゥ，クロートゥなどの足趾の変形がある場合，知覚神経障害による足部の知覚鈍麻と自律神経障害による足部皮膚の乾燥，亀裂を伴っていると理解してよい．足の外観を視診し，次に触診を行えば糖尿病性足病変の神経

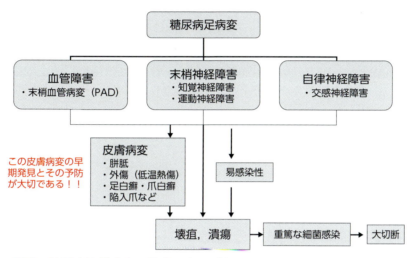

図3　糖尿病性足病変の発症メカニズム

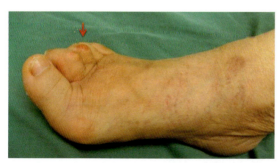

図4　母趾のハンマートゥ変形と第2〜5足趾の典型的なクロートゥ変形
第3趾の背側に傷あり（↓）．

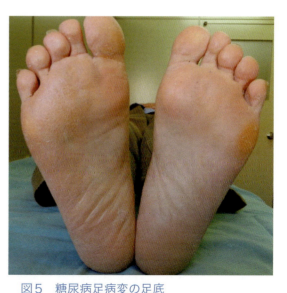

図5　糖尿病足病変の足底
両足底ともに，乾燥と亀裂があり，左小趾前足部に胼胝を伴う．

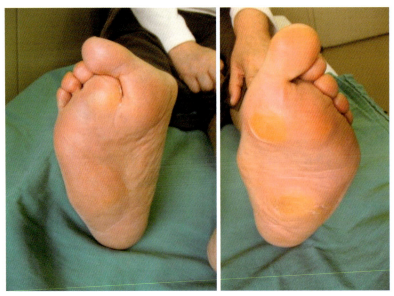

図6　Charcot足の両足部外観（足底側）
足趾の外反母趾変形と著明な胼胝形成がみられる．

障害の重症度は，判断可能である．

3 糖尿病性足病変の血流障害の特徴

　血管障害では，石灰化を伴う特に膝より末梢の後脛骨，前脛骨，腓骨動脈の3分枝の狭窄，閉塞病変が特徴であり，重症下肢虚血に進行すると冷たい足となる．末梢動脈疾患の合併があるか否か，言い換えれば足部の血流が十分にあるか否かが，潰瘍の創傷治癒において大事である．この治療に関しては，前項の虚血性潰瘍を参照．この評価も足の診察で，足背動脈と内果での後脛骨動脈の触診でスクリーニングが可能であり，触診できないならABI（ankle brachial pressure index），SPP（skin perfusion pressure）などの検査を行う．

4 治療

　糖尿病性足病変患者におけるSPPを創傷治癒の指標に用いた治療アルゴリズムを提示する[2]（図7）．この治療アルゴリズムは，糖尿病足病変の治療とその予防教育を含んであり，複数の診療科の医師と看護師そして歩行をみて靴，装具などフットウェアをつくる装具士を含めたものとなっている．糖尿病性潰瘍の治療に関しては，足病医が存在しないアジアで使用することを想定して作成された神戸分類に準じて，解説する．神戸分類は，Type 1～4までのシンプルなカテゴリー分類からなり，Type1は神経障害中心，Type 2は血流障害中心，Type 3は感染中心，Type4は，上記分類1～3の混合病変となる．

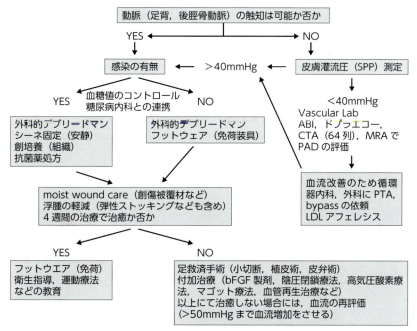

図7　創傷を持つ糖尿病足病変の治療アルゴリズム
（臨床と研究 92：2015 より引用）

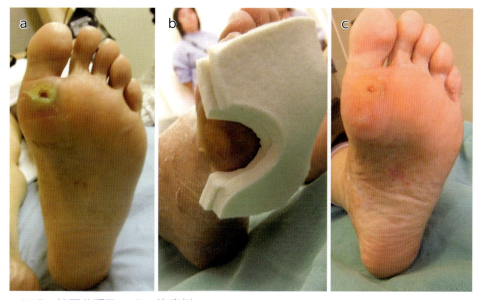

図8　神戸分類 Type1 の治療例
a：足底母趾球部の潰瘍
b：除圧のためのフェルトを貼付
c：潰瘍が治癒している．

　Type1 の治療は，神経障害性糖尿病性潰瘍に対する基本となるフットケア，フットウェアそして足底潰瘍に関しては免荷治療とその患者教育である．ここでいうフットケアとは，フットサロ

249

ンでの爪の処置や胼胝削りやマッサージでなく，胼胝や軽微な外傷・熱傷（低温熱傷），足・爪白癬，陥入爪といった足部の感染症を予防するために，教育された看護師が行う高度なフットケアであり，糖尿病重症化予防のために行われていると同等のフットケアのことである．免荷治療としてのフットウェアには，カスタムメイドのインソールから靴，そして治療用サンダルからトータルコンタクトキャストによる免荷によるギプス治療までを含んでいる（図8，図9）．

　Type2の治療は，血行再建術である．薬物療法（血管拡張薬，抗凝固薬，血小板凝集抑制薬）を基本に，狭窄部位や閉塞部位への血管内治療やバイパス手術がその中心となる．その詳細は，前項の虚血性潰瘍の治療を参照する．

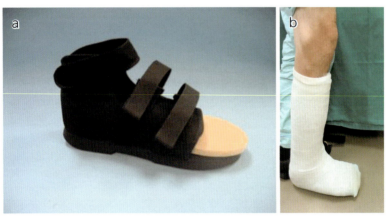

図9　フットウェア
　a：治療用サンダル
　b：トータルコンタクトキャスト

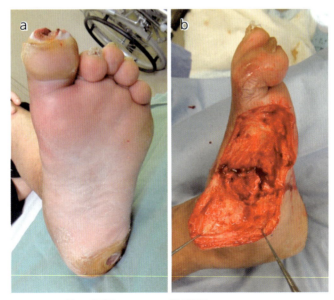

図10　神戸分類 Type Ⅲ の治療例
　a：左足潰瘍部から進展した感染．足趾のクロートゥ変形あり．
　b：壊死部のデブリードマンを行い，創を解放した．

Type3の治療は，デブリードマンである．神経障害性糖尿病性潰瘍に感染症が合併した場合の加療である．この治療は緊急手術となる場合が多く，デブリードマンによる膿汁のドレナージと感染した壊死組織の除去がその中心である（図10）．下肢の潰瘍から進展した壊死性筋膜炎やガス壊疽が代表的な疾患である．骨髄炎感染，創の骨切除範囲の決定には，MRIが有用で，骨髄炎病変を完全に切除することが重要である[6]．

　Type 4の治療は，最も困難である．感染に対するデブリードマンを優先させるか重症下肢虚血に対する血行再建を優先させるか施設毎にケースバイケースで決定される．よって，創傷を診る創傷外科医と血管治療医がよい連携をつくっていないと大切断に至り，生命予後も悪くなる[7]．

5 予防と管理の外科治療

　国際レベルの糖尿病性足病変のガイドライン[8]に従い，糖尿病性足潰瘍のリスク患者の潰瘍予防のための外科治療を示す．

　・推奨および解説：保守的な治療が高リスク患者に効かないとき，足趾の潰瘍を予防するために，足趾屈筋腱切り術を行うことを考慮する．運動神経の障害まで及んだハンマートゥ，クロートゥなどの足趾の変形を合併した神経障害性糖尿病性足病変に対し，足趾尖端や足趾背側の潰瘍の予防のために足趾屈筋腱切り術を行うものである．この手術は，足趾IP関節が強直していない変形が対象であり，腱切り術で屈曲拘縮が改善する症例である．術後安静度は，装具や治療用サンダルなどの装着で対応する．

　・推奨および解説：保存的な治療が患者に効かないときには，潰瘍の再発を防ぐために，アキレス腱延長，関節形成術などを考慮する．足部の変形や前足部に潰瘍を形成した既往がある患者に対し，足関節背屈制限があるとき，アキレス腱延長を行い歩行時の前足部の荷重を軽減する外科治療である．術後，アキレス腱切断のリスクもあり，足関節のギプス固定とその後の理学療法の関与が必須である[9]．

　将来，ますます糖尿病患者が増加することが予想され，その合併症である足病変の治療は外科医である医師が，内科医との連携の下，看護師，装具士と協力しながら，糖尿病患者の歩行を改善する理学療法士，日常生活を改善する作業療法士とともに，加療を行う時代がくると考えている．高齢化社会に向け，重点的に対応する必要がある．

文献

1) 上村哲司ほか：糖尿病性壊疽・潰瘍．PEPARS 93：59-66, 2014
2) 峯岸季清ほか：共通のアルゴリズムを用いた糖尿病足病変の治療．創傷 1：133-137, 2010
3) 菊池　守ほか：足底潰瘍—初診医としてのminimal requirement．形成外科 58：33-43, 2015
4) 安田　斎：糖尿病性ニューロパチーの病態と治療．臨床神経 49：149-157, 2009
5) Terashi H et al：Total management of diabetic foot ulcerations--Kobe classification as a new classification of diabetic foot wounds. Keio J Med 60：17-21, 2011
6) Fujii M et al：Efficacy of magnetic resonance imaging in diagnosing osteomyelitis in diabetic foot ulcers. J Am Podiatr Med Assoc 104：24-29, 2014
7) 上村哲司ほか：重症下肢虚血・壊疽の病態と治療—limb salvageのチーム医療．医学のあゆみ 237：79-83, 2011
8) Bakker K et al；International Working Group on Diabetic Foot Editorial Board：Practical guidelines on the management and prevention of the diabetic foot. Diabetes Metab Res Rev 28（Suppl 1）225-231, 2011
9) 菊池　守ほか：バイオメカニクスの視点から考える足部切断術後変形と予防的手術．PEPARS 85：86-91, 2014

4. 静脈うっ滞性潰瘍

1 下肢静脈の解剖

　下肢静脈は深部静脈と表在静脈と穿通枝から構成される．主な表在静脈は内果付近から下肢内側を上行し，鼠径部で大腿静脈に合流する大伏在静脈と，外果付近より下腿外側と上行して膝窩静脈に合流する小伏在静脈がある．深部静脈は下腿では腓骨静脈，前脛骨静脈，後脛骨静脈からなり，いずれも各々の動脈の伴走静脈で，これらが合流して膝窩静脈，大腿静脈，総腸骨静脈となる．

　表在静脈と深部静脈をつなぐ交通枝が何本も存在しており，これを介して表在静脈から深部静脈に静脈血が流入する．代表的なものはDodd，Boyd，Cockettの穿通枝がある（図1）．

2 病態

　静脈うっ滞性潰瘍は，下肢静脈瘤や深部静脈血栓症などの静脈不全症（chronic venous insufficiency：CVI）に起因する慢性的な静脈性高血圧を伴った皮膚障害である．初期には点状の多発性皮膚病変で掻痒を伴う．内果または外果に発症することが多く，周囲皮膚にはヘモジデリン沈着による色素沈着，肥厚，硬化を認める．潰瘍形成を繰り返す場合には，下腿の下1/3の軟部組織が瘢痕化し細くなり特徴的な形態となる．瘢痕化した部位に潰瘍が生じると難治性となる．

　CVIの臨床分類はCEAP分類が一般的に使用されC5，C6が静脈性潰瘍と分類される[2]．

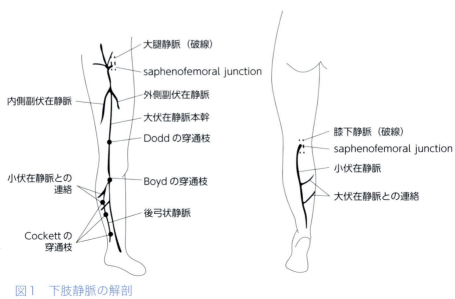

図1　下肢静脈の解剖
（文献1より引用）

静脈性潰瘍の発生原因は一次性下肢静脈瘤と深部静脈血栓症に大別される．一次性下肢静脈瘤は，表在静脈や穿通枝の弁不全のために静脈血の逆流が起こり，静脈血のうっ滞，静脈圧の亢進の結果，静脈が拡張して瘤状となる．深部静脈血栓症 (deep venous thrombosis：DVT) は，長期間の臥床や長時間の坐位などが原因で深部静脈に起こる血栓による閉塞性疾患で，9割以上は下肢静脈に起こる．急性期症状は無症状から，DVTとして典型的な発赤と腫脹を伴う下肢痛，そして血栓が遊離して塞栓となる致死的な肺塞栓症などがある．静脈血栓症は，慢性期になると閉塞した血栓が一部溶解して再開通するが，弁破壊による静脈逆流を伴う場合がある．遺残した閉塞病変，新たに生じた深部静脈逆流の組み合わせで深部静脈血栓症後遺症が発症する[3]．

3 診断・治療

a. 診断

古典的には静脈造影があるが，無侵襲な診断法が発達してきた現在ではあまり行われなくなった．ドプラ法による逆流検査は無侵襲で簡便に表在静脈不全の診断が可能である．しかし，深部静脈不全や穿通枝不全の診断が困難な場合も多い．現在第一選択となっている検査はデュプレックススキャンである．デュプレックススキャンとは超音波のBモードによる形態診断とともにパルスドプラモードによる血流速度や波形解析などの機能診断を同時に行う検査法である．大伏在静脈，小伏在静脈，大腿静脈，膝窩静脈の拡張と逆流を評価し，デュプレックススキャンで逆流時間 0.5 秒以上をCVIと診断する[4]．

b. 治療

CVIの病態は起立による静脈高血圧とそれに伴う軟部組織の灌流異常なので，下肢を挙上することで病態は改善する．潰瘍を伴う場合には，局所治療に目が行きがちになるが，生活指導，圧迫療法は最も基本的な治療法である[2]．静脈高血圧の治療が適切に行われないと局所治療は効果を示さない．

一次性下肢静脈瘤では，高位結紮術や下肢静脈ストリッピング術などの外科治療，硬化療法が適応となる．一次性下肢静脈瘤に静脈うっ滞潰瘍を合併した症例では，これらの外科治療と圧迫療法を組み合わせることで潰瘍は改善する．

圧迫療法は，弾性包帯を使用する方法とストッキングを使用する方法があり，それぞれ長所，短所がある．潰瘍を認める期間は弾性包帯を用い，潰瘍が治癒したあとの永続的な圧迫には弾性ストッキングを用いる．タイトなストッキングで創傷を擦過する可能性があるためである．弾性包帯による圧迫は確実に行うことができれば非常に有効である．3レイヤーの多層包帯法で，筒状包帯（トリコフィックス®，テルモBSN社製），パッティング包帯（アーティフレックス®，テルモBSN社製），弾性包帯（コンプリラン®，テルモBSN社製）の順に巻いていく（図2）．静脈うっ滞性潰瘍の治療では30 mmHg以上の圧が必要であるが施行者によって巻き方や圧迫圧に違いが生じやすく患者本人が施行するには十分な指導と慣れを要する．ストッキング，弾性包帯においてもくびれから末梢の組織灌流が悪くなるのでくびれがないように装着することがコツであ

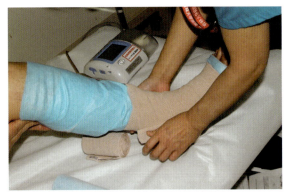

図2　多層包帯法
　　　局所治療としてNPWTを行いながら，筒状包帯をつけて，その後，綿包帯を巻き，最後に弾性包帯で圧迫を行っているところ．包帯は末梢より1/3ずつ重ねながら巻く．

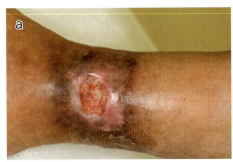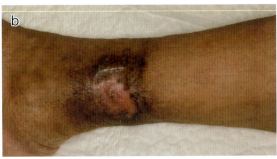

図3　71歳女性．
　a：初診時．外果上方に瘢痕を伴った潰瘍を認める．下腿は浮腫があり静脈はみえない．
　b：圧迫療法開始から6週間．潰瘍は治癒した．浮腫は改善し下腿の静脈が浮き出ている．

る．ストッキングは，炊事洗浄用のゴム手袋などを使用すると比較的早く装着できるが，握力の弱い高齢者には困難であることも多い．ストッキングは，通常30mmHg以上のものを使用する（リンパ浮腫では40mmHg以上）．圧迫開始後数週間で，静脈が浮き出てくれば，適切に圧迫がなされていると考えられる．静脈がみえるかどうかが患者による自己圧迫が適切かどうかの評価指標となりうる（図3）．

　同様に適切な圧迫によって肉芽の色も変化する．初期には黄色く硬い肉芽が，圧迫によって通常の赤い肉芽に変わる（図5b, d）．感染が沈静化し，疼痛が軽快し創縁が崩れなくなった時期においては，局所陰圧閉鎖療法（negative pressure wound therapy：NPWT）も有効な選択肢のひとつである．滲出液の多い時期は，数週間入院にてV. A. C. system（KCI社）などのNPWTを使用し，滲出液が少なくなれば近年認可されたPICO®（スミス＆ネフュー社）が有用である（図4，図5）．PICO®は外来でも使用できること，平坦な創傷に適応があること，疼痛が少ないことがメリットとしてあげられる．順調にいけば上皮化までの期間を短縮することができる．

　創部の局所治療では患部清浄維持が重要であり，シャワーと界面活性剤（石鹸）による創洗浄が基本治療となる．洗浄は菌の絶対数を減らすのに最も簡便で有効な手段である．

　創部の状態に合わせて外用薬やドレッシングを選択する．壊死組織の残存があれば適宜デブ

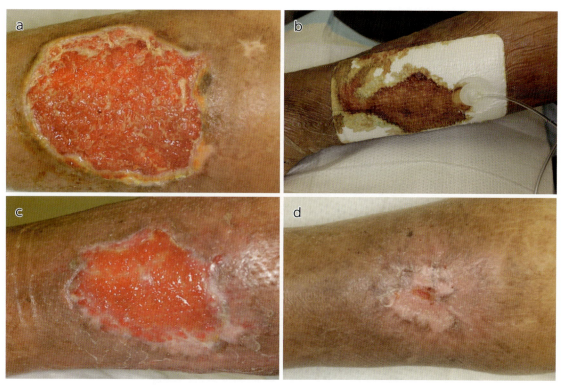

図4　87歳女性
a：外果上方に潰瘍を認める．潰瘍の頭側の創縁は崩れている．疼痛を認める．
b：PICO®装着後4日目の状態．この時点ではまだ滲出液が多いことがわかる．PICO®と同時に弾性包帯による圧迫を行った．
c：PICO®開始後3週目．PICO®による肉芽形成の促進と上皮化の進行を認めた．創縁の崩れも認めない．
d：治療開始より7ヵ月．下腿の浮腫も軽快し，潰瘍もほぼ治癒した．

リードマンを行う．感染徴候がある創に対してはポビドンヨード・シュガー（ユーパスタ®，興和創薬社製），カデキソマー・ヨウ素（カデックス®，スミス・アンドネフュー社製）などの抗菌作用を有する外用薬を用いて感染をコントロールする．漫然と軟膏を使用していると，しばしばイソジンに感作されて皮膚の発赤やびらんを発症する場合があるが，もともとの皮膚炎の発赤と区別がつきにくい場合があり注意して創部を観察する必要がある．疑わしい場合は一度使用を中止して創部の変化を確認するのも有効である．

　感染がコントロールされた時点で，ブクラデシンナトリウム（アクトシン®，第一三共社製）やプロスタグランジン製剤（プロスタンジン®，小野薬品社製）などの肉芽増殖作用のある外用薬を使用する．または，吸収能力の高いタイプの創傷被覆材を使用する．高齢者では創傷被覆材のほうが簡便で使用しやすい．肉芽が過剰に盛り上がる場合はワセリンなど保湿のみを目的とした軟膏に変更してもよい．

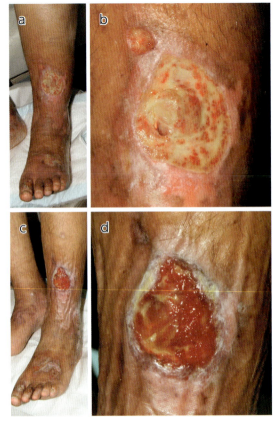

図5
- a：初診時．下腿全体．下腿全体に浮腫を認めた．足背にも潰瘍を認めた．
- b：初診時．黄色のゲル化した滲出液を認めた．肉芽形成は20％程度，激しい疼痛を認めた．VAC®による治療は疼痛のため困難であったためPICO®を装着した．
- c：治療開始から6週間後の下腿全体の状態．aと比較して下腿全体の浮腫は，圧迫療法にて改善した．
- d：治療開始6週間後の状態．黄色の滲出液は減少し90％以上肉芽で被覆された．疼痛もほとんど消失した．周囲から上皮化が進行している．

4 注意すべき点

　動脈系の評価をまず行うこと．
　静脈うっ滞性潰瘍には，単一疾患ではなく末梢動脈疾患（重症下肢虚血；critical limb ischemia：CLI）を合併する症例もあるので，必ず膝窩動脈，足背動脈，後脛骨動脈の触知およびそれらのドプラ聴診によって血流を評価する．さらにCLIが疑わしい場合には，足関節・上腕血圧比（ankle brachial pressure index：ABI）や皮膚灌流圧（skin perfusion pressure：SPP）などで，客観的評価を行う．静脈性潰瘍の治療を開始したあとも圧迫療法によって虚血が進行しないか，外科的治療による虚血から壊死が進行しないかを観察しながら静脈性潰瘍の治療を行う．も

し混合病変であれば，CLIの治療，つまりバイパス術や血管内治療などの血行再建術を優先する．

まとめ

　うっ滞性下腿潰瘍の病態，診断，治療について述べた．その病因や特徴を理解し的確に診断し，病態に沿った治療を行う必要がある．重症例以外はまずは圧迫療法による外来治療を行う場合が多いが，そのときは患者の理解と協力が必要不可欠であるため疾患，治療方法について十分な説明を行うことが重要である．再発予防においても患者のアドヒアランスが重要である．

文献

1) 菊池　守：静脈うっ滞性潰瘍のメカニズム・疫学．下肢救済マニュアル，上村哲司（編），学研メディカル秀潤社，東京，p146-150, 2014
2) Eklöf B et al：Revision of the CEAP classification for chronic venous disorders：consensus statement. American Venous Forum International Ad Hoc Committee for Revision of the CEAP Classification. J Vasc Surg 40：1248-1252, 2004
3) 孟　真：静脈うっ滞性潰瘍．下肢救済のための創傷治療とケア，大浦紀彦（編），照林社，東京，p241-246, 2011
4) 大浦紀彦，倉地　功：研修医・外科系医師が知っておくべき形成外科の基本知識と手技―慢性創傷治療の理論と実際―静脈鬱滞性潰瘍．形成外科，pS254-S258, 2012

C. その他の難治性潰瘍（慢性放射線潰瘍，膠原病に伴う潰瘍）の治療

1 慢性放射線潰瘍

a. 成因

　原子の中心には正電荷を有する原子核があり，その周囲を負電荷の電子が軌道上を回転する．この軌道電子は外部よりエネルギーを吸収すると，原子の外に放出される（電離）．電離放射線には荷電粒子（電子線，陽子線など）と非荷電粒子（X線，γ線など）が存在する．X線，γ線の本体は電磁波で光子と呼ばれる．光子が細胞に照射されると，電離した電子がDNAを障害する（直接作用）．あるいは水分子（H_2O）との反応により生じたOH・ラジカルがDNAを障害する（間接作用）（図1）．間接作用は直接作用より生物学的効果（細胞死させる作用）が強い．DNA損傷の60～70％はこのOH・ラジカルによるとされており，生体で形成されるフリー・ラジカルのなかで最も障害性が高い．DNAの2本鎖とも壊れると細胞死にいたる．しかし，1本鎖だけが壊れたり，1本鎖内あるいは2本鎖間で交差結合を生じると，細胞自身が持っている修復機構により修復が試みられる（図1）．DNA修復酵素による修復機構には個体差があるため，放射線潰瘍など放射線障害の発現には個人差がみられる．赤色骨髄が広く照射されると末梢血中の白血球数，血小板数は減少し創傷治癒は障害されるが，通常は照射野内臓器に限定した副作用が生じる．局所の障害は細胞分裂が盛んな皮膚，粘膜，骨髄などで早期にみられるが，骨，軟骨，腎などの分裂

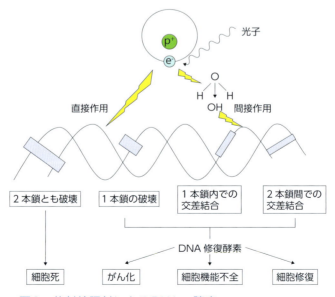

図1　放射線照射によるDNAの障害
（文献1，2より引用改変）

が緩徐な組織では晩期にみられる．放射線による皮膚障害は照射早期にみられる放射線皮膚炎とその後にみられる障害に分けられる．放射線潰瘍での創傷治癒遷延は，主として線維芽細胞による細胞外基質の産生障害と組織の虚血が原因とされている[1〜3]．

b. 画像評価

骨病変（骨吸収，骨破壊，石灰化）の評価はCT，骨髄や軟部組織の壊死と炎症の波及はMRIが有用とされており，慢性放射線潰瘍の切除範囲はCTとMRIの両者で評価されることが多い[4, 5]．

c. 生検

放射線治療による二次癌や悪性原疾患の再発の可能性があるので，悪性腫瘍が疑われる際には生検が必要である[4, 5]．

d. 治療

1) 保存的治療

慢性放射線潰瘍では，創縁の細胞も放射線障害を受けていると考えられる．そのため外用薬や創傷被覆材による保存的治療での治癒は難しい．また，高気圧酸素療法単独での治療効果は十分に評価されていない[5]．

2) 外科的治療

①デブリードマン

放射線障害組織の遺残による創傷治癒遷延や潰瘍再発，さらに悪性化回避のため，画像所見や切除縁からの出血を参考にして切除範囲を決定する．障害が疑われる部位の全切除が望まれるが，手術侵襲と全身状態，ウェルビーイングの視点などから全切除を躊躇することがある．切除検体は病理検査に提出し，悪性所見がないかを確認する[4, 5]．

②再建

デブリードマン後の新鮮化された創は，一般に植皮術や皮弁術で再建される．深部組織まで切除されると，植皮の生着が不安定なため多くは皮弁術が選択される（図2）．血流の豊富な皮弁には血管新生効果も期待できる．デブリードマン後の周囲組織も放射線障害による血流不全が懸念されるため，局所皮弁や血管柄付き遊離組織移植は第一選択になりにくい．デブリードマンによって胸腔や腹腔，臓器が露出した際には，支持組織の再建も検討する[4, 5]．

2 膠原病に伴う潰瘍

a. 潰瘍を生じやすい膠原病

全身性強皮症，全身性エリテマトーデス，皮膚筋炎，関節リウマチ，抗リン脂質抗体症候群で生じやすい[6]．

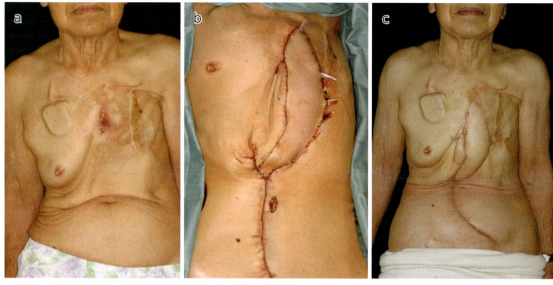

図2 乳癌治療後の慢性放射線潰瘍（78歳，女性）
a：左胸部に骨へ至る潰瘍を認めた．潰瘍周囲の皮膚は毛細血管が拡張し菲薄化していた．
b：潰瘍を周囲皮膚とともに切除し，腐骨化した肋骨と肋軟骨をデブリードマン後，有茎腹直筋皮弁で再建した．
c：術後1年半

b. 成因

1) 全身性強皮症

血管平滑筋の増殖，細胞外基質の線維化による血管内腔の狭小化，骨髄由来の血管内皮前駆細胞の減少と機能異常による血管新生能低下などの血管機能異常が原因である[7]．

2) 全身性エリテマトーデス，皮膚筋炎

血管炎，脂肪織炎，水疱形成，石灰沈着，抗リン脂質抗体症候群の合併などによる[6]．

3) 関節リウマチ

血管炎性と非血管炎性に大別される．後者は静脈うっ滞，圧迫に伴う軟部組織の虚血壊死，皮膚の脆弱性に伴う外傷性潰瘍，壊疽性膿皮症の合併などによる[6]．

4) 抗リン脂質抗体症候群

抗リン脂質抗体は凝固系および線溶系カスケードに関与し，動静脈血栓症をきたす[6,8]．

c. 治療

1) 全身治療

膠原病のいずれの疾患においても循環障害があれば末梢血管拡張薬，抗血小板薬，抗凝固薬の投与が推奨されている．高気圧酸素療法単独での治療効果を比較検討した報告はないが，併用療法としての有効性は報告されている．潰瘍を生じやすい前記5疾患の全身治療を以下に示す[6]．

①全身性強皮症

指尖部循環障害，Raynaud現象に対してエンドセリン受容体拮抗薬，ホスホジエステラーゼ5阻害薬が有効とされている[7]．

②全身性エリテマトーデス，皮膚筋炎

　潰瘍形成の成因が血管炎，脂肪織炎，水疱性エリテマトーデスであれば，ステロイド，免疫抑制薬を投与する．石灰沈着にはワルファリン，塩酸ジルチアゼム，ビスホスホネートなどを投与する[6]．

③関節リウマチ

　血管炎が潰瘍形成の成因であれば，ステロイド，シクロホスファミドパルスやドラッグデリバリーシステムを用いた治療を行う．病状の活動性によってはtumor necrosis factor（TNF）阻害薬，リツキシマブ，白血球除去療法，顆粒球・単球除去療法を考慮する．非血管炎性では静脈うっ滞，皮膚の脆弱性への対応や配慮が必要である．循環障害に対する投薬で改善がなければ，白血球除去療法，顆粒球・単球除去療法を検討する[6]．

④抗リン脂質抗体症候群

　劇症型にはステロイド，ヘパリンを投与し血漿交換を行う．劇症型でなければワルファリン，抗血小板薬の投与で症状の改善を評価し，不十分であれば低分子ヘパリン，ヘパリン，免疫グロブリンの大量静注，リツキシマブの投与を検討する[6]．

2）局所治療

　wound bed preparationを提唱したFalangaらが，膠原病性潰瘍治療の国際的なガイドラインはないと述べているように，局所治療のエビデンスはエキスパート・オピニオンレベルにとどまる[9, 10]．

①保存的治療

（a）外用薬：感染やクリティカル・コロナイゼーションに対しポビドンヨード製剤，カデキソマヨウ素軟膏が選択される傾向にある．表皮細胞増殖活性を期待してブクラデシン・ナトリウム軟膏の使用や肉芽形成促進などを目的とした塩基性線維芽細胞増殖因子の噴霧，血流改善を期待してPGE1軟膏も塗布される[10]．

（b）創傷被覆材：ハイドロコロイドやハイドロファイバーを用いた症例報告が散見される．創傷被覆材は疼痛や滲出液の量・性状などを多面的に評価して選択する．ハイドロコロイドの主成分であるカルボキシメチル・セルロース・ナトリウムの水溶液は粘性が高く保護コロイド性を持つので滲出液が少ない潰瘍によい．さらにカルボキシメチル・セルロース・ナトリウムには蛋白分解酵素を活性化して壊死組織の自己融解を促す作用があるので，乾燥固着した壊死組織のデブリードマンを行う際にも有用である．粘稠度は高くないが滲出液が多い症例ではセルの親水性によって滲出液を吸着するポリウレタンフォームが使いやすい．逆に粘稠度の高い滲出液には効率的に蛋白を排除するハイドロファイバーの使用が理にかなっている[10, 11]．外用薬や創傷被覆材による保存的治療ではwound bed preparationの視点で治療材料を選択することが肝要である．

（c）局所陰圧閉鎖療法：関節リウマチに合併した下腿潰瘍での有効性を示す症例報告はあるが，使用する際には局所状態の十分な観察と疼痛への配慮が不可欠である[10]．

②外科的治療

　wound bed preparationが得られた潰瘍を，そのまま保存的に治療したのでは治癒に時間を要する症例において植皮術は有効である．治療期間の短縮だけでなく，疼痛の軽減効果も期待できる．手指・足趾壊疽の多くは積極的な断端形成手術ではなく，乾燥壊死による脱落（autoamputation）が望まれる（図3）．特に全身性強皮症では，その病態がゆえに切断端の治癒を得難い[7, 10]．

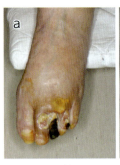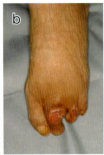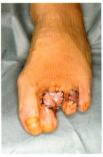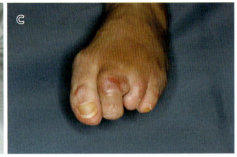

図3　関節リウマチ（72歳，女性）
（松崎恭一ほか：膠原病に伴う皮膚潰瘍．足の創傷をいかに治すか　糖尿病フットケア・Limb salvageへのチーム医療，市岡　滋ほか（編），克誠堂，p106-116, 2009 より引用）

- **a**：初診時所見．左第2, 4趾の皮膚潰瘍と左第3趾の壊疽がみられた．
- **b**：治療開始後3ヵ月．左第3趾はautoamputationされた．血管炎の治療に加え，プロスタグランジン製剤，抗血小板薬の投与と局所治療により wound bed preparation が得られたので植皮術を行った．左：植皮前，右：植皮後．
- **c**：植皮後6ヵ月．皮膚の萎縮と血管壁の脆弱化がみられたため，創が治癒後も潰瘍の再発予防に留意した．

文献

1) 酒井邦夫：放射線腫瘍学・総論．TEXT放射線医学，第2版，蜂屋順一ほか（編），南山堂，東京，p611-641, 2000
2) Dormand E-L et al：Radiotherapy and wound healing. Int Wound J **2**：112-127, 2005
3) Olascoaga A et al：Wound healing in radiated skin：pathophysiology and treatment options. Int Wound J **5**：246-257, 2008
4) 柏　克彦ほか：慢性放射線潰瘍．PEPARS **39**：14-23, 2010
5) 舟山恵美ほか：慢性放射線潰瘍．形成外科診療ガイドライン3慢性創傷，日本形成外科学会ほか（編），金原出版，東京，p158-162, 2015
6) 藤本　学ほか：膠原病・血管炎に伴う皮膚潰瘍の治療アルゴリズム．MB Derma **226**：71-77, 2015
7) 茂木精一郎：全身性強皮症における皮膚潰瘍治療．医学のあゆみ **251**：625-631, 2014
8) 片山一朗ほか：抗リン脂質抗体症候群．最新皮膚科学大系，第1版 第9巻 膠原病　非感染性肉芽腫．玉置邦彦（総編集），中山書店，東京，p177-184, 2002
9) Dabiri G et al：Connective tissue ulcers. J Tissue Viability **22**：92-102, 2013
10) 松崎恭一ほか：膠原病性潰瘍．形成外科診療ガイドライン3慢性創傷，日本形成外科学会ほか（編），金原出版，東京，p145-157, 2015
11) 松崎恭一：創傷被覆材の最近の動向と使い方．医学のあゆみ **236**：805-807, 2011

D. 再生医療の応用

　再生医療は，組織の再生や修復を促す最新治療と位置づけられ，多くの検討がなされ，新たな知見が得られてきている．慢性創傷の治療においても細胞治療や細胞増殖因子を用いた実験や前臨床の検討がなされてきており，今後の有用な治療法となることが期待されている．本項では，現在の臨床現場で進めることができる慢性創傷の治療での再生医療として細胞増殖因子（サイトカイン）療法である塩基性線維芽細胞増殖因子と多血小板血漿による治療について述べ，慢性創傷に対して近未来に臨床使用が期待される再生医療の一部にも触れる．

1 細胞増殖因子（サイトカイン）療法（表1）

a. 塩基性線維芽細胞増殖因子（bFGF）

1）機序と効用

　塩基性線維芽細胞増殖因子（bFGF）は，創傷治癒過程でマクロファージや血管内皮細胞などの細胞質や核から放出され，文字通り創傷の修復の主役である線維芽細胞の増生を促して創傷を治癒に導く[1]．bFGFの機序は，増殖期で主に血管内皮細胞，血管平滑筋細胞の増生により血管新生を進めるとともに線維芽細胞を増殖させて肉芽形成や上皮化を促し，最終段階である瘢痕成熟（リモデリング）期で線維芽細胞からのコラーゲン合成を進め，創傷治癒の完成段階に導いている（図1）．

　創傷治癒の増殖期から最終段階の瘢痕成熟（リモデリング）期には，増生した線維芽細胞から筋線維芽細胞を生じ，創収縮を導く．創傷の治癒段階でbFGFを投与すると，線維芽細胞が過剰にならず，瘢痕拘縮を導く筋線維芽細胞のアポトーシスが認められ，増生コラーゲンの減少や平行した配列から瘢痕が軽微になり，結果として創が収縮しにくく，瘢痕に柔軟性が認められることから瘢痕の質の改善に寄与するとされる[2]．

　日本では，2001年4月に遺伝子組み換えによるbFGF製剤（Trafermin；フィブラストスプレー®，科研製薬）の製造販売承認がおり，スプレータイプの外用剤として慢性創傷である褥瘡・皮膚潰瘍，熱傷創，皮膚欠損創などに広く適用されるようになっている．

表1　bFGF療法とPRP療法の比較

療法	製品/調製	効果の主体	投与法	適応	適用法
bFGF	遺伝子組換製剤	塩基性線維芽細胞増殖因子	噴霧・人工真皮併用	慢性創傷，熱傷など	保険適用
PRP	自己全血より調製	血小板α顆粒から放出する多種多量の細胞増殖因子	貼付・密封・注入・併用・重畳	慢性創傷，熱傷，薄毛，骨治癒，歯科インプラントなど	再生医療法3種での届出要，病院では倫理委員会承認要

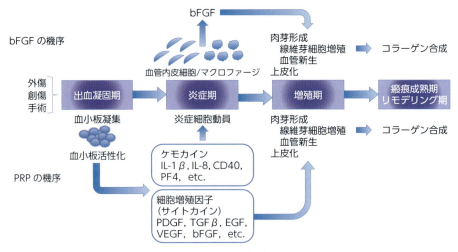

図1　創傷治癒の4段階とbFGFとPRPの機序
　　血液凝固期，炎症期，増殖期，瘢痕成熟（リモデリング）期を示す．
　　上段は，bFGFの機序を示す．これが外因性に製剤として適用している．
　　下段は，創傷治癒における血小板の働きを示すが，これを人為的，強制的に適用するのがPRP療法である．

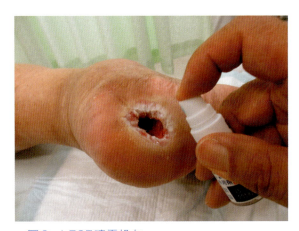

図2　bFGF噴霧投与
　　潰瘍面から約5cm離れて噴霧する．

2）準備と使用法

　使用前に，創部を清浄化しておく必要がある．壊死や異物が存在する汚染創やcritical colonization，wound infectionといった感染レベルの創では，壊死部分のみならずバイオフィルムを含む不良肉芽を愛護的にデブリードマンし，生理食塩水で洗浄を繰り返す．創面の清浄化状態を得てから，創面の水分を除去してbFGF噴霧投与を行う．

　bFGFの調製は，溶解液1mLあたり遺伝子組換えトラフェルミン100μgを適用時に溶解する．潰瘍面を洗浄し清拭して1日1回噴霧するが，潰瘍の最大径6cm以下では潰瘍面から約5cm離して5噴霧（トラフェルミン®（遺伝子組換え）30μgに相当）し，潰瘍の最大径6cm超では，面積比率相当で同様の操作のうえ噴霧する（図2）．なお，溶解後は安定性を保持するため凍結を避け

て10℃以下の冷暗所で保存し，2週間以内に使用することとされる．

創面への噴霧後，創部での薬剤保持を目指した上乗せ軟膏を適用することが多い．bFGFをコラーゲンスポンジである人工真皮（ペルナック®，テルダーミス®）やゼラチンスポンジに含浸させて創面に貼付するのも創面保護と薬剤保持が同時にできる一法である．また，指尖部損傷では，創傷被覆材などで密封閉鎖することで薬剤を局所に保持して創治癒を促す．人工真皮や創傷被覆材を用いる場合も感染が生じていないことを十分観察しておく必要があり，ひとたび感染が生じると創を開放して洗浄し，その時点から開放療法に変更する必要がある．

3) bFGFによる治療での注意点など

bFGFを適用する場合，投与部位に悪性腫瘍のある患者またはその既往のある患者の再建部位や残存の可能性がある場合は，悪性腫瘍細胞の増殖にも働く可能性が考えられることからbFGFの使用は禁忌とされる．また，悪性腫瘍が既往での難治性潰瘍では悪性腫瘍の潜在化を考慮し，必ずbFGF投与前に生検を行って悪性腫瘍ではないことを確認してからbFGF投与を行う．

bFGFは創面への噴霧による投与法が認められているが，使用製剤であるトラフェルミン®は外用剤であり，皮内，皮下への注入は適用外で，有効性と安全性は確立されておらず適用すべきでない．注入療法が行われた事例で，特に皮膚が薄い領域や目立つ部位でbFGFの注入後に線維化による硬結や脂肪の増生をきたしてクレームになることがあることを認識しておく必要がある．

副作用として，投与部位では創部の過剰肉芽増生や刺激感・疼痛が，周囲皮膚部分では発赤，発疹，接触性皮膚炎があげられ，それぞれ0.1～5％の頻度とされている[3]．これらが生じた場合には，投与を中止してステロイド軟膏などでの対症療法を行うことで沈静化を図る．

b. 多血小板血漿（PRP）

1) 多血小板血漿と多血小板血漿療法

創傷治癒過程での血小板の働きは，外傷や手術による出血に続いて血小板が凝集（一次止血）し，さらに赤血球が周囲に集まって凝血塊となり止血に導かれる（出血凝固期）．このとき血小板内から創傷治癒過程の次の過程である炎症期と増殖期を導く細胞増殖因子やケモカインなどが放出される．炎症期では，創部周囲に小炎症細胞を集めて浮腫を伴う炎症を生じ，次の増殖期では線維芽細胞と新生血管を中心とする組織増殖を導いている．その結果，最終段階である瘢痕成熟期あるいはリモデリング期と呼ばれる血管が退縮して赤味のない瘢痕となり治癒に至る（図1）．

このように血小板は創傷治癒過程で極めて重要な働きをしている．多血小板血漿（platelet-rich plasma；PRP）とは，自己の末梢血から遠心分離により調製した濃縮血小板を含む血漿液をいう．PRP療法とは，人為的に全血採血し体外で調製して，血小板を強制的に活性化させることで血小板内のα顆粒から放出する細胞増殖にかかわるPDGF，TGFβ，VEGF，bFGFなどの多種多量のサイトカインを回収する．このサイトカイン量は末梢血のおおよそ100倍程度の高濃度である[4]．この回収したサイトカインを治療目的とする慢性創傷やシワ，肌質，薄毛などの治療を目指して局所使用する治療法のことである．

2) PRPの調製法

PRPの調製では，使用したいPRP量の約10倍量の全血を採血する．この全血を遠心分離によっ

て血小板を濃縮するが，大別してsingle spin法とdouble spin法がある(図3).前者は簡便であるが，後者がより高濃度の血小板が得られることからdouble spin法を採用することが多い．Double spin法では，低速遠心で血小板成分を集め，さらに2回目の高速遠心でより濃縮した血小板液を得る．末梢血の血小板の4倍以上濃縮されることが有効性のためには望ましい．また，PRP療法の対象が感染を伴っている慢性創傷の場合は，楠本らは感染制御のためにdouble spin法において，より多くの血小板を回収する目的で，血漿層と白血球成分である白い層のbuffy coatと赤血球層の上層の一部を含んで調製する"red PRP"の適用を推奨している[5].

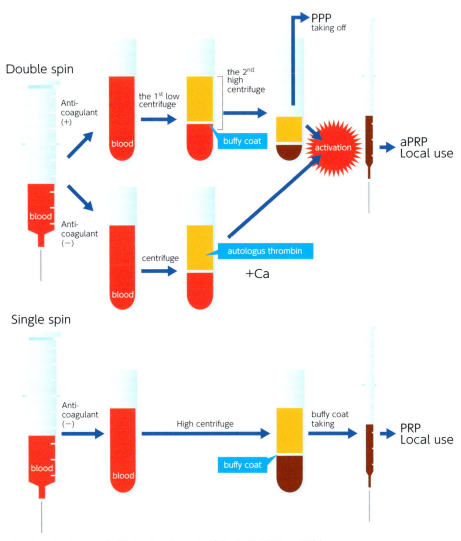

図3　double spin法とsingle spin法によるPRPの調製

　　double spin法では，低速遠心分離の後にbuffy coatより下部分までを次のチューブに移して，高速遠心分離を行い，PPP（乏血小板血漿）を除去した後に活性化する．
　　single spin法では，1回の遠心分離で上層の血漿層とbuffy coat領域と赤血球層の一部上層を含んだ領域をPRPとして適用する．
　　（文献7より一部改変）

3）PRPの施術法

慢性潰瘍は，初診時には，感染，壊死組織を含み，不良肉芽となっていることが多い．創傷の定型的な管理として，生活組織は極力傷をつけないように愛護的にデブリードマンを行い，洗浄を繰り返し，数週間経過すると比較的清浄化された創面に導くことができる．

この状態に至ってからPRP療法を行う．PRPを調整し，活性化して，5分程後にゲル状態になった活性化PRP（aPRP）を用いる[6]（図4）．創面にaPRPゲルを貼付し，上から創傷被覆材で密封閉鎖を行う．これで5～7日間維持してから創面を観察する．以後は通常の洗浄を中心とした創傷管理を続けると，改善傾向がみられることが多い．完治に至らない時には，次のセッションは，おおむね3～4週後に行う．これを繰り返すことで多くの症例では治癒の方向に導くことができる．

以上のようにaPRPゲルを創面に塗布する貼付法以外に，褥瘡や瘻孔の腔内に注入して瘻孔口を縫合閉鎖したり（密封法），創底や創縁の組織内に注入したり（注入法），ほかの幹細胞やbFGFなどのサイトカインとの併用を行ったり（併用法），PPP（乏血小板血漿）や人工真皮と層状に重ね合わせしてその利点を生かす方法（重畳法）など多様性ある投与法が提唱されている[7]．

4）PRPとbFGFとの混用使用について

PRP療法は，多種多量のサイトカインを局所に投与することが原理であり，これによって潰瘍治療やその他の広範な治療に大いに役立っている．この原理から，前述のbFGFもひとつの重要なサイトカインであることから，有効性をさらに引き出すことを目指して両者の混用使用が一部で適用されている．PRP-F療法として混用使用の線維芽細胞増殖に有効であることが示唆され[8]，慢性潰瘍が対象の時には，より有効性が発揮されことも経験される．一方，美容医療や抗加齢医療でのシワ治療，特に全身でも最も薄い皮膚である眼囲への注入に用いられると，硬結を生じることがある．そのため，筆者らはシワ治療にはこの混用療法を推奨していない．

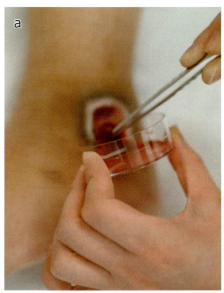 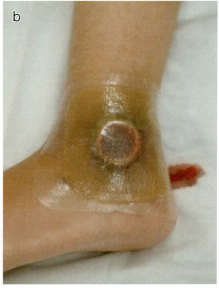

図4　aPRPの貼付法

　創面を清浄化したあと，いったん乾ガーゼで押さえて水分を除き，ゲル化したaPRPを創面に貼付する（a）．一回り広い創傷被覆材で密封閉鎖して（b），5～7日間保持する．

5）PRP療法の注意点など

　PRP療法では，種々の調製法が採用され，調製されたPRPや活性化の採否や方法などがそれぞれ異なる．高濃度のPRPが得られ，高用量のサイトカインを得ることが有効性を導くが，血小板が末梢血の4倍以上濃縮されたPRPを得ておくことがひとつの基準といえる[4, 5]．

　PRPでは，自己の血小板を高濃度で回収する必要があるが，血小板異常症や，重症貧血，白血病などの血液疾患では適応外となり，原疾患の治療を行うべきである．抗血小板療法を施行中では可能であれば一定期間の休薬を行うことを検討するなど状況に応じてPRP療法の適否を考慮する[9]．

　PRP療法も局所に高用量のサイトカインを投与する治療法であるが，bFGFでの注意と同様に悪性腫瘍の存在，遺残の可能性が考えられる場合は適用を避けるべきである．

c. 再生医療法とその運用について

　生体の細胞を体外に取り出し，細胞培養などの種々の加工をしたあとに生体に戻すことは，細胞治療とされ，これが安全に提供されることを規定する再生医療等安全性確保法（再生医療法）が2014年11月に制定された[10]．bFGFは，薬剤として承認を受けているが，幹細胞やPRPは本法の対象であり，それぞれリスクに応じて1種から3種までのリスク分類がなされている．血液のある領域でのPRPの応用は相同利用として3種に，その他の領域での応用は相同ではないとされ2種に分類される（図5）．

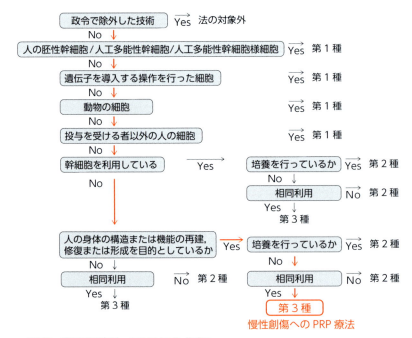

図5　再生医療法でのリスク分類
再生医療法における1種から3種のリスク分類を示す．慢性創傷へのPRP療法は，血液由来のPRPの応用であり，血液のある領域での適用は相同利用とされ3種となる．
（厚生労働省HPより引用一部改変）

届け出に至る手順は，まず細胞加工施設としての認定を地域厚生局（厚生労働省）にて得る．その後，3種では認定再生医療等委員会へ実施内容を書式にして提出する．意見など受けたあと，厚生労働省への届出を行う．再生医療を手続きを踏まず届出をせずに施術すると罰則規定により処罰の対象ともなる．一方，未承認医療であることから大学附属病院や病院では，倫理委員会の承認も必要になる．PRP療法が，当該の届出と承認を経て実施が可能となると，その後の年次報告や事故報告を行うことが重要である．

2 慢性創傷における再生医療の今後の展望

慢性潰瘍治療における再生医療の応用は，局所の再生能力を従来の治療以上に導くことで他部位からの皮弁や遊離植皮といった手術を不要としたり，適用しても侵襲を減じることが目指されている．

海外では，すでに人工皮膚様材料に細胞を付与した慢性創傷治療材料が認可されているものがある．代表であるApligraf®は，コラーゲンハイドロゲルのなかに線維芽細胞を含んだバイオ医療用具として1998年5月にFDAに糖尿病性足部褥瘡と静脈うっ滞性下腿潰瘍が治療対象として認可されている[11]．細胞から種々の大分子やサイトカインが放出されることにより肉芽増生，上皮化を促進することにより有効性を発揮する．同様の製品としてほかにDermagraft®，HYAFF®，OASYS®，Graftjacket®などがある．

日本でも，コラーゲンやゼラチンのスポンジ構造が主体である人工真皮（ペルナック®，テルダーミス®，アフィリエイト®など）に幹細胞，幹細胞誘導因子，bFGFをはじめとするサイトカインやPRPなどを付与して創傷治癒の実験や前臨床的検討が行われている．今後，これらの詳細な臨床検討により安全かつ安定した有効性高い療法に発展することが大いに期待される．

文献

1) Szabo S et al：Growth factors in ulcer healing：lessons from recent studies. J Physiol Paris 94（2）：77-81, 2000
2) Akita S et al：A basic fibroblast growth factor improved the quality of skin grafting in burn patient. Burns 31：855-858, 2005
3) 大浦武彦ほか：bFGF製剤の褥瘡に対する臨床効果の検討―新評価法による症例・対照研究．日本褥瘡学会誌 6：23-34, 2004
4) Kakudo N et al：Proliferation-promoting effect of platelet-rich plasma on human adipose-derived stem cells and human dermal fibroblasts. Plast Reconstr Surg 122：1352-1360, 2008
5) 楠本健司：PRPの調整原理．多血小板血漿（PRP）療法入門―キズ・潰瘍治療からしわの美容治療まで―．楠本健司（編），全日本病院出版会，p15-17, 2010
6) 三宅ヨシカズほか：PRP（platelet-rich plasma；多血小板血漿）を使用した皮膚潰瘍治療の検討．日形会誌 29（2）：65-72, 2009
7) 楠本健司ほか：多血小板血漿（PRP）療法の原理とその効果―効果の差を生じる可能性がある10のポイント．日美会報 33（2）：71-77, 2011
8) 櫛田哲史：PRP-F療法―PRPとFGF-2の併用療法の背景と可能性．多血小板血漿（PRP）療法入門―キズ・潰瘍治療からしわの美容治療まで．楠本健司（編），全日本病院出版会，p32-36, 2010
9) 福田 智：PRP療法の適応と限界．多血小板血漿（PRP）療法入門―キズ・潰瘍治療からしわの美容治療まで―．楠本健司（編），全日本病院出版会，p22-31, 2010
10) http://www.mhlw.go.jp/file/06-Seisakujouhou-10800000-Iseikyoku/0000079192.pdf
11) Helary C et al：Fibroblasts within concentrated collagen hydrogels favour chronic skin wound healing. J Tissue Eng Regen Med 6：225-237, 2012

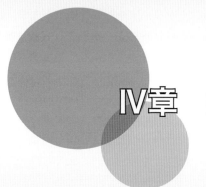

IV章　瘢痕治療の実際

A. ケロイドと肥厚性瘢痕，瘢痕拘縮の診断

1 ケロイドと肥厚性瘢痕の診断

a. ケロイドと肥厚性瘢痕

　損傷された組織が瘢痕に置換されることを修復といい，実際の創傷治癒過程はほとんどが修復過程である．この修復の過程がスムーズに経過しない場合に，ケロイドや肥厚性瘢痕が生じ，臨床上問題となる．臨床の現場では，「ケロイド」「肥厚性瘢痕」は比較的よく使用する病名であるにもかかわらず，ケロイドと肥厚性瘢痕が混同されていることが多く，実際にもその区別・鑑別は容易ではない．ケロイドという診断名を最初に命名したのは皮膚科医Alibertで，蟹の鋏を意味するギリシャ語の「cheloide」という名称を用いた[1]．ケロイドについての原因や治療については，ケロイドが人間のみに生じ，動物実験モデルが作製できないこともあり，過去多くの研究にもかかわらずいまだ不明である．そのため，ケロイドと肥厚性瘢痕の鑑別，分類も困難を極めているのが現状である．

b. 病理学的定義[2]

1）瘢痕
　通常の炎症性疾患の終焉状態で表皮と平行に走行する線維化巣．
2）肥厚性瘢痕
　創傷の範囲を超えることはないが腫瘤を形成し，渦巻き状の線維化が腫瘤を形成する状態．
3）ケロイド
　創傷の範囲を越えて広がり，特徴的な好酸性の肥厚した線維が出現する状態．

c. 臨床的定義[3]

1）ケロイド（図1）
　赤褐色に隆起した表面平滑な硬い腫瘤で，周囲の正常組織に発赤を伴って不規則な浸潤増殖性の形状を呈する．炎症後，外傷後，あるいは特に誘因なく発生し，一定の傾向をもって周囲に浸潤し進行性に増大する．長い経過とともに腫瘤中央部が扁平・萎縮するのが特徴であるが，この場合でも腫瘤の両端は隆起・発赤浸潤・拡大傾向を認める．
2）肥厚性瘢痕（図2）
　炎症や外傷後，受傷部の範囲内で徐々に隆起する赤褐色平滑な硬い腫瘤である．この腫瘤は受傷部を越えて周囲の健常組織に浸潤拡大することはなく，また隆起周辺に進行性炎症性発赤を伴わない．肥厚性瘢痕はケロイドと異なり，経過とともに色調は褪色し，腫瘤も扁平化し，柔らか

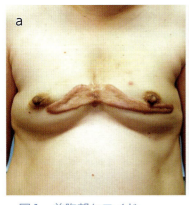
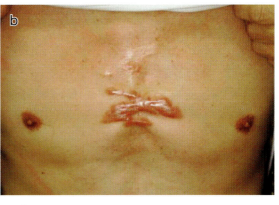

図1 前胸部ケロイド
　a：痤瘡を契機に発症．不規則な浸潤増殖性の形状を呈する．腫瘤中央部が扁平・萎縮している．
　b：痤瘡を契機に発症．周囲の正常組織に発赤を伴って不規則な浸潤増殖性の形状を呈する．

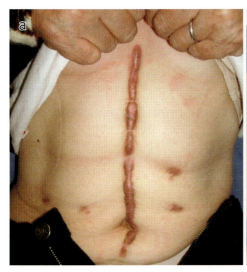
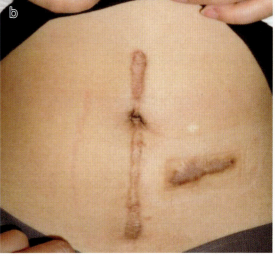

図2 腹部肥厚性瘢痕
　a：上腹部肥厚性瘢痕．胃癌術後創に一致した直線状で隆起した外観を呈する．
　b：腹部肥厚性瘢痕．Crohn病術後創に一致した直線状で隆起した外観を呈していたが，経過とともに色調は褪色し，扁平化してきた．

くなって，成熟した瘢痕となる．

d. ケロイドと肥厚性瘢痕の病態生理[4, 5]

　ケロイドと肥厚性瘢痕の発症メカニズムについては不明な点が多いが，正常な創傷治癒機転が破綻しコラーゲンが異常増殖していることに違いはない．

1) コラーゲン

　ケロイドにおいてコラーゲン合成は正常皮膚の20倍，肥厚性瘢痕の3倍となっており，さらにⅠ型コラーゲンとⅢ型コラーゲンの比が高値となっている．ケロイドではⅠ型コラーゲン合成の

抑制が十分でなく，コラーゲンの過剰産生がケロイドにおける線維芽細胞の増殖能を亢進している可能性がある．

2）フィブロネクチン

線維芽細胞，血管内皮細胞，マクロファージなど，種々の細胞で合成される糖蛋白である．細胞間あるいは細胞と基質の接着，形態保持や細胞の移動，貪食作用など，創傷治癒にかかわる様々な生物学的現象に関与している．ケロイド由来線維芽細胞ではフィブロネクチンの生合成能が正常瘢痕，正常皮膚由来線維芽細胞と比較して4倍以上上昇している．

3）肥満細胞

ケロイドや肥厚性瘢痕は，痒みを伴うことが多く，古くから炎症の関与が指摘されていた．肥満細胞にはヒスタミンやプロスタグランジンなど炎症起因物質が含まれており，ケロイド，肥厚性瘢痕では肥満細胞が増加している．

4）TGF-β

創傷治癒に関与する細胞の多くはTGF-βを不活性型で発現しており，創傷部位への線維芽細胞を走化遊走させる．さらに細胞増殖因子線維芽細胞増殖とコラーゲン産生に極めて重要な役割を持っている．通常，創傷の修復が終了した時点でTGF-β活性は消失するが，ケロイドでは過剰産生される．また，ケロイド線維芽細胞は非常に多くの細胞増殖因子受容体を有し，TGF-β，PDGFなどの細胞増殖因子によく反応する．

5）アポトーシス

アポトーシス機序の障害が肥厚性瘢痕とケロイドで指摘されており，ケロイド線維芽細胞と比較して正常線維芽細胞では有意なアポトーシスを認めている．

e. 疫学[3]

1）人種

黒色人種，黄色人種，白色人種の順に，すなわち，皮膚色調の濃い人種ほどケロイド罹患率は高い．

2）遺伝

ケロイド患者にはある程度（重症例ほど濃厚な）遺伝関係を認める．

3）体質

ケロイドは100％体質が関与するとの報告や，一塩基多型（single nucleotide polymorphisms：SNPs）の関与などが示唆されている[6]．臨床の現場で手術創，熱傷・外傷後の創痕が重度の肥厚性瘢痕やケロイドになりやすいか否かの目安として，①ケロイド，肥厚性瘢痕，または落ち着くのに1年以上を要した陳旧性瘢痕が身体のどこかにある，②アトピー性体質である，③家系内に①または②の人を認める，などがあげられる．

4）性差

罹患率に性差はない．エストロゲンとアンドロゲンの関与が指摘されており，妊娠中にケロイドが増悪する．

5）年齢

ケロイドは6歳ごろから出始め，10～30歳代に罹患率が高い．更年期ごろには消褪傾向が強まる場合と，依然として持続する場合がある．肥厚性瘢痕は乳幼児～20歳代に多いが，それ以降

6）発症部位

　上腕外側（三角筋部），前胸部正中，肩甲骨部がケロイドの好発部位である．耳介および耳後部，頸部，後頸部，恥骨上部なども好発部位である．肥厚性瘢痕の好発部位は，ケロイドの発生しやすい部のすべてと，内眼角部，オトガイ部，腹部正中，側胸部，臀部，鼠径部，大腿部，手，足，四肢関節部などである．逆にケロイド，肥厚性瘢痕になりにくい部位としては，陰嚢，眼瞼，乳輪，頭皮があげられる．

7）局所的因子

　軽度の外傷，炎症，切創，熱傷などがケロイドの原因となる場合が多い．種痘，BCG注射，痤瘡，毛囊炎，癤，帯状疱疹，虫刺され，擦過傷，外科的切開・切除，傷熱傷などもあげられる．ケロイド，肥厚性瘢痕ともに，血腫，感染，異物，壊死，創離開などを伴ったとき，あるいは適切な治療が行われなかったときは，創治癒が遷延し生じやすくなる．また，拘縮を伴う場合や関節部位などの物理的刺激が絶えず生じる場合でも生じやすい．

f. ケロイドと肥厚性瘢痕の鑑別

　外観上はいずれも赤褐色の隆起した腫瘍状病変であるが，ケロイドは周囲に発赤炎症を伴って不規則に浸潤増殖するのに対し，肥厚性瘢痕は直線状で単純に盛り上がった外観であることが多い．言い換えれば，ケロイドは傷を越えて周囲正常組織へ浸潤増殖するのに対して，肥厚性瘢痕ではもともとの傷を越えて拡大しない．臨床的には，①肥厚性瘢痕では拘縮を伴うことがあるがケロイドではまれ，②肥厚性瘢痕では外科的切除が有効な場合が多く，ケロイドでは無効な場合が多いといった違いもある[7]．また，ケロイドと肥厚性瘢痕の症状を見る際の注意点として，同一個体または同一局面で均一的な症状を示すとは限らず，部位によってケロイドとなり，それに連続して肥厚性瘢痕や瘢痕が併存していることが多いことも留意しておくべきである（図3）．

　典型的なものでは組織学的にも多少特徴的な差異が認められる[8]．ケロイドではコラーゲン束は明らかには存在せず，Ⅰ型コラーゲンとⅢ型コラーゲン線維が無秩序に緩く結合しており，表皮には必ずしも平行に配列していない．肥厚性瘢痕では，主にⅢ型コラーゲン束が平坦で表皮に平行に配列しながらも波状に線維が配列する．また，肥厚性瘢痕ではαSMA陽性の筋線維芽細胞を含む結節が多くみられるが，ケロイドではそのような結節はみられず筋線維芽細胞自体が少ない．

　ケロイドと肥厚性瘢痕の鑑別については上記のとおりであるが，臨床上，鑑別が困難なこと多く，両者間の治療に対する抵抗性や再発の程度に大きな差異があることから，臨床所見を項目別に点数化して分類するという報告もある（表1）[9]．

2 瘢痕拘縮の診断[3]

　拘縮（contracture）は，しばしば収縮（contraction）と混同される．「収縮」は組織欠損を閉鎖しようとする生体のactiveな反応であり，「拘縮」は収縮過程の結果生じた最終的な状態であると定義されている．生体に有利な反応である「収縮」の結果起こった「拘縮」は，場合によって著

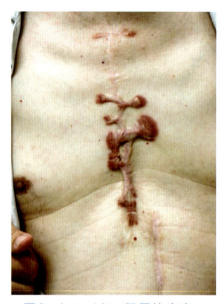

図3 ケロイド・肥厚性瘢痕・瘢痕の混在
大腸ポリープおよびバイパス術後で成熟瘢痕，肥厚性瘢痕，ケロイドが混在している．

しい変形や機能障害を残すことがある．皮膚全層欠損創の治癒過程では表皮化と創収縮（wound contraction）が重要であり，創収縮は創面に十分な肉芽組織が形成されたあと，急激に起こる．肉芽組織内の線維芽細胞と平滑筋細胞の性質を併せ持つ筋線維芽細胞の働きによるものである．筋線維芽細胞は肥厚性瘢痕，Dupuytren拘縮の結節などの結合組織の増殖状態でもみられる．この創収縮のコントロールの機序は明らかではないが，瘢痕拘縮が起こりやすい状態についてはいくつかの知見がある．

1) 年齢
　　幼少児は創収縮や瘢痕拘縮に抵抗する力が弱いため，拘縮が高度になりやすい．
2) 部位
　　口唇・眼瞼などの遊離縁や関節屈側では拘縮が高度になりやすい．
3) 創縁にかかる力
　　収縮に抵抗するような力が創縁にかかると収縮が抑制され，一方でケロイドや肥厚性瘢痕は皮膚の緊張の強い部位に好発するという事実もある．
4) 運動刺激
　　関節部のように皮膚に運動刺激が加わる部位では瘢痕が肥厚し拘縮が生じやすい．

文献

1) Alibert JLM et al：Quelques recherches sur la cheloide. Mem. Societe Medicale d'Emulation, Paris, p.744, 1817
2) 泉　美貴ほか：瘢痕・肥厚性瘢痕およびケロイドの組織所見．瘢痕・ケロイド治療ジャーナル 3：35-39, 2009
3) 大浦武彦ほか：Ⅱ定義，Ⅲ分類，Ⅳ病因．ケロイドと肥厚性瘢痕の治療（第1版），大浦武彦（編），克誠堂出版，p5-51, 1994
4) 秋田定伯：ケロイド・肥厚性瘢痕の評価・分類；国際比較．PEPARS 33：1-6, 2009

表1 ケロイド・肥厚性瘢痕　分類・評価案（JSW Scar Scale 2011）

分類（グレード判定，治療指針決定用）		
1. 人種	黒色系人種	2
	その他	1
	白色系人種	0
2. 家族性	あり	1
	なし	0
3. 数	多発	2
	単発	0
4. 部位	前胸部，肩-肩甲部	2
	その他	0
5. 発症年齢	0〜30歳	2
	31〜60歳	1
	61歳〜	0
6. 原因	不明もしくは微細な傷（痤瘡や虫刺され）	3
	手術を含むある程度の大きさの傷	0
7. 大きさ（最大径×最小径cm²）	20cm²以上	1
	20cm²未満	0
8. 垂直増大傾向（隆起）	あり	2
	なし	0
9. 水平拡大傾向	あり	3
	なし	0
10. 形状	不整形あり	3
	その他	0
11. 周囲発赤浸潤	あり	2
	なし	0
12. 自覚症状（疼痛・瘙痒など）	常にあり	2
	間欠的	1
	なし	0

合計0〜25点

評価（治療効果判定，経過観察用）
硬結
0：なし　1：軽度　2：中等度　3：高度
隆起
0：なし　1：軽度　2：中等度　3：高度
腫瘤の赤み
0：なし　1：軽度　2：中等度　3：高度
周囲発赤浸潤
0：なし　1：軽度　2：中等度　3：高度
自発痛・圧痛
0：なし　1：軽度　2：中等度　3：高度
瘙痒
0：なし　1：軽度　2：中等度　3：高度

合計0〜18点

〈備考〉
軽度：症状が面積の1/3以下にあるもの，または症状が間欠的なもの
高度：症状がほぼ全体にあるもの，または症状が持続するもの
中等度：軽度でも高度でもないもの

〈参考〉
 0〜 5点　正常瘢痕的性質
 5〜15点　肥厚性瘢痕的性質
15〜25点　ケロイド的性質

（文献9より引用）

5) 野村　止ほか：ケロイドと肥厚性瘢痕の病態と治療法．PEPARS 88：14-22, 2014
6) 小川　令：ケロイド・肥厚性瘢痕に対する治療方針とわれわれの新しい取り組み．瘢痕・ケロイド治療ジャーナル 5：32-36, 2011
7) 河合建一郎ほか：ケロイドと肥厚性瘢痕の鑑別．形成外科 55：s305-s307, 2012
8) Ehrlich HP et al：Morphological and immunochemical differences between keloid and hypertrophic scars. Am J Pathol 145：105-113, 1994
9) 小川　令ほか：ケロイド・肥厚性瘢痕の分類・評価表2011-JSW Scar Scale 2001. 瘢痕・ケロイド治療ジャーナル 6：19-22, 2012

B. ケロイド治療

1 ケロイドの治療概論

　従来は，ケロイドの治療といえば副腎皮質ホルモン剤トリアムシノロンの注射（ケナコルト®）やフルドロキシコルチド（ドレニゾン®テープ）の貼付剤，トラニラスト（リザベン®）の内服が一般的であったが，最近では効果の強いデプロドンプロピオン酸エステル製剤（エクラー®プラスター）や，放射線治療の進歩により，電子線（β線）だけでなく小線源治療（γ線），あるいは手術後の放射線治療だけでなく，放射線単独治療も有効であることがわかってきた[1]．さらに毛細血管をターゲットにしたNd:YAGレーザーの効果も証明されつつある[2]．手術方法においても，ケロイドや肥厚性瘢痕が発生する真皮にできるだけ張力をかけない縫合方法が実践され，いままで治療不可能とされてきたケロイドも治療できるようになった[1]．

　実際の臨床では，ケロイドと肥厚性瘢痕の鑑別は容易ではない．よって，ケロイド・肥厚性瘢痕を疑う，創部から発生した赤く隆起する瘢痕には，隆起性皮膚線維肉腫などの悪性腫瘍を除外診断したうえで，下記のような治療を行うと良い．

　初診時，単発のものや比較的小さいものに対しては，エクラー®プラスターを処方する．早期の治療を望む患者には，ケナコルト®の注射を行うが，女性の場合生理不順などを生じる可能性があるため，1回の量は5mgにとどめる．小児ではドレニゾン®テープを第一選択とし，ケナコルト®の注射は用いない．かゆみなどの症状が強い場合は，リザベン®やその他抗アレルギー薬・抗ヒスタミン薬など，また柴苓湯®などの処方も考慮する．1〜3ヵ月後に再度再診し，効果が得られていれば継続加療する．ドレニゾン®テープで効果が少ない場合は，エクラー®プラスターに変更する．これらの保存的治療を半年継続しても効果が得られない場合，ケロイドの手術や放射線治療ができる専門的施設に紹介する．

　専門的施設では，手術および放射線治療，また放射線単独治療，あるいはNd:YAGレーザー，これらを組み合わせた集学的治療を行う．

2 ケロイドの治療各論

a. 手術しない方法

1）内服薬

　内服薬ではリザベン®が保険適応できる．これは抗アレルギー薬であり，各種炎症細胞が出す化学伝達物質を抑制することにより，瘙痒を抑え，さらに病変自体を沈静化させる．炎症が強いケロイドの場合，症状の軽快はあっても，本剤のみで治癒に至ることは困難であるため，ほかの治療法と組み合わせて使う．肥厚性瘢痕ではケロイドに比べて治療期間の短縮や，症状の改善が

認められる．また，保険適応できないが漢方薬の柴苓湯もケロイドや肥厚性瘢痕の症状軽減に効果があるとされる．

2）外用薬

外用薬として効果のある代表は，炎症を抑えるデルモベート®やリンデロン®をはじめとするステロイド軟膏・クリームや，スタデルム®など非ステロイド抗炎症薬である．ステロイドは毛細血管の拡張やステロイド痤瘡をはじめとして副作用もあるので，長期間の盲目的な使用は行わない．周囲に脂漏性皮膚炎や接触皮膚炎を合併している場合にもこれらの薬剤は有用である．また，ヘパリン類似物質（ヒルドイド®）も使用される．ヘパリンナトリウムの作用で硬い瘢痕組織に水分を持たせて柔らかくする作用がある．その他，ワセリンなどの保湿剤，ヨモギローションやアミノ酸軟膏なども症状改善に有効であるとの報告がある．

貼布剤としてはドレニゾン®テープやエクラー®プラスターなどが利用される（図1）．特にエクラー®プラスターは薬剤自体がstrongクラスであるため，テープ剤として貼付することにより，strongest程度の効力が得られ，厚みのあるケロイドにも効果がある．ただし，テープ剤は接触皮膚炎を生じることがあり，使用できなくなる場合がある．

3）安静・圧迫・固定・冷却

瘢痕を圧迫・固定することによって，局所の血流量が減少し，炎症が軽減される．ケロイドや肥厚性瘢痕は，絶えず力がかかる部位にできる傾向が強いので，創部を安静に保つ意味でも重要である．

また，安静・固定の意味では，シリコーンジェルシート（Fシート®，シカケア®など），ポリエチレンジェルシート（傷ケアシート®），またソフトシリコーンテープ（メピタック®，3M™やさしくはがせるシリコーンテープ），紙テープ（サージカルテープハダ®，マイクロポア®，アトファイン®）も使用される．テープ類は，毎日張り替えると角質を障害するため，そのまま風呂やシャワーに入ってよく，剥がれたら張り替えるようにするとよい．

また，温まると血流が増加し，かゆみなどが強まるため，保冷材などで冷却すると症状が速や

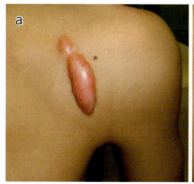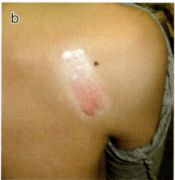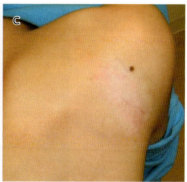

図1　肩甲部のケロイドに対するフルドロキシコルチドテープ剤による治療
　a：治療前
　b：治療開始後16ヵ月
　c：治療開始後26ヵ月
　10歳未満男児，肩甲部のケロイドに毎日フルドロキシコルチドテープ剤（ドレニゾン®テープ）を貼付した．術後16ヵ月でほぼ平坦化し，26ヵ月で炎症が鎮静化した．接触皮膚炎は一度も生じなかった．
　（文献1より許可を得て転載）

かに改善する．

4）注射

　ケナコルト®を注射する．通常5mg（0.5mL）を，1％エピネフリン含有リドカイン（1％Eキシロカイン®）2mLに溶解し，2.5mLのロック付きシリンジに入れ，30G針をつけて用いるとよい．麻酔テープやクリームを併用すると，刺入時の疼痛は軽減する．ケロイドの硬い部分に注射しても薬液が入らないだけではなく，圧に伴う疼痛を生じ，患者に苦痛を与えることとなる．ケロイドと正常皮膚の境界部分からケロイドの下あたりを狙うように無理なく刺入できる部位に少量注入する．あまり針の角度を急にすると，脂肪層のみに注入されて陥凹することがあるので注意する．

　毛細血管拡張や周囲の皮膚の菲薄化が問題となる可能性があるが，使用を中止することにより改善する．痤瘡の悪化，女性では副腎皮質ホルモンの影響で生理不順が生じることがあるが，1回の注射の総量を5mgにとどめると問題となることは少ない．緑内障や白内障を有する患者には禁忌である．

5）レーザー

　ケロイドや肥厚性瘢痕の治療に，Nd：YAGレーザーが有効である[2]．ケロイドや肥厚性瘢痕のなかの血管を破壊することを目的とする．網状層に到達する1,064nmロングパルスNd：YAGは浅いところしか照射できない色素レーザーより有用である（図2）．各機種によって設定が種々あるので，各施設で試行錯誤がくりかえされている．厚みのあるものよりも薄いものに効果が高い．

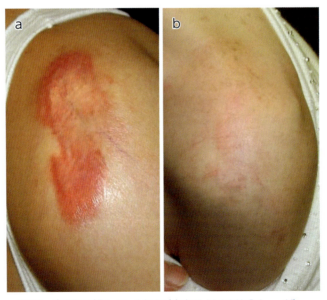

図2　左肩甲部ケロイドに対するNd：YAGレーザーによる治療
　a：施術前
　b：治療開始後30ヵ月
　50歳代女性．1,064nmロングパルスNd：YAGレーザー（75J/cm^2，25msec，5mmφ）による治療で炎症が完全に消失し成熟化した．
　（文献2より許可を得て転載）

6）放射線

　巨大なケロイドや，胸の広範囲の痤瘡ケロイド，高齢のため手術できない場合など，特定の条件下で，ケロイドそのものに放射線を当てる試みが行われおり，一定の効果が確認されている（図3）．ただし，術後照射と比較して総線量を増やす必要があるため，長期的な発癌リスクの上昇が否定できず，長期間の経過観察が必要となる．

7）その他

　そのほか液体窒素，5-FU軟膏，ボツリヌス菌毒素，脂肪注入などを使った治療法など，種々の治療法が報告されてきたが，単独で効果のあるものは少なく，エビデンスを得るには至っていない．

b. 手術する方法

1）手術に対する考え方

　ケロイドは，瘢痕拘縮で機能障害がある場合，醜状が著しく問題となる場合，また表皮嚢腫を合併している場合，感染を繰り返す潰瘍を有する場合などは手術をすべきである．しかし，従来からこれらは容易に再発するため安易に手術してはならないとされてきた．今でもそのような考えの医師は多いが，形成外科では，できる限り再発しないような縫合法の工夫をし，さらには術後放射線治療を用い，これらの問題を解決してきた．

2）摘出術

　一期的に縫縮できるケロイドは全切除してよいが，巨大なものでは，表皮嚢腫を有する部位，感染している部位のみを部分切除する場合がある．また，ケロイド内の膠原線維塊のみを切除

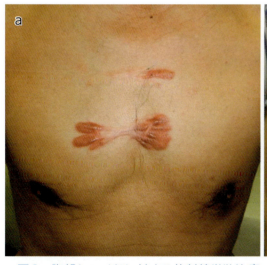
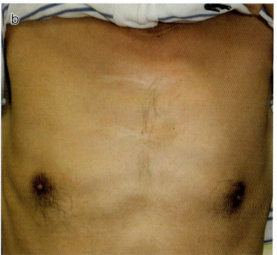

図3　胸部ケロイドに対する放射線単独治療
　　a：施術前
　　b：放射線照射後18ヵ月
　　60歳代男性．胸部のケロイドに対して放射線単独治療を施行した．25Gy/5分割/5日間の小線源治療を施行し，術後18ヵ月で炎症はほぼ消失し，成熟瘢痕となった．
　　（文献1より許可を得て転載）

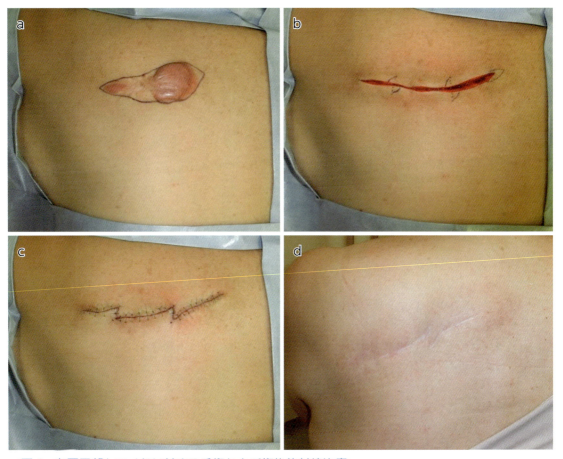

図4 左肩甲部ケロイドに対する手術および術後放射線治療
　a：術直前
　b：Z形成術のデザイン
　c：術直後
　d：術後18ヵ月
　60歳代女性．左肩甲部のケロイドを全切除，深筋膜を縫合し，創縁が密着したところで，Z形成術を施行した．術後20Gy/4分割/4日間の小線源治療を施行し，再発を認めていない．

し，皮弁状になった皮膚を軽く縫い合わせるくり抜き法も有用である[3]．肥厚性瘢痕に対しては，Z形成術（図4）やW形成術などでジグザグにケロイドを摘出し，張力を分散する方法も有効である．

3）縫合法

　形成外科では皮下・真皮・表面の三層縫合，特になかでも真皮縫合が目立たない瘢痕形成に重要であるとされてきた．しかし，ケロイドや肥厚性瘢痕の発生部位を考えると，それは常に真皮であり，これらを予防するには，真皮にできるだけ刺激が加わらないような縫合技術を要する．大きな力が加わりにくい顔の縫合などでは，真皮縫合で創縁を寄せて縫合してもよい場合があるが，体幹など運動の大きい場所の創閉鎖では，真皮縫合で創縁を寄せて縫合しようとすると，真皮に過剰な物理的刺激が加わり，真皮の炎症や断裂だけでなく，細胞への過剰な刺激となり，膠原線維の増生が加速される可能性がある[4,5]．よって，体幹や四肢などではできるだけ深筋膜や浅筋膜など深部の比較的強固な組織で創面が隆起するような創閉鎖を行う（真皮に対する減張縫

合）．この方法を用いることにより，多くの典型的な肥厚性瘢痕は，術後の放射線治療などを用いなくても治癒させることが可能となる．また，一期的に縫合できない創は，皮弁や植皮を用いて再建することもある．

4）術後放射線療法

ケロイド切除後48時間以内に照射をする場合，生物学的等価線量（biological effective dose：BED）30Gyで優位に再発率を低下させうるとされる．BEDは，1回線量×照射回数×［1＋1回線量／（α/β値）］と計算するが，一般に急性期反応組織や癌細胞ではα/β値は10程度と考えられており，ケロイドでは10として計算することが多い．よってBEDは，1回線量×照射回数×（1＋1回線量／10）と計算され，BED 30Gyは20Gy/4分割/4日間に相当する．われわれは，前胸部，肩甲部，恥骨上部に対してはBED 30Gy（20Gy/4分割/4日間），耳垂はBED 15Gy（10Gy/2分割/2日間），その他の部位にはBED 22.5Gy（15Gy/3分割/3日間）を用いるという部位別に照射方法を変えるプロトコルを用いて良好な結果を得てきた．最近では密封小線源による高線量率表在照射（high-dose-rate superficial brachytherapy：HDR-SB）も行っている[6]．線種の違いによる効果の研究は今後の課題である．

放射線照射には，二次性発癌の可能性がないとはいえない．しかし，ケロイドに対する近代の放射線治療の歴史の中で，発癌の因果関係がはっきりと証明されたものはまだない．

5）手術の後療法

外科的治療および放射線治療で一度は完治したとしても，術後から局所の皮膚伸展を繰り返していれば，再発することもある．よってわれわれは以下のことを患者に勧めるよう努力している．

①半年を目安に，創部の伸展をきたすような過度の運動や仕事を避ける．
②半年を目安に，テープ，ジェルシートなどにより，安静・圧迫・固定を続ける．
③創部の痛みなどの自覚症状，また発赤や隆起が認められたら直ちにステロイドのテープを使用する．
④無理のない通院間隔で，長期間外来に通院してもらう．

文献

1) Ogawa R et al：Keloids and Hypertrophic Scars Can Now Be Cured Completely：Recent Progress in Our Understanding of the Pathogenesis of Keloids and Hypertrophic Scars and the Most Promising Current Therapeutic Strategy. J Nippon Med Sch 83（2）：46-53, 2016
2) Koike S et al：Nd：YAG Laser Treatment for Keloids and Hypertrophic Scars：An Analysis of 102 Cases. Plast Reconstr Surg Glob Open 2（12）：e272, 2015
3) Ogawa R et al：Analysis of the surgical treatments of 63 keloids on the cartilaginous part of the auricle：effectiveness of the core excision method. Plast Reconstr Surg 135：868-875, 2015
4) Akaishi S et al：The relationship between keloid growth pattern and stretching tension：visual analysis using the finite element method. Ann Plast Surg 60：445-451, 2008
5) Gurtner GC et al：Improving cutaneous scar formation by controlling the mechanical environment：large animal and phase I studies. Ann Surg 254：217-225, 2011
6) Kuribayashi S et al：Post-keloidectomy irradiation using high-dose-rate superficial brachytherapy. J Radiat Res 52：365-368, 2011

C. 肥厚性瘢痕治療

　肥厚性瘢痕は手術や外傷ののち，3ヵ月から半年くらいで赤みや隆起，瘙痒感などの症状が強くなるものの，傷の範囲を越えて増大しない特徴がある[1]．その後は時間の経過とともに成熟化して1〜2年のうちに平坦となり赤みも消褪することも少なくない．また，治療にも比較的反応し，原因が除去されれば再発もしにくいことが多く，臨床的にはこれらの点がケロイドと異なる．一方，ケロイドに近い境界領域のものも存在するため，原因，症状，部位，年齢などを考慮し，個々の治療を選択する．ケロイドや隆起性皮膚線維肉腫（DFSP）など類似疾患の除外診断が必要となる．

1 予防

　多くの肥厚性瘢痕は創傷の初期治療に注意を払うことで，予防ないしは軽減することができる．熱傷では深達度が増すほど肥厚性瘢痕になるため，II度熱傷の場合で放置すると深達性になる創は，冷却などで少しでも深部への損傷を防ぐ．受傷から数分以内の冷却で肥厚性瘢痕の発生を抑える効果がある．このため実際には，医療機関での処置というよりは初期対応になり，一般の知識としての啓蒙が必要である．冷却の方法は流水や湿らせたタオルなどを用いる．
　縫合創の場合は，死腔を残さず血腫などの発生を抑制し，眼瞼などの特殊な部位以外は真皮縫合を行い創縁の密着を正確にすることが予防になる．

2 圧迫，固定療法

　抜糸後にもテーピングによる安静を心がける．特に関節部位では固定や圧迫を行うことで，肥厚性瘢痕の形成が抑制される．最も簡便な方法としては，サージカルテープ（マイクロポア®，3M）がある．術後，3〜7日に1回程度の貼り替えを行い，3ヵ月くらい創部に貼付するように指導する．関節部位ではシーネや装具を作製し固定する場合もある．生じた肥厚性瘢痕でも安静，圧迫，固定を行うことで改善がみられ，これらの治療のみで軽快することも少なくない．サージカルテープやシリコンテープ，シリコンジェルシートやポリエチレンジェルシート，各種のガーメントや包帯，サポーター，コルセットなどが用いられる．医療用スポンジを瘢痕に貼付し，その上からサージカルテープなどで圧迫する．四肢の場合はスポンジの上から包帯やサポーターを使用することができるので，より効果的な圧迫が可能である（図1）．また，安価であり家庭でも行うことができるが，ときに過圧迫による皮膚潰瘍が生じるため注意が必要である．また，乾燥により疼痛を生じることがあり，フィルム材での保護や保湿剤の併用を行う．シリコンジェルシート（シカケア®など）やハイドロコロイド製材（ピタシート®）などがある．シリコンは表層の

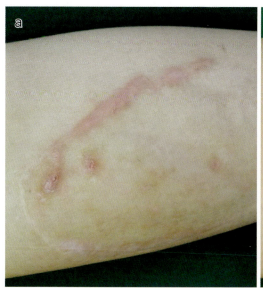 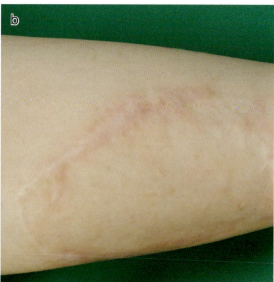

図1　前腕の皮膚移植部辺縁の肥厚性瘢痕
　a：治療前
　b：治療開始2年後，圧迫，外用薬のみで軽快

温度を上げることでコラーゲンの分解酵素の活性が高まるなどの報告もみられた[3]が，現在は主にハイドロコロイド製材とともに閉鎖療法と保湿作用によって効果を発揮すると考えられている．ピタシート®は固定性があることや透明で貼付部位が確認できる利点がある．サージカルテープなどの貼付を繰り返すと，角質が損傷しびらんを生じることがある．張り替えは毎日せず，剥がれてきたら張り替える程度でも十分である．

3　創傷治癒の阻害要因の除去

　異物や感染などの創傷治癒を阻害する因子はできるだけ除去する．縫合糸による感染の場合も原因となる糸を除去する必要がある．また，瘢痕に凹凸があると陥凹している部分に汚れがたまりやすい．これらは炎症が長引く原因や感染の原因となるので周囲の凹凸の部分も清潔に保つ．

4　薬物療法

a．内服薬

　トラニラスト（リザベン®）内服は経口の抗アレルギー剤として日本で開発された薬剤で，ケロイド・肥厚性瘢痕に対する有用性が報告されている[4]．肥満細胞からの脱顆粒を抑制することで，TGF-βを代表とする各種サイトカイン産生が抑制されコラーゲン合成を阻害し症状を軽快させるとされている．トラニラスト単独で早期に病変の退縮が得られるわけではなく，瘙痒感や疼痛

などの症状を緩和させる作用が主であり，このためほかの治療法と併用で処方されることが多い．小児用としてドライシロップや細粒製剤がある．副作用として膀胱炎様症状があり症状出現時は速やかに中止する．さらに妊婦には禁忌とされており，注意が必要である．そのほかの抗アレルギー薬でアゼラスチン塩酸塩やペミロラストカリウム，エバスチンなどが報告されている[5]．漢方薬である柴苓湯も症状の軽減に効果がある．柴苓湯の副作用としては間質性肺炎がある．そのほか痤瘡による瘢痕では，原因となる痤瘡の治療も併行して行う．薬物療法における副作用についてはあまり過剰な不安を患者に与えないようにすることも日常診療では必要になる．

b. 外用薬

副腎皮質ホルモン剤の軟膏やテープが用いられる．副腎皮質ホルモン含有テープ（ドレニゾンテープ®）では主に，抗炎症作用で治療効果を発揮する．さらに密閉療法としての保湿効果も期待できる．非ステロイド抗炎症薬の軟膏も用いられる．また，白色ワセリン，ヘパリン類似物質（ヒルドイドソフト軟膏®）などで保湿することも症状改善につながる．外用では長期使用による毛細血管拡張や周囲皮膚の菲薄化がみられることがある．副腎皮質ホルモン含有テープでは粘着剤にアクリル樹脂が使われていることがあり，接触性皮膚炎を生じることがある．このような場合には使用を中止したほうがよい．テープ剤による真菌症や隣接皮膚の毛嚢炎などの感染症の悪化などにも注意する．

c. ステロイド局所注射

トリアムシノロンアセトニド（ケナコルトA）が広く用いられている．軽度の侵襲を伴うが，単独でも治療効果は大きく，痛みなどの症状に関しては比較的早期に効果が現れることが多い．また，手術の補助療法としても使用されることがあり，肥厚性瘢痕発生の抑制も期待できる．局所注射の方法としては，同一部位には月に1回程度で，最大10mgを患部に直接注入する．この際，強い痛みを生じるため，リドカインなど局所麻酔剤をあらかじめ注射するか麻酔のテープ（ペンレス®）などを貼付する．トリアムシノロンアセトニドと等量で局所麻酔剤を混合して注射する方法も行われる．一般に注射を要するような病変は硬いため，注入時はある程度の圧を必要とする．このためロック付きシリンジや針と一体型のシリンジを用いるほうがよい．注入の適切な部位や層を選択することが必要である．穿刺後にある程度の圧をかけながら針を移動させると，注入しやすい層が確認できることが多く，瘢痕内に薬剤が広がりやすくなる．圧をかけても注入できない部分では無理に入れようとすると強い痛みを生じることがある．刺入時の痛みより薬液が注入されるときのほうが，痛みがあるので緩徐に注入する．また，周囲に細い針で麻酔を注入した後，硬い腫瘤内に注入するなどしてなるべく痛みを軽減するように工夫する．継続的な治療を行えるようにするためにはこれらの疼痛対策が重要である．注入量は，皮膚の緊張や表面が白く変色するなどの色調を参考にする．また，容易に注入できる場合は皮下脂肪層への注射となっていることがある．この場合，治療効果が少なくなり，周囲皮膚や脂肪組織の萎縮を生じる可能性が高くなる．副作用としては，痤瘡の悪化や月経周期の乱れがあり，あらかじめ説明すべき事項のひとつである．活動性のある痤瘡を有する患者，妊娠希望の女性，緑内障，白内障，糖尿病などの疾患を有する患者には使用を控えたほうがよい．活動性の痤瘡のある患者や妊娠適齢

期の女性に対しては一回の使用量を5mgに減らし，これらが発生した場合は中断を考慮する．そのほか，5-フルオロウラシルをはじめとする抗腫瘍薬の局所注射も報告されている[6]．

5 手術療法

　機能的に拘縮があれば手術適応である．肥厚性瘢痕は，いずれ成熟化し扁平化することが多いが，高度の肥厚性瘢痕で成熟化が遷延する場合は手術適応となる（図2）．この場合，肥厚性瘢痕となった原因を除去できるかどうかを検討する．たとえば皮膚欠損によるものでは不足する皮膚を皮弁移植や植皮術などで補塡することが行われる．また，関節部位などで特定の方向に縮みやすい場合は，Z形成術などで長軸方向の距離を延長して拘縮の解除を図る形成手術も行われる．拘縮を伴った肥厚性瘢痕は瘢痕の幅が細ければ切除してそのまま縫縮する．瘢痕はできるだけ全切除が原則である．真皮縫合が有効であるが，筋膜を寄せることで減張して真皮への過剰な刺激を軽減することなどの有用性が報告されている．顔面や体幹など部位によって縫合方法にも工夫が行われる[7]．

　皺の方向を横切っていれば，Z形成術などを加える．皮膚欠損が大きければ皮弁形成や，ティッシュエキスパンダー法を用いる．また，皮膚移植を要する場合もある．分層植皮のほうが全層植皮に比べて生着はよいが収縮しやすいので術後の伸展圧迫固定が重要である．血管吻合を

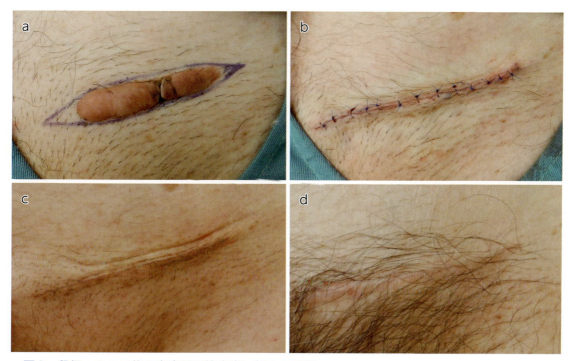

図2　鼠径ヘルニア後の高度肥厚性瘢痕に対する手術
　　a：全切除のデザイン
　　b：縫合終了時
　　c：術後1ヵ月
　　d：術後2年

行う遊離皮弁などが用いられる場合もある．ケロイドに比較して肥厚性瘢痕では再発のリスクは比較的少ないため電子線やステロイドの局注などの後療法は行わずに切除を行うことも多い．しかし，一般的な後療法は重要で術後テーピングや圧迫療法を行うと再発率はより低くなる．拘縮は解除し術後伸展圧迫固定を行う．

6 放射線治療

ケロイドの手術の後療法として行われることが一般的で，再発を抑制する．照射線量は，多くの施設で20Gyまでとされている．通常の肥厚性瘢痕では，あまり用いられない．

7 レーザー治療

肥厚性瘢痕に対するレーザー治療は，パルス色素レーザー，Nd：YAGレーザーやフラクショナルレーザーの報告がある．色素レーザー，Nd：YAGレーザーは肥厚性瘢痕のなかの毛細血管を標的としている．レーザー照射により赤みの軽減や病変の高さなどが改善する．特に肥厚性瘢痕の線状のものや薄い場合などに色調の改善がみられ，なかにはレーザーだけで整容的に満足が得られる場合もある．冷却しながらロングパルス色素レーザーを照射が行われる．現状ではセカンドラインの治療である．

8 メディカルソワンエステティック

ソワンとは，フランス語で「手入れ，心遣い」という意味がある．メディカルソワンエステティックとは，そのなかで特に植皮術などの後療法のひとつとして行われる．一般に先天性の母斑や，熱傷や外傷による瘢痕の整容的改善を目的として，スキンケアとして行われる．co-medicalの一部で，エステティシャンが行い，施術のほか家庭でのスキンケアやメイクアップの指導を行う．また，カウンセリング，スキンケア，メイクアップなどを通して，患者の悩みを理解し信頼関係を構築することで，単なるメイクアップ療法としての効果のみならず，容貌・容姿に対する自信の回復を図り，QOLの向上につなげる役割を持つ．

9 凍結療法

古くから疣贅や脂漏性角化症に対して行われている治療であるが，ケロイドや瘢痕部を壊死・潰瘍化させる．強い疼痛を伴うため，一般にはあまり行われていない．

肥厚性瘢痕の治療は個々の症状や，社会的背景も異なるため，それぞれの状況に応じて治療方法は選択されるべきである[7]．また単独の治療だけでなく，複数の治療をバランスよく組み合わ

せることも重要である．治療の経過も長いため，患者の理解がないと長く継続することができない．

文献

1) Rabello FB et al：Update on hypertrophic scar treatment．Clinics 69：565-573, 2014
2) 小川　令：ケロイド・肥厚性瘢痕の治療指針．PEPARS 33；7-12, 2009
3) Meaume S et al：Management of scars：updated practical guidelines and use of silicones．Eur J Dermatol 24：435-443, 2014
4) トラニラスト研究班．ケロイドおよび肥厚性瘢痕に対するトラニラストの臨床評価—ヘパリン類似物質軟膏を対照薬とした二重盲検比較試験．西日本皮膚 54：554-571, 1992
5) 熊澤憲一ほか：ケロイド肥厚性瘢痕に対する薬物療法．PEPARS 70：50-55, 2012
6) Haurani MJ et al：5-Fluorouracil treatment of problematic scars．Plast Reconstr Surg 123：139-148, 2009
7) 赤石瘢痕．ケロイドジャーナル 4：95-99, 2010
8) Kim S et al：Update on scar management：guidelines for treating Asian patients．Plast Reconstr Surg 132：1580-1589, 2013

D. 瘢痕拘縮治療

　瘢痕拘縮とは外傷もしくは手術などによって生じた傷が治癒過程で収縮することによって生じる皮膚の緊張である．臨床上では瘢痕拘縮による関節の運動制限などの症状を伴うものが健康保険による瘢痕拘縮形成術の適応となり，単なる整容目的の瘢痕切除は皮膚腫瘍摘出として扱うこととなる．Z形成術をはじめとした瘢痕拘縮に対する外科的治療は皮弁形成などの専門的な知識と，愛護的な手技が重要であるため熟練した形成外科医が治療にあたることが望ましいが，外傷の初期治療や皮膚腫瘍摘出術などにおいて瘢痕拘縮予防を念頭に置いた処置や手術デザイン，および術後の処置は一般外来診療や若手医師にとっても必要な知識である．

1 瘢痕拘縮の種類

　瘢痕の成熟課程のメカニズムについては創傷治癒の原理の章で詳細が述べられており参考にしていただきたい．瘢痕拘縮には主に挫創のあとなどに生じる線状のものと熱傷後や解放創の二次治癒後に生じる面状の瘢痕が存在する．線状の瘢痕は長軸方向に収縮をきたし，伸展不良となるため，皺に直行する瘢痕では引きつれの症状をきたす．また，打撲後や皮下血腫形成後では皮膚に瘢痕がなくても皮下から筋肉に生じた瘢痕により皮膚がえくぼ状に陥凹するような拘縮を生じる．

2 瘢痕拘縮を考慮した初期治療

　顔面の挫創などでは傷が筋肉や骨膜まで至っている場合があり，初期治療では解剖学的に正しい位置へ組織を修復することが重要である．特に眼窩周囲の挫創ではしばしば眼瞼の外反をきたすため，筋肉や靱帯の位置を解剖学的に正しい位置に再建することが重要である．
　RSTL（relaxed skin tension line）は皺線に類似しており，顔面や関節部など，皮膚が弛緩した際に皺としてみられる．基本的に皺は筋肉が収縮する長軸方向に直行して存在していることから，RSTLに直行する瘢痕では瘢痕が目立つばかりか傷が長軸方向に収縮するために，引きつれの症状を来す．皮膚の手術においては術後の傷がRSTLと平行になるように心がけることはいうまでもないが，RSTLに直行する挫創などでは，将来の拘縮の可能性を患者に説明し予防を心がけるように説明する．特に小児の場合，成長に伴っての拘縮をきたす場合があり，特に注意が必要である．定期的に受診を行い，保湿やサポーターなど装着，リハビリテーションを行う．

3 瘢痕拘縮の予防

　拘縮形成の予防の詳細は肥厚性瘢痕治療の項に譲るが，筋線維芽細胞による瘢痕の収縮を抑制するためにはトラニラストの内服やテープによる物理的な予防も必要である．これらの内服やテープ固定は基本的に3ヵ月以上行う．テープや内服は瘢痕拘縮形成術施行後も必要であり，患者がテープの継続が行えるかどうかはのちに瘢痕拘縮形成の適応を決めるうえで重要である．
　運動障害を伴わない瘢痕や皮膚腫瘍に対して切除を行う場合，縫合線が長軸方向になる場合は縫合線をzigzagにすることで拘縮の予防ができる（図1，図2）[1]．

4 瘢痕拘縮の治療

　瘢痕拘縮形成術は瘢痕が成熟してから行う．手術において重要なことは，瘢痕を分断して拘縮を解除し皮弁もしくは植皮により欠損を補うことである．瘢痕拘縮形成では瘢痕を正常の皮膚（皮弁）で分断し，さらに新たな瘢痕の方向をRSTLに平行に変換することが重要である（図3）．面状の瘢痕拘縮では拘縮を解除することで広範囲の組織欠損が生じるため植皮が必要となることがある．

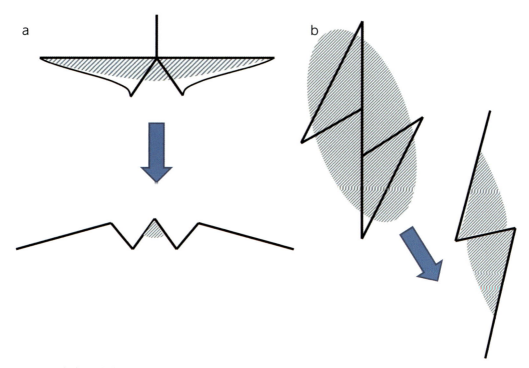

図1　瘢痕切除時における拘縮予防の例
　a：瘢痕切除とV-Y advancement flapを組み合わせることで軽度の延長効果と拘縮の予防ができる．
　b：長軸方向に長い瘢痕の切除では縫い上がりをZ型にすることで拘縮を予防する．いずれの方法も相対する辺の長さを同じにする必要がある．

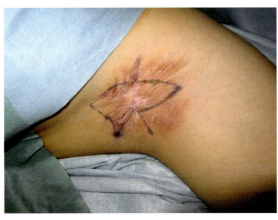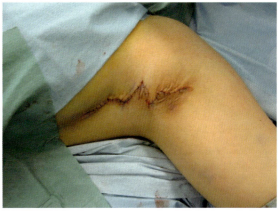

図2 皮弁を組み合わせた瘢痕切除
　腋臭症手術後に生じた皮弁壊死による瘢痕拘縮に対して，瘢痕切除とV-Y advancement flapによる拘縮の予防と延長を行った．

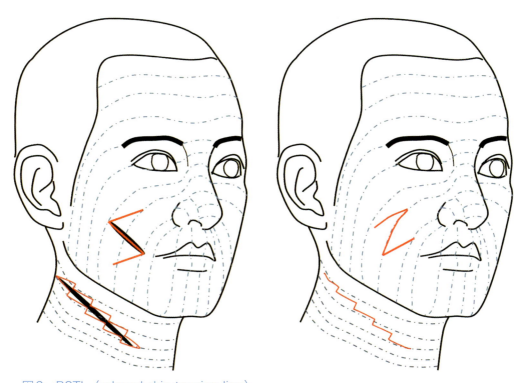

図3 RSTL（relaxed skin tension line）
　Z形成やW形成によりRSTLに平行な瘢痕に移行することで拘縮の解除のみでなく，瘢痕を目立ちにくくすることができる．

　陥凹を伴うえくぼ状の拘縮では，真皮と筋層の分断と再癒着の防止が必要である．再癒着の防止には脂肪の充填を行う．皮膚に瘢痕を伴う場合は瘢痕切除を行い，その切開を利用して皮下に脂肪弁を作製し，瘢痕下へ敷き込む．皮膚に瘢痕を生じていない陥凹瘢痕では脂肪注入を行う．

a. Z形成術

比較的幅の狭い線状の瘢痕拘縮に有効である．三角形の2つの有茎皮弁を入れ替えることで，瘢痕の分断，収縮ベクトルの分散および延長効果が期待できる（図4，表1）[2]．幅が広い瘢痕に対して行う場合は，皮弁内の正常皮膚が瘢痕を完全に分断していることが重要であり，2つの皮弁の角度が異なる場合もある（図5）．拘縮が高度な場合はZを数個組み合わせたデザイン（Multiple-Z形成）や指間や腋窩線などの水かき様の拘縮ではZ形成とY-V advancement flapを組み合わせた5Flap法が有用である（図6，図7）．

b. W形成術

W形成術は瘢痕を切除する際に，長い直線状の傷をzigzagの傷に変換し視覚的に目立ちにくくすることが主な目的であるzigzagの辺をRSTLに一致させると傷は目立ちにくく拘縮もきたしにくい（図3）[3]．

W形成術ではアコーディオン効果が期待できるが延長効果はない．

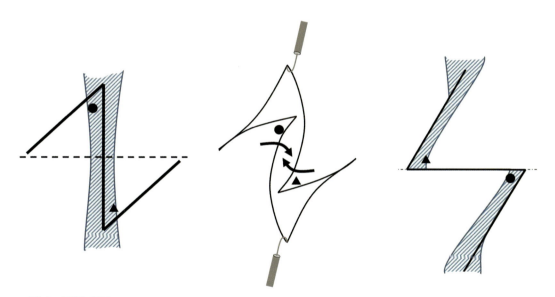

図4　Z形成術
拘縮の長軸にZの中心軸を一致させ，横脚予定線をRSTLに一致させてデザインする．皮弁の形態や移動方向は拘縮の解除によって変化するため，切開の先端は横脚予定線の手前までにとどめ，最終的に切開を延長して横脚とRSTLを一致させる．周囲の組織に余裕があれば，瘢痕を切除してもよい．

表1　Z形成術における皮弁の角度と延長効果

Z形成術における皮弁の角度	延長効果（%）
30°	25
45°	50
60°	75
70°	100

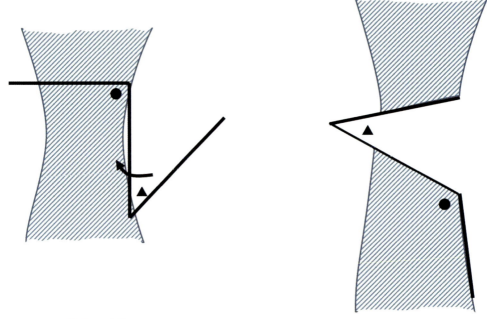

図5 不等角Z形成
不等角Z形成は比較的幅広い瘢痕拘縮を分断する際に有用である．

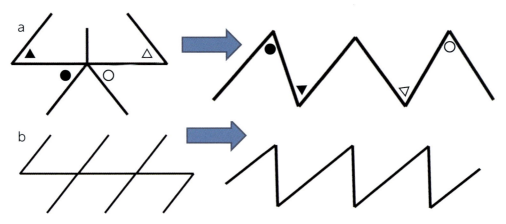

図6 Multiple Z plasty
a：5Flap法は2つの向き合ったZ形成とV-Y advancement flapを組み合わせることでさらに延長効果が得られる．皮弁の中心は谷型となるため，腋窩や指間などの瘢痕拘縮に有用である．
b：拘縮が高度な場合は長軸方向にZ形成を追加することでさらに延長効果が得られる．

c. 植皮術

　広範囲熱傷に伴う面状の瘢痕拘縮には植皮が必要となる場合が少なくない．面状の瘢痕解除を行う際の切開線は瘢痕を横断し，正常皮膚に十分至っていることである．また，植皮片の長軸の瘢痕が拘縮をきたさないようにすることが必要である．横切開の両端をY字のデザインとすることで，拘縮解除後の長軸はzigzagとなり，再拘縮を予防でできる（図8，図9）．

D. 瘢痕拘縮治療

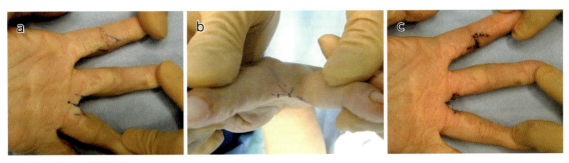

図7　5Flap形成術
　a，b：小児の手掌熱傷後瘢痕拘縮による，中指・環指間の水かき変形に対して5Flap形成術を行った．
　c：皮弁移行後は指間部の谷が形成されている．

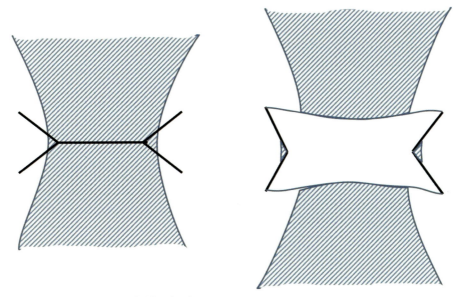

図8　植皮術による拘縮の解除
　面状の瘢痕拘縮の治療では瘢痕に正常皮膚まで横断するdouble-Y切開を行う．植皮後長軸方向の瘢痕はzigzagとなり再拘縮を予防できる．

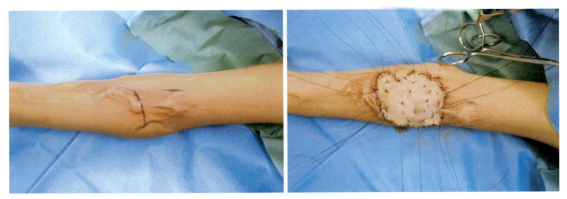

図9　新生児期に受けた点的加療に伴う左前腕の瘢痕拘縮に対するdouble-Y切開と植皮を組み
　　　合わせた治療例
　長軸方向がZigzagになっていることがわかる．

d. えくぼ状瘢痕に対する治療

　本来皮膚と皮下の筋肉は皮下脂肪によって可動時にずれを生じるが，瘢痕によって真皮と筋肉または深部の層が癒着することによって皮膚に陥凹をきたすことがある．このような症例では瘢痕切除と同時に直視下に脂肪弁の移行を行う．はじめに皮膚の瘢痕を切開し，その傷から皮下の脂肪弁を拳上し瘢痕上へ敷きこむ．この際，皮膚の縫合線と脂肪の縫合線は一致しないように十分移動し階段状とするか皮膚の縫合線と直行する方向で脂肪弁の縫合を行う（図10，図11）．開創器などで創縁が挫滅するため，瘢痕の切除は最後に行う．

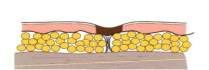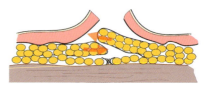

図10　えくぼ状の拘縮に対する治療
　皮膚に瘢痕を伴う症例では，瘢痕切除の切開を利用し有茎の脂肪弁を作製する．脂肪弁の縫合が皮膚の縫合線と一致しないようにする．

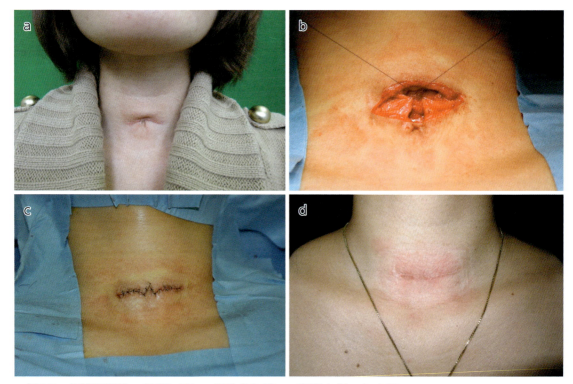

図11　気管切開後の瘢痕に対して脂肪弁を用いて再建を行った症例
　a：皮下と筋層の癒着によりえくぼ状の拘縮をきたしている．
　b，c：瘢痕を切除し，切開から脂肪弁を拳上した．皮下脂肪が薄く十分に前進できないため，脂肪弁は左右より拳上し縫合線を立て向きとして，皮膚の水平な縫合線と一致しないようにした．
　d：術後半年

文献

1) Koyama H et al：V-W plasty. Ann Plast Surg **9**：216-219, 1982
2) Rod JR et al：A Simplified Algorithm for the Use of Z-Plasty. Plast Reconstr Surg **103**：1513-1517, 1999
3) Kelleher JC：W-plasty acar revision and extended use. Clin Plast Surg **4**：247-254, 1977

索 引

欧文索引

A
angisome 240
ankle brachial pressure index (ABI) 241
arterio-sclerosis obterans (ASO) 240
Artzの基準 126

B
basic fibroblast growth factor (bFGF) 4, 264
Buerger病 236, 240
burn index (BI) 126

C
capillary layer 38
CEAP分類 252
Charcot関節症 235
chronic venous insufficiency (CVI) 252
colonization 48, 53
complicated skin and soft-tissue infections (CSSTIs) 15
contamination 53
critical colonization 49, 53
critical limb ischemia (CLI) 236, 240

D
damage-associated molecular patterns (DAMPs) 42
deep tissue injury (DTI) 213
deep venous thrombosis (DVT) 253
DIP関節内骨折 101

E
edge of wound 56
epidermal tongue 38
eschar 48
extracellular matrix (ECM) 3

F
Fontaine分類 240

H
hair follicle 30
hand hygiene 57
Harris-Benedictの式 218
hydrosurgery system 144

I
infection 53

infection control team (ICT) 57
interfollicular epidermis (IFE) 30
intra-wound continuous negative pressure irrigation therapy (IW-CONPIT) 77
intrinsic plus position 100, 154

L
loose connective tissue layer 38
Lund & Browderの法則 125

M
major amputation 106
matrix metalloproteinases (MMPs) 3, 26
moisuture imbalance 56
Multiple Z plasty 294
myofibroblast 37

N
Nd:YAGレーザー 280
negative pressure wound therapy (NPWT) 75, 254
NERDS 55
non viable tissue 48

P
pathogen-associated molecular patterns (PAMPs) 42
pattern-recognition receptors (PRPs) 42
peripheral arterial disease (PAD) 234, 240
personal protective equipment (PPE) 58
platelet-derived growth factor (PDGF) 4
platelet-rich plasma (PRP) 265
prognostic burn index (PBI) 127
provisional matrix 3

R
reactive oxygen species (ROS) 4
reconstruction ladder 193
relaxed skin tension line (RSTL) 292
Rutherford分類 240

S
shoe lace technique 193
skin-derived precursors (SKPs) 31
skin perfusion pressure (SPP) 242
slough 48
standard precaution 57
streptococcal toxic shock like syndrome (STSS) 207

T

TASC分類　243
thromboangitis obliterans (TAO)　240
tie-over法　146
TIME理論　51, 244
tissue inhibitors of metalloproteinases (TIMPs)　4
toe brachial pressure index (TBI)　241
toll-like receptors (TLRs)　42
toxic shock syndrome (TSS)　208
transforming growth factor-β (TGF-β)　5
tumor necrosis factor-α　5

W

wound bed preparation　16, 51, 136, 174
wound colonization　49
wound contamination　48
wound infection　49
W形成術　293

Z

Z形成術　293

和文索引

あ

足関節・上腕血圧比　241
後処置　64
網状植皮　141
アルギン酸塩　72

い

一次治癒　19
異物　23
インターロイキン-1β　5
インテグリン　3
院内感染対策　57
陰部熱傷　154

え

栄養不良　46
えくぼ状瘢痕　296
壊死性筋膜炎　205
壊死組織　48, 51
塩基性線維芽細胞増殖(成長)因子　4, 264
炎症期　2, 20

か

外用剤　67, 68
下顎骨骨折　94
過剰炎症　4
ガス壊疽　207
下腿潰瘍　234

活性酸素　4
加齢　46
眼窩骨折　93
関節リウマチ　261
感染　53
感染対策チーム　57
顔面外傷　82
顔面骨骨折　91
顔面神経　82
顔面熱傷　151
間葉系幹細胞　31

き

基節骨骨折　102
急性創傷　3, 9
急性膿皮症　205
9の法則　125
胸骨骨髄炎　173
頬骨骨折　93
強皮症　237
胸壁の解剖　159
局所陰圧閉鎖療法　75, 254
虚血性足潰瘍　240
筋線維芽細胞　37

く

屈筋腱縫合　104
クリーム基剤　68
クロートゥ　247

け

外科的デブリードマン　51
劇症型A群溶血性連鎖球菌感染症　207
血腫　169
血小板由来増殖(成長)因子　4
ケロイド　272, 278
ケロイド体質　42
瞼縁　89
腱損傷　103
減張切開　129

こ

拘縮　275, 290
口唇縁　90
酵素的デブリードマン　51
広範囲熱傷　132
抗リン脂質抗体症候群　261
高齢　46
個人防護具　58
5の法則　125
コラーゲン基質　3

さ

再灌流障害　214
細菌性爪周囲炎　210
細菌叢　6
細菌負荷　53
再生医療　263
サイトカイン　3
サイトカイン療法　263
細胞外マトリックス　3
細胞増殖因子療法　263
暫定マトリックス　3

し

シーティング　220
シート状植皮　141
耳下腺管　86
自家培養表皮　143, 149
自己融解デブリードマン　51
シャープデブリードマン　51
縦隔炎　173
重症下肢虚血　236, 240
手術創　159
腫瘍壊死因子-α　5
上顎骨折　95
上皮化　21, 38
静脈うっ滞性潰瘍　236, 252
静脈不全症　252
褥瘡　212
褥瘡リスクアセスメント　216
植皮術　140, 294
伸筋腱縫合　104
神経障害性潰瘍　235
神経損傷　102
人工肛門　157
人工真皮　143, 147
人工臓器　23
人工物露出　176
真皮乳頭層　33
真皮縫合　62
深部静脈血栓症　253

す

水圧式ナイフ　144
水疱　129
水溶性基剤　69
スキンケア　221
ストッキング　253

せ

生物学的デブリードマン　51
切断肢　106
線維芽細胞　3, 6

全身性エリテマトーデス　261
全身性強皮症　260
全層皮膚欠損層　36

そ

創縁　56
創縁壊死　168
創汚染　48
創感染　23, 170
創傷　2
創傷外用剤　67, 68
創傷治癒　17
創傷被覆材　70, 137, 261
増殖期　3, 21
創トラブル　168
創内持続陰圧洗浄療法　77
創瘢痕　171
創閉鎖　174
創面環境調整　51
足趾・上腕血圧比　241
阻血性障害　214
組織再構成　39
疎性結合組織層　38

た

体圧分散マットレス　219
体位変換　220
多血小板血漿　265
弾性包帯　253
丹毒　209

ち

中節骨骨折　102

て

定着　49
手熱傷　152
手の外傷　97
デブリードマン　16, 51, 142, 174, 222
手指衛生　57
デュプレックススキャン　253

と

頭蓋の解剖　188
同種植皮　147
糖尿病性足潰瘍　235, 246
頭皮血行障害　189
トキシックショックシンドローム　208
トランスフォーミング増殖（成長）因子-β　5
ドレッシング　224

な

軟膏基剤　68

軟部組織損傷　82

に
肉芽組織　36
二次治癒　19
二分脊椎　235
乳剤性基剤　68

ね
熱傷　121
熱傷指数　126
熱傷深度　121

は
バイオフィルム　53
ハイドロコロイド　70
ハイドロファイバー　72
パッチ状植皮　142
瘢痕癌　238
瘢痕拘縮　275, 290
ハンセン病　236
ハンマートゥ　247

ひ
皮下縫合　61
皮下ポケット　50
非感染創　58
肥厚性瘢痕　41, 272, 284
非固着性被覆材　72
鼻骨骨折　92
皮膚灌流圧　242
皮膚筋炎　261
皮膚縫合　63
皮弁再建手術　229
標準予防策　57
病的創縁　49
表皮幹細胞　30
びらん　33

ふ
不活化組織　48, 51
腹壁の解剖　161
フットウェア　250
物理的デブリードマン　51
ブルゼクトミー　229
フルニエ壊疽　207
分層皮膚欠損層　29

へ
閉鎖創　58
閉塞性動脈硬化症　240
便失禁管理システム　156

ほ
蜂窩織炎　209
縫合　61
縫合糸膿瘍　24
ポケット切除・切開　222
ポジショニング　220
ポリウレタンフィルム　71
ポリウレタンフォーム　71

ま
マクロファージ　5, 41
末梢循環障害　23
末梢動脈疾患　234, 240
末節骨骨折　101
慢性創傷　3, 14, 46
慢性放射線潰瘍　258

め
メディカルソワンエステティック　288
メンテナンスデブリードマン　52

も
毛細血管層　38
毛嚢炎　210
毛包炎　210
毛包幹細胞　30

ゆ
遊離皮弁　196
油脂性基剤　68

よ
予後熱傷指数　127

り
理学療法機器を使用したデブリードマン　52
リモデリング期　3
緑膿菌　6
臨界的定着　49
リンパ浮腫　198

る
涙道　88

れ
冷却　128

ろ
瘻孔化　184
肋軟骨炎　173

外科系医師が知っておくべき 創傷治療のすべて

2017年 4月25日　第1刷発行	監修者　一般社団法人 日本創傷外科学会
2019年 8月20日　第2刷発行	編集者　鈴木茂彦, 寺師浩人
	発行者　小立鉦彦
	発行所　株式會社 南江堂
	ⓄⓄ113-8410　東京都文京区本郷三丁目42番6号
	☎（出版）03-3811-7236　（営業）03-3811-7239
	ホームページ　https://www.nankodo.co.jp/
	印刷・製本　日経印刷
	装丁　BSL

All of Wound Care for Surgeons
Ⓒ Japan Society for Surgical Wound Care, 2017

Printed and Bound in Japan
ISBN978-4-524-25486-6

定価はカバーに表示してあります．
落丁・乱丁の場合はお取り替えいたします．
ご意見・お問い合わせはホームページまでお寄せください．

本書の無断複写を禁じます．
JCOPY〈出版者著作権管理機構 委託出版物〉
本書の無断複写は，著作権法上での例外を除き禁じられています．複写される場合は，そのつど事前に，出版者著作権管理機構（TEL 03-5244-5088，FAX 03-5244-5089，e-mail: info@jcopy.or.jp）の許諾を得てください．

本書をスキャン，デジタルデータ化するなどの複製を無許諾で行う行為は，著作権法上での限られた例外（「私的使用のための複製」など）を除き禁じられています．大学，病院，企業などにおいて，内部的に業務上使用する目的で上記の行為を行うことは私的使用には該当せず違法です．また私的使用のためであっても，代行業者等の第三者に依頼して上記の行為を行うことは違法です．